复旦卓越·医学职业教育教材

护理专业系列创新教材

| 总主编　沈小平

新编
中医护理学

主　编　周文琴　张翠娣
编　委（以姓氏笔画为序）
　　　　王　娴　上海中医药大学附属市中医医院
　　　　孙秋子　上海中医药大学附属龙华医院
　　　　沈永红　上海中医药大学附属岳阳医院
　　　　张翠娣　上海中医药大学护理学院
　　　　张雅丽　上海中医药大学附属曙光医院
　　　　陆静波　上海中医药大学附属岳阳医院
　　　　陈芬荣　上海中医药大学附属龙华医院
　　　　周文琴　上海中医药大学附属龙华医院
　　　　徐　萍　上海中医药大学附属龙华医院
　　　　徐　俐　上海中医药大学附属市中医医院

復旦大學 出版社

高等职业技术教育系列创新教材
编委会

名誉顾问： 胡亚美　中国工程院院士、北京儿童医院名誉院长
主　　任： 沈小平　上海思博职业技术学院卫生技术与护理学院院长、美籍华裔医学专家、
　　　　　　全国医学高职高专教育研究会护理分会常务理事

编委（按姓氏笔画为序）：

王　娟	上海思博职业技术学院	闵雅莲	上海市中西医结合医院
叶　萌	上海思博职业技术学院	周文琴	上海中医药大学附属龙华医院
石　琴	上海思博职业技术学院	张　敏	上海市第二人民医院
刘慧珠	上海交通大学附属第一人民医院	张玉侠	复旦大学附属儿科医院
朱瑞雯	上海交通大学附属第六人民医院	张惠铭	上海思博职业技术学院
许方蕾	同济大学附属同济医院	张雅丽	上海中医药大学附属曙光医院
许燕玲	上海交通大学附属第六人民医院	张翠娣	上海中医药大学附属中医医院
李　斌	上海思博职业技术学院	施　雁	同济大学附属第十人民医院
李天雅	上海市静安区中心医院	赵爱平	上海交通大学医学院附属仁济医院
孙克莎	上海市精神卫生中心分院	郭荣珍	上海市第一人民医院分院
沈小平	上海思博职业技术学院	胡渊英	上海交通大学医学院附属儿童医院
沈爱琴	复旦大学附属眼耳鼻喉科医院	钱培芬	上海交通大学医学院附属瑞金医院
沈惠德	上海思博职业技术学院	黄　平	上海中医药大学附属岳阳医院
陆彩萍	上海市徐汇区中心医院	黄　群	中国福利会国际和平妇幼保健院
陆箴琦	复旦大学附属肿瘤医院	曹新妹	上海市精神卫生中心
陈淑英	上海思博职业技术学院	蒋　红	复旦大学附属华山医院
陈光忠	上海思博职业技术学院	程　云	复旦大学附属华东医院
陈海燕	上海交通大学医学院附属新华医院	潘惟萍	同济大学附属第一妇婴保健院
吴美霞	上海思博职业技术学院	戴琳峰	上海市闸北区中心医院
罗世军	上海思博职业技术学院	戴慰萍	复旦大学附属华东医院

总 序

新编中医护理学

本人在医学和教育领域内学习工作了37年,其中在长春白求恩医科大学12年,上海交通大学附属第六人民医院3年,美国俄亥俄州立大学医学院15年,直至回国创办上海思博职业技术学院卫生技术与护理学院已7年。从国内的南方到北方,从东方的中国又到西方的美国,多年来在医学院校的学习工作经历使我深深感到,相关医学类如护理专业的教材编写工作是如此重要,而真正适合国内医学护理高职高专院校学生的教材却并不多见,教学效果亦不尽如人意。因此,组织编写一套适合医学护理高职高专学生使用的实用性、应用性较强的系列丛书的想法逐渐浮出台面,且开始尝试付诸行动,并由本人担任系列丛书的总主编。

2007年以来,复旦大学出版社先后出版了由我院临床护理教研室主任陈淑英教授等主编的《现代实用护理学》和《临床护理实践》,我院医学英语教研室主任罗世军和本人主编的《医护英语ABC》,我院副院长、海归病理学博士张惠铭教授主编的《新编病理学实验教程》等,并列入复旦卓越医学职业教育教材系列,成为我院《高职高专护理专业教育系列丛书》的首批教材。随后,我们开始计划新编护理专业系列、基础医学系列、护理信息学系列和医护英语系列的高职高专创新教材。

《新编中医护理学》是护理专业系列创新教材之一。这一系列还包括内科护理学、外科护理学、妇产科护理学、儿科护理学、健康评估、护理学基础、眼耳鼻喉科护理学、急救护理学、老年护理学、社区护理学、护理管理以及护理科研等其他教材。由于中医护理学的课程是全国高等中医院校护理学专业的主干课程和必修课,也是其他高等医学院校护理专业的选修课,因此其重要性不言而喻。本书具有紧跟国内外护理学科进展,突出中医护理专业技能的特色,使学生能在较短时间内了解中医护理学的原理和方法,培养学生综合分析、思考和判断的能力,简单实用,注重实效,适合高职高专护理专业学生使用。

本书的编写得到了上海中医药大学各附属医院有关专家学者的全力支持和帮助,在此表示衷心感谢!鉴于我院建院历史较短,教学经验水平有限,本书一定存在许多不足之处,恳请读者批评指正。

沈小平

2011年9月于上海

前言

新编中医护理学

《新编中医护理学》是中医护理专业的一门主干课程。中医护理学的内容广泛而丰富，其学术思想内涵及指导思想源自浩瀚的中医学宝库。本课程以教育部规定的教学大纲为依据，以卫生部高职高专医学规划教材为蓝本，针对专业特点和在校学生的学习特点进行编写。主要讲述了中医护理的基本理论、基本知识和基本技能。它既突出了中医特色，又根据学科发展需要引入了现代护理学的理念，注重培养学生掌握中医护理学的基础理论、基本知识、常用技能，为培养继承和发扬中医护理的高级人才奠定了基础。

本教材的编写注重结合我国护理教育和实践现状，以整体护理为方向、护理程序为框架，旨为培养学生综合分析、思考和判断的能力。本教材在撰写时：①坚持以人为本和整体护理的观念，反映临床护理服务向防未病、康复、健康指导领域扩展；②注重知识的更新，创立新概念、增加新内容、扩充案例分析；③明确教材的学科定位，突出护理学专业特色，内容取舍上符合高职专业的要求；④体现教材的实用性，选取疾病有针对性，紧密联系临床，强调病情观察、辨证施护及实践操作过程，并注重实效。

本教材针对护理院校在校学生，在内容的选择、编写形式方面符合学生特性。内容包括中医护理学的概念与发展简史、中医基础理论概述、中药与方剂、诊法、辨证、中医护理、辨证施护案例分析、中医护理技术、中医护理文件书写等内容。希望通过本课程的学习，学生们能对中医护理有一个基本了解，并在临床护理实践中尝试运用中医护理的独特理论与技术为患者和有健康需求的人们服务。本教材充分考虑到习惯于西医护理思维的学生们刚开始接触中医护理时可能存在的学习困难，尽量采用通俗易懂的语言，深入浅出。内容的选择上力求从临床护理实际出发，简单实用；同时也照顾到中医护理基本理论与技术的系统性，注意前后知识的衔接。

本书编写过程中得到了上海中医药大学各附属医院的大力支持与协助，各医院多位老师参与各章节的编写、审阅、文稿的整理和校对等工作，同时也得到了中医护理前辈及中医医学专家的悉心指导，在此一并表示诚挚的感谢。本书全体编者都以高度认真负责的态度参与了工作，但因时间仓促和水平有限，内容不当之处在所难免。殷请各院校师生、临床护理工作者在使用本教材过程中，提出意见和建议，以便进一步修订提高。

主　编

2011 年 11 月

目　录

新编中医护理学

第一章　绪论 ··· 1
　第一节　中医护理学的概念 ·· 1
　第二节　中医护理学简史 ··· 1
　第三节　中医护理的基本特点 ·· 5
　第四节　中医护理人员的要求 ·· 7

第二章　中医基础理论概述 ··· 10
　第一节　概述 ·· 10
　第二节　阴阳学说 ·· 13
　第三节　五行学说 ·· 15
　第四节　藏象 ·· 19
　第五节　气、血、精、津液 ··· 31
　第六节　经络学说 ·· 44
　第七节　病因与发病 ·· 47
　第八节　病机学说 ·· 54
　第九节　防治原则 ·· 61

第三章　中药与方剂 ·· 64
　第一节　中药性能与用法 ··· 64
　第二节　方剂组成与剂型 ··· 68
　第三节　方剂分类 ·· 70
　第四节　常用方剂 ·· 71

第四章　诊法 ··· 108
　第一节　望诊 ·· 108
　第二节　闻诊 ·· 119
　第三节　问诊 ·· 123
　第四节　切诊 ·· 130

第五章　辨证 ··· 142
　第一节　八纲辨证 ·· 142
　第二节　脏腑辨证 ·· 149

第六章　中医护理 ... 172
第一节　一般护理 ... 172
第二节　辨证施护 ... 201
第三节　中医康复养生 ... 216

第七章　中医护理操作 ... 226
第一节　拔罐法 ... 226
第二节　耳针法 ... 227
第三节　敷药法 ... 229
第四节　刮痧法 ... 230
第五节　毫针刺法 ... 231
第六节　换药法 ... 234
第七节　贴药法 ... 235
第八节　中药保留灌肠 ... 237
第九节　中药熏洗法 ... 238
第十节　中药坐浴 ... 239

第八章　中医护理文件书写 ... 241
第一节　概述 ... 241
第二节　中医护理病历内容 ... 242
第三节　中医护理文件书写评价 ... 247

[附录]　中医护理操作流程及评分标准 ... 248

参考文献 ... 268

第一章 绪 论

第一节 中医护理学的概念

医起源于护,而护理又起源于生活实践。中国医药学,历史悠久,作为其中重要内容之一的中医护理学,历史更为久远。对疾病的简易护理措施早在医疗技术与知识萌芽产生之前就已出现了,但是由于时代、社会、人民生活习俗等多方面因素的制约与影响,中医学在其发展过程中一直保持着医、护一体的观念。然而中医护理方法、经验和理论,却大量散载于浩瀚的历代中医文献之中,出现了具有护理含义的多种名称,例如"将护"、"侍候"、"侍疾"等。因此,在当时虽没有形成系统的护理学科或护理专业,却不能否定护理的存在及其重要作用。

中医护理学作为中医学的重要组成部分,是以中医理论为指导,运用整体观,结合预防、保健、康复、医疗等活动,对患者及老、弱、幼、残加以照料,并施以独特的护理技术,以保障人体健康的一门应用学科。其内容十分丰富,包括中医护理的基础理论和护理技术。它继承了历代医家的学术思想和医疗护理经验,同时又汲取了现代护理学在理论和实践方面的新成就、新技术、新进展,并充分完善自己,更全面、系统、科学地服务于人类。

第二节 中医护理学简史

一、萌芽时期

我们的祖先为了生活和生存,在与疾病作斗争中,逐步积累了不少护理知识和经验。如从西安半坡村发掘的带有门户通道房屋的遗址,说明上古人已懂得用兽皮和树皮作衣可避寒防邪等护理。氏族公社后,随着部落间斗争,学会了当受伤后采用泥土、树叶、草茎等涂裹伤口的外用护理法。定居下来后,通过对动、植物的长期观察和尝试,认识到很多的动、植物具有治疗作用,并用于患者。《史记》中记载有神农氏尝百草的例证。

二、护理学基本形成时期

夏、商、周至春秋时期，随着社会生产力和文化的发展，护理学也得到相应发展。如河南安阳殷王墓中发掘出来的甲骨文中记载的"沐"字，很像人在盆中用水洗澡，说明当时人们已有定期沐浴的卫生习惯。

周代，人们已懂得凿井和饮食护理。如《左传》记载："土厚水深，居之不疾"和"土薄水浅……其恶易觏"的论述，说明当时已知水土等居住条件与人体健康的关系。并开始进行灭鼠、除虫、改善环境卫生等防病调护等活动。

春秋时期，人们已了解四时气候变化与疾病的关系，如《周礼》记载四季发病："春时有病首疾，夏时有痒疥疾，秋时有疟寒疾，冬时有咳上气。"说明四季气候变化影响人体的健康，气候失常导致疾病的流行。它提示人们要做好气象、起居等护理，顺应四时气候，避免疾病的发生。

从《周记·天官》中有："凡民之疾病分而治之，死终则各书其所以而入医师。"说明当时已开始分科治疗和护理，并已建立了治疗、书写死亡报告等医疗文件的记录制度。

这一时期护理学基本形成的另一标志，是护理和治疗患者不再求助于巫术占卜，而是通过客观检查和观察来判断疾病的吉凶。如《周记》记载以五音（角、徵、宫、商、羽五个音阶）、五声（呼、笑、歌、哭、呻）和五色（青、赤、黄、白、黑）来判断疾病的吉凶。这是运用中医五音、五声和五色配肝、心、脾、肺、肾五脏的学说，通过声音和面色观察来推测五脏病变和吉凶。同时随着文化的发展，针药知识也得到发展，从而扩大了给药的途径和方法。

三、理论体系确立时期

战国时期，七国争雄，新兴封建制度建立，思想文化领域中出现了"百家争鸣"的局面。

我国最早医学理论专著《黄帝内经》，系统地总结了古代医学成就和护理经验，运用当时朴素的唯物论和辩证法思想对人体的生理、病理变化及疾病的诊断、治疗和护理等方面作了较全面的阐述，初步奠定了中医护理的理论基础。《黄帝内经》中有关护理的内容十分丰富，它不但提出了"寒者热之"、"热者寒之"、"虚则补之"、"实则泻之"的正护原则，以及"热因热用"、"寒因寒用"、"通因通用"和"塞因塞用"的反护原则，而且还提出了中医观察患者的方法和生活起居、饮食、情志、服药等一般护理。

张仲景继承了《黄帝内经》等古医籍的护理精华，结合实践确立了临床护理学和辨证施护的原则。如他以六经、脏腑辨证，提出包括理、法、方药、护一体的辨证施护原则。在《伤寒杂病论》中，不但有丸、散、膏、丹等服药护理，还有洗、浴、熏、滴耳、吹鼻等外用药护理。他提出的汗、吐、下、和、温、清、补、消八法的护理，也是辨证施护重要内容。张仲景确立的辨证施护原则，为后世中医护理学的发展奠定了基础。

此外，三国时代的名医扁鹊、华佗等对护理理论体系的确立也有很大的贡献。如华佗模仿虎、鹿、熊、猿、鸟五种动物的姿态创造的"五禽戏"，至今仍广泛用于护理实践。

四、向纵深发展时期

从晋到五代，随着社会经济的繁荣，中医护理学也向纵深发展。

晋代王叔和所著《脉经》一书，深入阐明了脉理，将脉、证、护相结合，把脉象归纳为28种，为中医护理观察病情提供了可靠依据。

隋代巢元方所著的《诸病源候论》一书，对各种病证从病因、病理到治疗护理等内容描述得有相当的深度，如在"漆疮候"中提到："禀性畏漆，但见漆便中毒……"，说明当时已认识到疾病与过敏体质的关系，为后世提出药物过敏及过敏试验打开了思路。

晋唐医学兴盛，最重要表现在孙思邈所著的《千金方》名著中。这本书不仅是医学巨著，而且也是护理学的经典。书中有护理学精湛的艺术和丰富的内容。他很重视医德，强调未病先防。《避瘟》篇中记载了井水消毒和空气消毒的方药，首创了葱管导尿方法，对消毒技术、疮疡切开引流术和换药术等护理操作均有很详细的记载。

五、高潮时期

宋元时期，随着印刷术的发明和造纸业的兴起，给中医学的传播和发展提供了有利条件。由于金元时期战争频发，疾病流行，客观促进了各医家的学术研究，涌现出金元四大医家（刘完素、张从正、李杲、朱丹溪）。随着医学的分科，护理学也由纵深向高潮发展，主要体现在分科护理方面。

1. 内科　内科辨证施护在宋元两代发展尤为突出，如《圣济总录·诸风》专著中，对中风的急救、开关、预防已有详细记载；宋代张锐《鸡峰普济方》中，根据水肿起始部位的特征，把水肿分为多种类型，根据不同类型分别给相应的施护；朱丹溪的《格致余论》中还记载一位瘀血痰积的患者，先通过精心护理，后以药治愈的例子，强调了情志护理的重要性。

2. 外科　宋元时期由于战争频发，外伤科护理发展尤为迅速。如在病理上重视局部与整体的关系；护理上重视扶正祛邪；治疗上重视内治外治相结合。如李迅的《集验背疽方》、危亦林的《世医得效方》等著作，对外科疾病的辨证、护理、用药等都有系统的论述。

3. 妇儿科　妇产科护理到宋代已积累了丰富的经验，如杨子建的《十产论》，详细记载了横产、碍产、倒产等各种难产及助产法。陈自明的《妇人大全良方》一书，对妇科常见病及孕期、分娩及产后护理都作了详细论述。儿科护理，在钱乙《小儿药证直诀》一书中，对小儿的生理、病理特点和常见病的辨证施护都有独特的创见。刘昉的《幼幼新书》，对小儿消化系统疾病的重视和护理，对小儿脐风以烧灼脐带预防之法为世界之首创。

六、发展新趋势时期

继宋元护理学高潮时期之后，明清时期的中医护理又出现了新的发展趋势。李时珍《本草纲目》的产生、赵学敏《本草拾遗》等著作的出现，人痘接种法的推广，温病学及护理的发展均有力地说明了这一点。

李时珍是著名药学家，他不但识药行医，而且也会护。在他的《本草纲目》一书中，详细记载了16世纪前的护理经验,为后世研究饮食、服药等护理提供了重要理论依据。

温病学家叶天士首创了对温病采用察舌、验齿以辨别斑疹、白喉的护理方法。同时提出"温邪上受,首先犯肺,逆传心包"的外感热病的发展途径和传变规律。根据卫气营血四个发展阶段作为辨证施护的纲领,是明清护理发展史上一大成就。叶氏对老年病强调:"颐养功夫,寒暄保暖,摄生尤当加意于药饵之先"和饮食应"薄味",力戒"酒肉厚味"等防护知识。

在护理技术方面,胡正心的"凡患瘟疫之家,将初患者之衣于甑上蒸过,则一家不染"的蒸气消毒法。到清代,已知温热患者进行口腔护理的物理降温等方法。

在养生护理方面,清代钱襄《待疾要谱》,是我国最早一本养生专著;流传民间的"十叟长寿歌"表达十位百岁老人延年益寿、防病防老的经验,突出反映了古时具有中国特色的保健常识。

七、中医护理专业队伍形成

中医护理发展到清代,虽趋向成熟时期,但由于历史条件的限制,长期处在医护不分的状态,使中医未能形成一支专门的护理队伍。

建国以后,随着中医事业的蓬勃发展,中医护理有了很大发展。主要表现在以下几方面。

1. 初步培养了一支中医护理专业队伍　目前,在全国2 100多个中医医疗机构中,有6万余名护士以上技术职务的人员从事中医护理工作,成为发展中医事业的一支必不可少的专业队伍。其中还涌现出一批既有丰富临床经验,又有一定科研能力和管理水平的中医护理技术骨干。

2. 中医临床护理逐步发展　中医临床护理通过几十年的实践,已总结出一套从理论到临床的辨证施护方法和具有中医特色的操作技术。1984年由卫生部中医司组织编写的《中医护理常规　技术操作规程》,经过全国各中医医院的试用,取得了一定经验。1992年由国家中医药管理局组织有关护理专家对1984年定稿的试行本进行修订,1993年7月颁布,其中包括中医内、外、妇、儿等科的护理常规,5种文件书写标准和21项中医护理技术操作规程,要求全国中医医院分级管理和示范中医院按该规范要求执行。此后,国家中医药管理局又组织全国18个省、市40多位护理专家于1999年初对之进一步修订。本着全面反映20世纪我国中医护理学术水平,在继承发扬中医护理特色和优势的基础上,进行全面修订,定名为《中医护理常规　技术操作规程》于1999年10月1日起实行。为了不断丰富和完善该护理常规的科学性、规范性和权威性,2003年4月国家中医药管理局医政司委托中华中医药会牵头组织专家对1999年版进行全面修订,它的主要原则和思路是:简明实用,可操作性强,适应医疗法规和法律要求,具有指导性、普遍性及可参照性,修改后的《中医护理常规　技术操作规程》更加规范,符合整体护理及辨证施护要求,并推荐为全国中医护理指南,2005年5月在全国中医院实行。

3. 中医护理的专业教育与在职教育已初具规模　从20世纪50年代开始,为了培养中医护理专业人才,江苏、北京、上海等地先后开办了中医护士学校、中医护士班。直到1991年,全国已有7所中医护士学校,在25所中医药学校中开设了中医护理专业。据统计,1990年上述学校培养了1 513名护士。80年代中期,南京、北京等地的中医学院增设了高级护理班和护理系,培养高级护理人才。

4. 中医护理学术活动生机勃勃　随着中医护理学科的发展,中医护理学术活动十分活跃。1984～1990年间,共组织了六次全国性学术交流会。对外学术活动也有所开展,先后接待来自欧、美、亚、澳等洲一些国外护理代表团体的参观访问。在1986年、1989年两次国际学术会上,中医护理方面的论文受到国际护理界的关注与好评。1991年5月,国家中医药管理局在北京召开了"首届全国中医护理工作会议",进一步推动了中医护理工作向前发展。

5. 中医护理研究已经起步　近年来,部分省、市级中医医院相继建立了中医护理研究室(组),不少单位已开展护理科研工作。各地从不同角度,对中医护理内涵、概念、模式等进行了有益的探讨,并取得了可喜的成果。北京、南京、上海、江西、陕西等地相继出版了有关护理的专著,其中有的著作已获得部级科学技术成果奖。

总之,随着中医事业的振兴,中医护理得到迅速的发展,初步形成了具有中医特色的护理学科。

第三节　中医护理的基本特点

中医护理的基本特点有两个:一是整体观念,二是辨证施护。

一、整体观念

中医护理是运用整体观念,对患者进行整体护理。整体观念包括两个方面,即人体是一个有机的整体以及人与自然界的统一。

(一) 人体是一个有机的整体

人体是由若干脏器、器官和组织所组成,各脏器、器官和组织都有着不同的功能,如心主血脉、主神明,肺主气、司呼吸,主宣发和肃降,又有通调水道和朝百脉之功能等。但五脏各自的功能又都是整体活动的一个组成部分,从而决定了人体各脏器、器官和组织在生理上是互相影响,以维持其生理活动的协调平衡。在病理上是相互影响的,如心与肾,心在五行属火,位居于上属阳;肾在五行属水,位居于下属阴。根据阴阳、水火升降理论,位于下者以上升为顺,位于上者以下降为和,所以心火必须下降于肾,而肾水必须上济于心,这样心肾之间的生理功能才能协调,称为"心肾相交"或"水火相济"。反之,若心火不能下降于肾,而心火独亢,肾水不能上济于心,而肾水凝聚,这样就会出现以失眠为主症的心悸、怔忡、心烦、腰膝酸软等"心肾不交"或"水火失济"的病理表现。又如心与肝也有同样的关系,只有心主血脉功能正常,血运正常,肝才有藏。若肝不藏血,血运也必然失常。说明五脏一体观反映人体内部器官相互关联而不是孤立的。

人体局部和整体也是辩证的统一,人体某一局部的病理变化,往往反映全身脏腑气血、阴阳的盛衰。因此,我们在护理患者的过程中,必须从整体出发,通过观察患者的外在变化,了解机体内脏病变,从而提出护理问题和采用护理措施,使疾病早愈。如临床上见到口舌糜烂的局部病变,实质是心火亢盛的表现。因心开窍于舌,心又与小肠相表里,患者除口舌糜烂外,还可有心胸烦热、小便短赤等证候表现。在护理上除局部给药外,还须嘱患者保持情志舒畅,不食油腻煎炸辛辣等助热生湿之品,宜食清淡泻火之物,如绿豆汤、苦瓜等,以通过泻小肠之火而清心火,使口舌糜烂痊愈。

(二) 人与自然界的统一

人类生活在自然界中,自然界存在着人类赖以生存的必要条件。同时,自然界的变化又可直接或间接地影响人体,而机体相应地产生生理性反应,若超越生理范围,则产生病理变化。

1. 季节气候对人体的影响　在一年四季气候变化中,有春温、夏热、秋凉和冬寒的气候变化规律。万物在这种气候变化的影响下就会有春生、夏长、秋收和冬藏等相应的变化。人体也不例外,必须与之相适应才能保持身体健康。如:《灵枢·五癃津液别》中记载:"天暑衣厚则腠理开,故汗出……天寒则腠理闭,气湿不行,水下留于胱,由为溺与气。"说明春夏阳气发泄,气血易趋于体表,皮肤松弛,故疏泄多汗等;而秋冬阳气收敛,气血易趋于里,表现为皮肤致密、少汗多尿等。

2. 昼夜黄昏对人体的影响　在昼夜黄昏的阴阳变化过程中,虽在幅度上不像四季气候变化那样明显,但人体也必须与之相适应。如《素问·生气通天论》中说:"故阳气者,一日而主外,平旦人气生,日中而阳气隆,日西而阳气已虚,气门乃闭。"《灵枢·顺气一日分四时》记载:"以一日分为四时,朝则为春,日中为夏,日入为秋,夜半为冬。"人体阳气的这种昼夜的变化,反映了人体生理活动能动地适应自然变化。昼夜晨昏的变化,同时也影响着疾病,如《灵枢·顺气一日分四时》中记载:"夫百病者,多以旦慧昼安,夕加夜甚……朝则人气始生,病气衰,故旦慧;日中人气长,长则胜邪,故安;夕则人气始衰,邪气始生,故加;夜半人气入脏,邪气独居于身,故甚也。"说明一般疾病,大多白天病情较轻,夜半加重,是因为早晨、中午、黄昏、夜半人体的阳气存在生、长、收、藏的变化规律,因而疾病也随之出现慧、安、加、甚的变化。综上所述,人体生理和病理变化是随四时气候的变化而相应改变的。

了解人与自然统一性后,在护理上应做好气象护理,加强夜间的病情观察和行为情志护理。根据春生、夏长、秋收、冬藏的自然规则,做好四时的生活起居护理。如春三月,应夜卧早起,广步于庭,披发缓行,以使志生。以春气之应养生;夏三月……应夜卧早起,无厌于日,使志无怒……使气得泄,以夏气之应养长;秋三月……早卧早起,与鸡俱兴,使志安宁……使肺气清……以秋气之应养收;冬三月……早卧晚起,必待日光……去寒就温,无泄皮肤……以冬气之应养藏。只有按照自然变化的特点,做好"春夏养阳,秋冬养阴"的护理,才能防止六淫之邪的侵袭,确保疾病早日康复和预防病症的发生。同时,根据昼夜变化对疾病的影响,夜间应加强病情观察,以防邪气独居于身,导致病情的突变。

二、辨证施护

所谓辨证,就是将四诊(望、闻、问、切)所收集的资料、症状和体征,通过分析、综合,辨清疾病的原因、性质、部位及邪正关系,概括、判断为某种性质的证。施护,则是根据辨证的结果,确定相应的护理方法。辨证是决定护理的前提和依据,是护理疾病的手段和方法。通过施护的效果可以检验辨证的正确与否。

辨证和施护在护理过程中是相互联系不可分割的两个方面,又是理论联系实践的具体体现。中医学认为,证和症有不同的概念。"症",即症状,如咳嗽、头痛、失眠等;"证"则是机体在疾病发展过程中的某一阶段的病理概括。如感冒所表现的风寒证、风热证等。由于它包括了病变的部位、原因、性质及邪正关系,因而比症状的症更全面、更深刻,从而也更正确地揭示了疾病的本质。但"证"与"病"的概念也不同,如清代医家徐灵胎说:"病之总者为之病,而一病总有数证。"这就是说病可概括证。

辨证施护的主要特点是能辨证地看待"病"和"证"的关系,既可看到一种病包括几种不同的证,又可看到不同的病在发展过程中会出现同一种证,从而能根据证候采用灵活的护理措施。

同一疾病,根据其病程各个时期所表现出的不同的证候给予不同的护理,称为"同病异护"。如感冒,有风寒、风热不同,我们要通过辨证的方法,辨别出是风寒感冒还是风热感冒。若为风寒者,根据"寒者热之"的护理原则,应采取外避风寒,注意保暖,室温宜偏高,药宜轻煎热服,服药后加被覆盖,可食热粥以助汗出,忌生冷油腻等达到辛温解表的作用。对于风热者,根据"热者寒之"的护理原则,室温宜低而湿度偏高,高热者可予物理降温,饮食宜食西瓜、绿豆汤等清热生津之品,从而达到辛凉解表的作用。

不同的疾病只要证候表现相同,便可采取相同的护理原则和措施,称为"异病同护"。如脱肛、子宫下垂是不同的疾病,但辨证同属中气下陷证,护理上都要采用补中益气来升提中气,注意休息,不宜从事重体力劳动,多做提肛运动,食用黄芪、薏仁粥、新鲜蔬果以益气健脾,保持大便通畅。

所谓"证同护亦同,证异护亦异"实质是由于"证"的概念中包含着病机在内的缘故。这种针对疾病发展过程中不同质的矛盾用不同的方法解决护法,就是辨证施护的精神实质。

第四节 中医护理人员的要求

我们常说"仁心仁术",医务人员从业的唯一目的就是救人疾苦,推崇仁爱,不谋私利。唐代名医孙思邈在《备急千金要方·大医精诚》篇中亦有对医业道德规范的精辟论述,为我国传统的医护道德奠定了基础,是现存最早的医德专论。

现代护理和护理教育的创始人南丁格尔也在《护理手记》中对护士提出了具体的要求:"一个护士必须不说别人的闲话,不与患者争吵。除非在特别的情况下或有医师的允许,不与患者谈论关于病况的问题。不容置疑,一个护士必须十分清醒,绝对忠诚,有适当信仰,有奉献自己的心愿,有敏锐的观察力和充分的同情心。她需要绝对尊重自己的职业,因为上帝是如此信任她,才会把一个人的生命交付在她的手上。"

纵观古今中外,一代又一代的护理工作者奉献一生,以广博的仁爱、精湛的技艺挽救了无数的生命,她们是职业的典范。继承和发扬人道主义的传统医德,弘扬南丁格尔精神,是培养高素质的护理人员的需要。

一、中医护理人员的道德要求

(一)仁爱救人,普同一等

"人命至重,有贵千金",故医务人员治病救人应不分贫富贵贱、老幼美丑、亲友仇人等,应都一视同仁。孙思邈《备急千金要方·大医精诚》云:"凡大医治病,必当安神定志,无欲无求,先发大慈恻隐之心,誓愿普救含灵之苦。若有疾厄来求救者,不得问其贵贱贫富,长幼妍媸,怨亲善友,华夷愚智,普同一等,皆如至亲之想。亦不得瞻前顾后,自虑吉凶,护惜身命,见彼苦恼,若己有之,深心凄怆,勿避险巇,昼夜寒暑,饥渴疲劳,一心赴救,无作功夫形迹之心。如此可为苍生大医,反此则是含灵巨贼。"这是作为一名医务人员应具备的基本条件。

(二) 廉洁正直,忠于事业

历代医家都以"仁爱救人"作为行医的准则,主张廉洁正直,反对把医疗技术作为谋取私利的手段。护士应做到依法执业,遵规守章,按规程进行护理活动。忠于职守、救死扶伤是护士的天职,中医护士应热爱护理事业,通过对专业价值的追求,服务、贡献于社会,从而达到实现自我价值的目的。

(三) 谨慎认真,科学严谨

中医历来就有"用药如用兵"、"用药如用刑"的说法,强调要专心施治、精心施护,临证时要百般仔细谨慎,"如临深渊","如履薄冰"。

护理专业有着较强的科学性、技术性、服务性、艺术性和社会性,随着护理模式的转变、整体护理理念的确定,作为护理人员要不断学习新知识、新理念,掌握新技能,精益求精,以规范的行为、谨慎认真的作风、科学严谨的态度为患者服务。

(四) 虚心学习,尊重同道

治病救人是"性命攸关"的大事,必须"博极医源,精勤不倦"。廖希雍在《祝医四则》中说:"不耻无学,而耻下问,师心自圣,于道何益",指出医护人员要不耻下问,以提高自己的医道水平。孙思邈也曾说,为医者"胆欲大而心欲小,智欲圆而行欲方"。告诫医护人员医术上要虚心学习、刻苦钻研;医德上要尊重同道、互助互爱,同时应与同事及其他工作人员保持协作关系,相互支持,密切配合,共同为保护人民健康服务。

以上是作为一名中医护理人员应具有的基本的道德品质。

二、中医护理人员的素质要求

中医护理人员的综合素质是指符合中医护理职业要求的,经过培养、教育以及自我修养等方式所获得的职业素质。内容包括良好的思想道德素质、科学文化素质、专业素质、心理素质和体态素质。提高护理人员的综合素质,将有利于中医护理学科与技术的发展。

(一) 思想道德素质

1. 热爱祖国,热爱人民,热爱护理事业,具有强烈的事业心,对护理事业具有坚定的信念、深厚的感情,乐于献身护理事业。
2. 具有高尚的道德品质、严谨的作风、实事求是的精神。
3. 具有高度责任感,忠于职守,救死扶伤,克服各种困难,实行人道主义。

(二) 科学文化素质

1. 具备一定的文化素养和自然科学、社会科学、人文科学等多学科知识。

2. 掌握一门外语及现代科学的新理论、新知识、新技术、新趋势，以适应现代医学模式的转变和中医护理学科的发展。

(三) 专业素质

1. 具有合理的知识结构及比较系统、完整的一般护理、专科护理的理论知识和技能。

2. 树立整体护理的观念，辨证施护，能用护理程序解决患者存在和潜在的健康问题。

3. 具有敏锐的观察力和正确分析判断问题，以及果断地解决问题的综合能力、较强的适应力和应变力。

4. 熟练掌握规范、正确的护理技术。

5. 具有较强护理科研的能力和有一定开展护理教育的能力，勇于创新进取。

(四) 心理素质

1. 具有健康的心理，乐观向上，心胸豁达，稳定的情绪。有良好的忍耐力、自我控制能力。

2. 有较强的人际交往能力和沟通能力。

(五) 体态素质

1. 有健康的体魄，充沛的精力。

2. 衣着整洁美观。

3. 有规范的言行举止，严于律己，尊重他人。

4. 工作作风认真，有条不紊，动作敏捷。

总之，作为一名医德高尚的护士应该以促进人的健康为己任。当今社会对护理人员的期望值越来越高，对复合型、实用型护理人才的需求量也越来越大。要在新世纪的挑战和竞争中求得生存和发展，就一定要着眼于培养高素质的护理人才。

(孙秋子)

第二章 中医基础理论概述

第一节 概述

一、中医理论体系的概念

中医学理论体系是由中医学的基本概念、基本知识、基本原理,按照中医学的逻辑体系组织而建构的理论体系,是以中国古代朴素的唯物论和辩证法思想为科学方法论,以整体观念为指导思想,以脏腑经络的生理和病理为核心,以辨证论治为诊疗特点的医学理论体系。

二、中医学理论体系的形成

(一)中医学理论体系形成的条件

先秦两汉时期,中国传统文化比较发达,哲学、社会科学、自然科学,特别是生物科学,均取得了非凡的成就,为中医学理论体系的形成奠定了自然观、方法论和医学观的基础。在气、阴阳五行哲学思想的指导下,以天人合一的系统整体观,运用朴素辩证的科学思维方式,对以往的医药学实践经验进行系统的总结、概括,形成了中医学的概念、规律、原理等理论结构,从而初步建立了中医学的科学理论体系。中医学的科学理论,体现了传统文化的背景和特征,是具有中国特色的医学理论。

(二)中医学理论体系形成的标志

先秦时期,《黄帝内经》、《难经》、《伤寒杂病论》和《神农本草经》等医学经典著作的出现,标志着中医学理论体系初步形成。

1.《黄帝内经》、《难经》奠定了中医学理论体系的基础 中医学理论体系形成的年代,无从查考。从我国现存的最早一部医学文献——《黄帝内经》的内容来分析,当在《黄帝内经》成书以前,就有了中医学理论体系的雏形。

《黄帝内经》中所论述的医学内容,是当时的世界先进水平。如在人体形态学方面,对于人体的骨骼、血脉的长度,内脏器官的大小和容量等均有较明确的记载,与现代人体解剖学有相似之处。在血液循环方面提出"心主身之血脉"(《素问·痿论》)的生理功能,将人体的心脏、血管和血液三者联结在一起,认为血液是在血管内"流行不止,环周不休"(《素问·举痛论》)。这比英国哈维氏在公元1628年发现血液循环早了1 000多年。

《难经》是一部与《黄帝内经》相媲美的古典医籍,成书于汉之前,为秦越人所著。其内容也较丰富,包括生理、病理、诊断和治疗各个方面,补充了《黄帝内经》的不足,对《黄帝内经》中某些疑难问题进行了讨论和阐释。因此认为,《黄帝内经》、《难经》已为中医学的独特理论体系奠定了基础。

2.《伤寒杂病论》奠定了中医学辨证论治理论体系的基础　两汉时期,中医学有了显著的进步和发展。东汉末年,著名医学家张仲景(公元150～219年)在《黄帝内经》、《难经》的基础上,"勤求古训,博采众方",认真全面地总结了前人的医学成就,结合他自己的临床经验,撰写了《伤寒杂病论》,即后世的《伤寒论》和《金匮要略》两书。该书是第一部成功地运用辨证论治治疗常见病、多发病的专著,为中医临床医学奠定了基础。

《伤寒论》在《素问·热论》等篇的基础上,确立了六经辨证论治的纲领和具体方法,阐明了六经(太阳、阳明、少阳、太阴、少阴、厥阴)的形证,六经传变的机制和分经治疗的原则及其具体方法。

3.《神农本草经》为中医学理论体系提供了较系统的药物学知识　先秦时期,药物学知识也日渐丰富。这一时期出现了一本重要的药物学专著《神农本草经》,书中共收载药物365种。其中,植物药252种,动物药67种,矿物药46种,并对药物作了分类,概括出一些药物学理论。此书是中药学奠基性著作,对后世影响很大。临床实践和现代研究都表明:书中的记载大多是确凿可靠的,如麻黄治喘,常山截疟,黄连止痢,海藻疗瘿等,都经得起验证。此书的问世,为中医学术体系提供了较系统的药物学知识。

三、中医学理论体系的发展

中医学理论体系在其发展过程中,随着社会实践特别是医疗实践的发展,《黄帝内经》所构建的理论,有的已无法解释新的科学事实,出现了原有的科学理论与新的科学事实的矛盾。在社会需求的推动下,中医学理论体系内部不断地发生分化与综合,于是新的学派和分支学科应运而生。中医学理论体系就是在理论与实践、分化与综合、传统与创新的对立统一运动中,不断地向前发展着。中医学理论体系的发展,反映了相应历史时期的文化科学技术水平。

(一) 魏晋隋唐时期

这一时期基础理论研究的特点为:一方面继承整理《黄帝内经》、《伤寒杂病论》等经典著作,并阐发其理论,如扬上善、王冰对《黄帝内经》的注释和发挥,王叔和、孙思邈对《伤寒杂病论》的整理研究;另一方面重视总结临床经验,揭示疾病的现象与本质的关系,并使之上升为理论。如晋代王叔和的《脉经》奠定了脉学理论与方法的系统化、规范化的基础,是我国现存最早的脉学专著。隋代巢元方的《诸病源候论》是一部病因、病理学和证候学专著,它反映了我国11世纪时中医学理论与临证医学的发展水平,对后世医学的发展有着深远的影响。晋代皇甫谧的《针灸甲乙经》系统地论述了脏腑、经络、腧穴、病机、诊断、治疗、禁忌等内容,建立了较完整的针灸理论体系。唐代孙思邈的《千金要方》和《千金翼方》,详尽地记载了唐以前主要医学著作的医学理论、方剂、诊法、治法、食养等作为一个医生所必备的各种医学理论和实践知识,代表了盛唐医学的先进水平,堪称我国第一部医学百科全书。总之,这一历史时期,中医学理论体系在秦汉时期的基础上,有了进一步的充实和系统化。

(二)宋金元时期

宋金元时期,哲学流派的学术争鸣,经济和科学技术的蓬勃发展,特别是思想家的革新精神,为中医学术的创新和突破性发展奠定了社会文化科学基础。许多医家在继承前人已有成就的基础上,根据各自的实践经验提出了自己的独创见解,形成了各具特色的学术流派,开创了中医学发展的新局面,创造性地发展了中医学理论。其中最有代表性的刘完素(河间)、张从正(子和)、李杲(东垣)和朱震亨(丹溪),后世尊之为金元四大家。刘完素(1120～1200年)创河间学派,以火热立论,力倡"六气皆从火化","五志过极皆能生火",用药多为寒凉,所以被称为"寒凉派"。其火热理论对温病学说的形成给予了深刻影响。张从正(1156～1228年)传河间之学,力倡"攻邪论",主张"邪祛则正安",临证善于用汗、吐、下三法以攻邪,被称之为"攻下派"。他还十分重视社会环境、精神因素的致病作用,丰富和发展了《黄帝内经》关于心身医学、社会医学的思想。李杲(1180～1251年)提出了"内伤脾胃,百病由生"的学术观点,创"脾胃论",治病重在"调理脾胃","升举清阳",被称之为"补土派"。朱震亨(1281～1358年)力主"相火论",其学术思想的根本观点为"阳常有余,阴常不足"。治病以滋阴降火为主,被称之为"养阴派"。

综上所述,金元四大家继承传统又不拘泥于传统,勇于创新,提出独立的学术见解,开创了中医学术发展的新局面,丰富和发展了中医学理论和临证实践。他们的创新精神对中医学术的发展产生了重大影响。当然,他们的学术思想也必然打上时代局限的烙印,应历史地加以分析。

(三)明清时期

明代至清代中期,是中医学术发展史上的重要时期之一。这一历史时期,中医学发展的主要特点:一是出现了许多具有重大意义的医学创新与发明;二是整理已有的医学成就和临证经验,编撰了门类繁多的医学全书、类书、丛书,以及古典医籍注释等医学著作,使中医学理论和临证医学得到了进一步发展。

在中医学理论研究方面,温病学派的出现,标志着中医学理论体系的发展又取得了重大的突破性成就。吴又可创立了传染病病因学的"戾气学说"的新概念,提出治疗传染病的较完整的学术见解,著成《温疫论》,为温病学说的形成奠定了基础。温病学说和伤寒学说相辅相成,成为中医治疗外感热病的两大学说,在治疗急性热病方面作出了巨大的贡献。以薛己、张介宾、赵献可为代表的温补学派,提出了"命门学说",认为命门寓阴阳水火,为五脏六腑阴阳的根本,是调节全身阴阳的枢纽。李中梓则提出了"肾为先天本,脾为后天本","乙癸同源"的见解,为中医学理论特别是脏象学说的发展作出了新的贡献。王清任的《医林改错》,不仅为"脑主思维"说、"血瘀"说提供了新的科学认识,而且还纠正了前人关于脏腑解剖知识的某些错误,尽管因历史条件的限制,使他对人体解剖的认识尚有某些谬误,但丝毫抹杀不了他勇于抛弃前人错误、追求科学真理的精神。其可贵之处在于,他在当时经学盛行、繁琐考证的学术氛围中,一改沿袭相传的流风,坚持科学实验,即中医学理论研究的实证性原则,给中医学的科学方法论以新的启迪。

在药物学研究方面,以李时珍的《本草纲目》为代表。《本草纲目》是一部内容丰富、论述广泛、影响深远的药学巨著,不仅全面总结了16世纪以前我国药物学研究的成就,而且还对人体生理、病理、疾病的诊断、治疗,以及预防等进行了详细的论述,极大地发展了中医药学理论,丰富了世界科学宝藏。

(四) 近现代时期

近代时期(1840~1949年):从鸦片战争至中华人民共和国成立,近代中国社会发生了急剧的变化,西方文化的广泛传播,猛烈地冲击着封建思想体系,形成了新旧并存、中西混杂的态势,出现了"旧学"与"新学","中学"与"西学"之争。这种"新旧"、"中西"之争贯穿在哲学、社会科学和自然科学的各个领域之中。在这种复杂的社会文化背景下,中医学理论体系的发展特点,一是继续发展而速度缓慢,二是出现了中西汇通和中医科学化思潮。在考据学的影响下,许多医家从事中医古典医籍的考证、校订、注释、辑复等文献整理研究工作,对中医学理论研究和保存中医古代文献,作出了一定的贡献。

20世纪30年代初到新中国成立前,"中医科学化"成为中医学术界盛行的一种思潮,以陆渊雷、谭次仲为代表的人物,主张中医科学化,必须吸收其他学科知识,用科学方法研究中医,对中医科学化的途径和方法也作了一定的探索,希冀弘扬光大中医学在科学上的真实价值。我们可从他们的学术思想中吸取有益的经验和教训。

现代时期(1949年中华人民共和国成立至今):在中华人民共和国成立后,党和政府制定了中医政策,强调"中医不能丢","中西并重"。"发展现代医药和传统医药"、"实现中医学现代化"正式载入宪法,为中医药学的发展提供了法律保证。在党和政府的关怀下,中医药事业蓬勃发展,中医学理论体系研究有了较为深入的发展,并且在研究的深度和方法上均超过了历史任何时期。

中医学理论研究已成为世界性的研究课题,随着研究的不断深入,中医学理论研究也必将取得重大突破,为生命科学的发展作出自己的贡献。

第二节 阴阳学说

阴阳学说是在气一元论的基础上建立起来的中国古代的朴素的对立统一理论,属于中国古代唯物论和辩证法范畴,体现出中华民族辩证思维的特殊精神。其哲理玄奥,反映着宇宙的图式;其影响远而大,成为人们行为义理的准则。

阴阳学说认为,世界是物质性的整体,宇宙间一切事物不仅其内部存在着阴阳的对立统一,而且其发生、发展和变化都是阴阳二气对立统一的结果。中医学把阴阳学说应用于医学,形成了中医学的阴阳学说,促进了中医学理论体系的形成和发展。中医学用阴阳学说阐明生命的起源和本质,人体的生理功能、病理变化,疾病的诊断和防治的根本规律。阴阳学说贯穿于中医的理、法、方、药,长期以来,一直有效地指导着实践。

一、阴阳的基本概念

（一）阴阳的哲学含义

阴阳是中国古代哲学的基本范畴。"阴阳"本指物体对日光的向背，向日为阳，背日为阴。后来引申为气候的寒暖。在中国古代哲学史上，从伯阳父到庄子，所谓阴阳都是指阴阳之气，是天地间生成万物的二气。《易传》提出"一阴一阳之谓道"的学说，又云"阴阳不测谓之神"，把阴阳交感看作宇宙的根本规律。在这里，阴阳不仅指阴阳二气的变化，而且又指阴阳的性质，即阴阳正反两方面的相互对立又统一的关系。北宋张载提出"气有阴阳，一物两体"说，则明确地指出阴阳是气本身所具有的对立统一属性。张载称阴阳为"两端"，阴阳两端的相互感应及由此产生的普遍联系是宇宙万物的普遍规律。这是一种唯物的辩证观点。

（二）阴阳的医学含义

阴阳是标示事物两种对立的特定属性和形态特征的范畴。阴阳既标示两种对立的特定的属性，如明与暗、表与里、寒与热等等；又标示两种对立的特定的运动趋向或状态，如动与静、上与下、内与外、迟与数等等。阴阳是自然界的根本规律。

总之，阴阳是抽象的属性概念而不是具体事物的实体概念，也是一对关系范畴，它表示各种物质特性之间的对立统一关系。所以说："阴阳者，有名而无形"（《灵枢·阴阳系日月》）。

二、阴阳学说的基本内容

（一）阴阳对立

对立是辩证法的范畴，指对立面，亦即矛盾的双方，又指矛盾的斗争性，即对立面的互相排斥和否定。任何事物都是对立的统一。对立是指处于一个统一体的矛盾双方的互相排斥、互相斗争。阴阳对立是阴阳双方的互相排斥、互相斗争。阴阳双方的对立是绝对的，如天与地、上与下、内与外、动与静、升与降、出与入、昼与夜、明与暗、寒与热、虚与实、散与聚等。天地万物无不如此。但是，阴阳对立双方又是相互克服、相推、相感的。相互克服和相推、相感是事物生成变化的内在根据，它推动着宇宙万物的新陈代谢，生生不息。阴阳双方这种相互克服、相推、相感的关系，说明阴阳对立不是静止、凝固的，而是有联系的，即所谓阴阳制约。用现代哲学术语来说，就是阴阳的对立斗争。没有斗争就没有事物的发生和变化。

（二）阴阳互根

互根，互为根据之谓。互根是相互对立的事物之间互为存在、发展、运动的根源，是表示相互对立的事物之间相互依存、相互联结关系的概念。阴阳互根是指阴阳之间的相互依存、互为根据的关系。阴阳对立的双方，任何一方都不能脱离另一方而单独存在，双方共处于一个统一体中。有阳必有阴，有阴必有阳，有阴无阳不行，有阳无阴也不行。阴阳彼此相须，缺一不可。故执着于某一方面，见阳不见阴，见阴不见阳，是不符合宇宙的根本规律的。阴阳互根深刻地揭示了阴阳对立双方的不可分离性。阴阳所代表的性质或状态，如天与地、上与下、动与静、寒与热、虚与实、散与聚等等，不仅互相引诉，而且互相依存。阳根于阴，阴根于阳，无阳则阴无以生，无阴则阳无以化。阳蕴含于阴之中，阴蕴含于阳之中。阴阳分一为二，又合二为一，对立又统一。故曰："阴阳之理，原自互根，彼此相须，缺一不可"（《景岳全书·传忠录》）。

（三）阴阳消长

消长，增减、盛衰之谓。阴阳消长，是阴阳对立双方的增减、盛衰、进退的运动。阴阳对立双方不是处于静止不变的状态，而是始终处于此盛彼衰、此增彼减、此进彼退的运动变化之中。其消长规律为阳消阴长、阴消阳长。"一阴一阳，互为进退，故消长无穷，终而复始"（《类经·阴阳类》）。

（四）阴阳转化

转化即转换、变化，指矛盾的双方经过斗争，在一定条件下走向自己的反面。阴阳转化是指阴阳对立的双方，在一定条件下的相互转移、变化，即阴可以转化为阳，阳可以转化为阴。

阴阳的变化过程包括量变和质变过程。事物的发展变化，表现为由量变到质变，又由质变到量变的互变过程。如果说"阴阳消长"是一个量变过程，那么"阴阳转化"便是一个质变过程。

阴阳转化是事物运动变化的基本规律。在阴阳消长过程中，事物由"化"至"极"，即发展到一定程度，超越了阴阳正常消长的阈值，事物必然向着相反的方面转化。阴阳的转化，必须具备一定的条件，这种条件中医学称之为"重"或"极"。故曰："重阴必阳，重阳必阴"，"寒极生热，热极生寒"（《素问·阴阳应象大论》），阴阳之理，极则生变。

但必须指出的是，阴阳的相互转化是有条件的，不具备一定的条件，两者就不能各自向相反的方向转化。阴阳的消长（量变）和转化（质变）是事物发展变化全过程的密不可分的两个阶段，阴阳消长是阴阳转化的前提，而阴阳转化则是阴阳消长的必然结果。

三、阴阳学说在中医护理学中的应用

中医学十分重视对疾病的预防。不仅用阴阳学说来阐发摄生学说的理论，而且摄生的具体方法也是以阴阳学说为依据的。阴阳学说认为：人体的阴阳变化与自然界四时阴阳变化协调一致，就可以延年益寿。因而主张顺应自然，春夏养阳，秋冬养阴，精神内守，饮食有节，起居有常，做到"法于阴阳，和于术数"（《素问·上古天真论》）。借以保持机体内部和机体内外环境之间的阴阳平衡，达到增进健康、预防疾病的目的。

第三节 五行学说

五行学说属于中国古代唯物论和辩证法范畴，是中国古代唯物主义的元素论的宇宙观，是一种朴素的普通系统论。五行学说认为，宇宙间的一切事物都是由木、火、土、金、水五种物质所构成的，自然界各种事物和现象的发展变化，都是这五种物质不断运动和相互作用的结果。天地万物的运动秩序都要受五行生克制化法则的统一支配。五行学说用木、火、土、金、水五种物质来说明世界万物的起源和多样性的统一。自然界的一切事物和现象都可按照木、火、土、金、水的性质和特点归纳为五个系统。五个系统乃至每个系统之间的事物和现象都存在一定的内在关系,从而形成了一种复杂的网络状态。五行学说认为,大千世界是一个"变动不居"的变化世界,宇宙是一个动态的宇宙。

一、五行的基本概念

(一)五行的哲学含义

五行是中国古代哲学的基本范畴。在中国古代哲学上,五行有两层含义:

1. **常识性概念** 五行一词,始见于《尚书·洪范》,但其"五行"之义,今已无从可考。《尚书·洪范》谓:"五行:一曰水,二曰火,三曰木,四曰金,五曰土。水曰润下,火曰炎上,木曰曲直,金曰从革,土爰稼穑。润下作咸,炎上作苦,曲直作酸,从革作辛,稼穑作甘。"《洪范》确认五行是木、火、土、金、水五种最基本的物质。在先秦时期,人们认为五行是人类生活的五种基本物质资料。这一观点,反映了人们对事物多样性的认识。

2. **哲学的范畴** 五行,从常识性概念到哲学范畴有一个演变过程。从汉代董仲舒以后,思想家多认为五行是构成万物的五种元素,但不是最基本的元素。五行是从属于气、阴阳的。中国古代思想家把木、火、土、金、水五种物质作为构成万物的基本元素,以说明世界万物的起源和多样性的统一。五行相生、相胜说具有朴素的唯物论和自发的辩证法思想。

(二)五行的医学含义

中医学的五行,是中国古代哲学五行范畴与中医学相结合的产物,是中医学认识世界和生命运动的世界观和方法论。

一是指木、火、土、金、水五种构成天地万物的基本物质及其运动变化,是标示着物质世界,不论自然还是生命都是物质形态的多样性统一的范畴。

二是中国古代的一种整体思维形态,属多元结构联系的整体思维形态。多元结构联系的整体思维是中国古代相关思维的典型形态之一。这种思维形态在中医学中获得了更典型、最充分的表达。

二、五行的特性

1. **"木曰曲直"** 曲,屈也;直,伸也。曲直,即能曲能伸之义。木具有生长、能曲能伸、升发的特性。木代表生发力量的性能,标示宇宙万物具有生生不已的功能。凡具有这类特性的事物或现象,都可归属于"木"。

2. **"火曰炎上"** 炎,热也;上,向上。火具有发热、温暖、向上的特性。火代表生发力量的升华、光辉而热力的性能。凡具有温热、升腾、茂盛性能的事物或现象,均可归属于"火"。

3. **"土爰稼穑"** 春种曰稼,秋收曰穑,指农作物的播种和收获。土具有载物、生化的特性,故称土载四行,为万物之母。土具生生之义,为世界万物和人类生存之本,"四象五行皆藉土"。五行以土为贵。凡具有生化、承载、受纳性能的事物或现象,皆归属于"土"。

4. **"金曰从革"** 从,顺从,服从;革,革除,改革,变革。金具有能柔能刚、变革、肃杀的特性。金代表固体的性能,凡物生长之后,必会达到凝固状态,用金以示其坚固性。引申为肃杀、潜降、收敛、清洁之意。凡具有这类性能的事物或现象,均可归属于"金"。

5. "水曰润下"　润,湿润;下,向下。水代表冻结含藏之意,水具有滋润、就下、闭藏的特性。凡具有寒凉、滋润、就下、闭藏性能的事物或现象都可归属于"水"。

三、五行学说的基本内容

(一) 五行生克

1. 五行相生规律

(1) 定义:相生即递相资生、助长、促进之意。五行之间互相滋生和促进的关系称作五行相生。

(2) 次序:五行相生的次序是:木生火、火生土,土生金,金生水,水生木。以次资生,循环无尽。

(3) 关系:在相生关系中,任何一行都有"生我"、"我生"两方面的关系,《难经》把它比喻为"母"与"子"的关系。"生我"者为母,"我生"者为"子"。所以五行相生关系,又称"母子关系"。以火为例,生"我"者木,木能生火,则木为火之母。"我"生者土,火能生土,则土为火之子。余可类推。

2. 五行相克规律

(1) 定义:相克即相互制约、克制、抑制之意。五行之间相互制约的关系称之为五行相克。

(2) 次序:五行相克的次序是:木克土、土克水,水克火,火克金,金克木,木克土。这种克制关系也是往复无穷的。木得金敛,则木不过散;火得水伏,则火不过炎;土得木疏,则土不过湿;金得火温,则金不过收;水得土渗,则水不过润。皆气化自然之妙用。

(3) 关系:在相克的关系中,任何一行都有"克我"、"我克"两方面的关系。《黄帝内经》称之为"所胜"与"所不胜"的关系。"克我"者为"所不胜"。"我克"者为"所胜"。所以,五行相克的关系,又叫"所胜"与"所不胜"的关系。以土为例,"克我"者木,则木为土之"所不胜"。"我克"者水,则水为土之"所胜"。余可类推。

在上述生克关系中,任何一行皆有"生我"和"我生","克我"和"我克"四个方面的关系。以木为例,"生我"者水,"我生"者火,"克我"者金,"我克"者土。

3. 五行制化规律

(1) 定义:五行中的制化关系,是五行生克关系的结合。相生与相克是不可分割的两个方面。没有生,就没有事物的发生和成长;没有克,就不能维持正常协调关系下的变化与发展。因此,必须生中有克(化中有制),克中有生(制中有化),相反相成,才能维持和促进事物相对平衡协调和发展变化。五行之间这种生中有制、制中有生、相互生化、相互制约的生克关系,称之为制化。

(2) 规律:木克土,土生金,金克木;火克金,金生水,水克火;土克水,水生木,木克土;金克木,木生火,火克金;水克火,火生土,土克水。

以木为例:就相生言之,木能生火,是"母来顾子"之意,但是木之本身又受水之所生,这种"生我","我生"的关系是平衡的。如果只有"我生"而无"生我",那么对木来说,会形成太过,宛如收入与支出必须平衡一样。另一方面,水与火之间,又是相克的关系,水生木,木生火,而水又克火,生中有制,才能维持三者之间的协调平衡。所以相生之中,又寓有相克的关系,而不是绝对的相生,这样就保证了生克之间的动态平衡。

以木为例:就相克言之,木能克土,金又能克木(我克、克我),而土与金之间,又是相生的关系,所以就形成了木克土,土生金,金又克木(子复母仇)。金克木,木克土,而土又生金,制中有生,才能维持三者间的协调平衡。这说明五行相克不是绝对的,相克之中,必须寓有相生,才能维持平衡。

生克制化规律是一切事物发展变化的正常现象,在人体则是正常的生理状态。在这种相反相成的生克制化关系中,还可以看出五行之间的协调平衡是相对的。因为相生相克的过程,也就是事物消长发展的过程。在此过程中,一定会出现太过和不及的情况。这种情况的出现,其本身就是再一次相生相克的调节。这样,又复出现再一次的协调平衡。这种在不平衡之中求得平衡,而平衡又立刻被新的不平衡所代替的循环运动,就不断地推动着事物的变化和发展。五行学说用这一理论来说明自然界气候的正常变迁和自然界的生态平衡,以及人体的生理活动。

(二) 五行乘侮

1. 五行相乘规律

(1) 定义:乘,即乘虚侵袭之意。相乘即相克太过,超过正常制约的程度,使事物之间失去了正常的协调关系。

(2) 规律:五行之间相乘的次序与相克同,但被克者更加虚弱。

相乘现象可分两个方面:

其一,五行中任何一行本身不足(衰弱),使原来克它的一行乘虚侵袭(乘),而使它更加不足,即乘其虚而袭之。如以木克土为例:正常情况下,木克土,木为克者,土为被克者,由于它们之间相互制约而维持着相对平衡状态。异常情况下,木仍然处于正常水平,但土本身不足(衰弱)。因此,两者之间失去了原来的平衡状态,则木乘土之虚而克它。这样的相克,超过了正常的制约关系,使土更虚。

其二,五行中任何一行本身过度亢盛,而原来受它克制的那一行仍处于正常水平。在这种情况下,虽然"被克"一方正常,但由于"克"的一方超过了正常水平,所以也同样会打破两者之间的正常制约关系,出现过度相克的现象。仍以木克土为例:正常情况下,木能制约土,维持正常的相对平衡,若土本身仍然处于正常水平,但由于木过度亢进,从而使两者之间失去了原来的平衡状态,出现了木亢乘土的现象。

"相克"和"相乘"是有区别的。前者是正常情况下的制约关系,后者是正常制约关系遭到破坏的异常相克现象。在人体,前者为生理现象,而后者为病理表现。但是近人习惯将相克与反常的相乘混同,病理的木乘土,也称木克土。

2. 五行相侮规律

(1) 定义:侮,即欺侮,有恃强凌弱之意。相侮是指五行中的任何一行本身太过,使原来克它的一行,不仅不能去制约它,反而被它所克制,即反克,又称反侮。

(2) 规律:木侮金,金侮火,火侮水,水侮土,土侮木。

相侮现象也表现为两个方面,如以木为例:

其一,当木过度亢盛时,金原是克木的,但由于木过度亢盛,则金不仅不能去克木,反而被木所克制,使金受损,这叫木反侮金。

其二,当木过度衰弱时,金原克木,木又克土,但由于木过度衰弱,则不仅金来乘木,而且土亦乘木之衰而反侮之。习惯上把土反侮木称之为"土壅木郁"。

相乘相侮均为破坏相对协调统一的异常表现。乘侮,都凭其太过而乘袭或欺侮。"乘"为相克之有余,而危害于被克者,也就是某一行对其"所胜"过度克制。"侮"为被克者有余,而反侮其克者,也就是某一行对其"所不胜"的反克。为了便于理解,我们将乘侮分别开来——加以分析。实际上,相乘和相侮是休戚相关的,是一个问题的两个方面。现在,我们将两者统一起来分析之。如木有余而金不能对木加以克制,木便过度克制其所胜之土,这叫做"乘",同时,木还恃己之强反去克制其"所不胜"的金,这叫做"侮"。反之,木不足,则不仅金来乘木,而且其所胜之土又乘其虚而侮之。所以说:"气有余,则制己所胜而侮所不胜,其不及,则己所不胜侮而乘之,己所胜轻而侮之"(《素问·五运行大论》)。

总之,本节我们介绍了五行结构系统的两种调节机制,一为正常情况下的生克制化调节机制,一为异常情况下的乘侮调节机制。通过这两种调节机制,形成并保障了五行结构系统的动态平衡和循环运动。

四、五行学说在中医学中的应用

五行学说的主要观点是唯物的、变化的和相互联系的观点,体现了朴素的唯物论和辩证法思想。中医学的五行学说是中医学的世界观、方法论和理论体系的重要组成部分。五行学说在中医学领域中的应用,主要是运用五行的特性,来分析和归纳人体的形体结构及其功能,以及外界环境各种要素的五行属性;运用五行的生克制化规律,来阐述人体五脏系统之间的局部与局部、局部与整体,以及人与外界环境的相互关系;用五行乘侮胜复规律来说明疾病的发生发展的规律和自然界五运六气的变化规律。不仅具有理论意义,而且还有指导临床诊断、治疗和养生康复的实际意义。五行学说的应用,加强了中医学关于人体以及人与外界环境是一个统一整体的论证,使中医学所采用的整体系统方法更进一步系统化。

第四节 藏 象

藏象学说是以脏腑的形态和生理病理为研究目标的中医学基本理论。中医学既通过解剖分析脏腑形态结构的直接观察方法来认识脏腑的生理功能;又运用哲学的思维,以自然现象来类比脏腑功能,以脏腑之精气的贮藏、运动和代谢来解说脏腑功能。因此,中医学的脏腑,不仅仅是一个形态学结构的脏器,而且是在其形态学结构的基础上赋予了某些特殊功能(或者说与其解剖形态不完全相符的功能)的生理病理学体系。

一、五脏

五脏,即心、肝、脾、肺、肾的合称。在经络学说中,心包络也作为一脏,合称为六脏。但在藏象学说中习惯上把心包附属于心,言五脏即涵盖了心包络。五脏共同的生理特点是化生和贮藏精气。五脏皆藏神,故又称"五神脏"。五脏的职能虽各有所司,但彼此协调，共同维持着人体的生命活动，且与六腑及形体官窍等有着密切的联系，形成了五个特殊的功能系统。其中，心的生理功能起着主宰作用。本节主要阐述心、肝、脾、肺、肾五脏的解剖形态，主要生理功能，生理特性，五脏之精气阴阳及其与形体官窍、情志、五液、五时等的关系。

（一）心

心为五脏之一，其主要生理功能是主血脉、主藏神。由于心的生理功能对整个人体的生命活动起着主宰作用，故《素问·灵兰秘典论》称其为"君主之官"。心的生理特性是心为阳脏而主通明，其气宜降。心在体合脉，其华在面，在窍为舌，在志为喜，在液为汗。手少阴心经与手太阳小肠经相互属络，构成表里关系。心在五行中属火，为阳中之阳脏，与自然界之夏气相通应。

1. 主要生理功能

（1）心主血脉：血，即血液；脉，即脉管；脉为血之府，是血液运行的通道，故亦称脉道。心主血脉，即指心具有推动血液在脉管中正常运行的作用。心主血脉包括主血和主脉两个方面。

1）主血：心主血的主要作用是心气能推动血液在脉管中正常运行，以输送营养物质于全身脏腑形体官窍。人体各脏腑器官、四肢百骸、肌肉皮毛以及心脉自身，皆有赖于血液的濡养，才能发挥其正常的生理功能，以维持生命活动。血液的运行与五脏功能密切相关，其中心的搏动泵血作用最为重要。而心脏的搏动，主要依赖心气的推动和调控作用。如心脏搏动有力，称之为"心气充沛"，故心气充沛，心脏搏动有力，频率适中，节律一致，血液才能正常地输布全身，发挥其濡养作用。若心气不足，心脏搏动无力；或心阴不足，心脏搏动过快而无力；或心阳不足，心脏搏动迟缓而无力，均可导致血液运行失常。

心主血的另一作用是心有生血的作用，即所谓"奉心化赤"。主要指饮食水谷经脾胃之气的运化，化为水谷之精，水谷之精再化为营气和津液，营气和津液入脉，经心火（即心阳）的作用，化为赤色而成血液，即《素问·经脉别论》所谓"浊气归心，淫精于脉"。可见，心有总司一身血液的运行及生成的作用。若心火虚衰，可致血液化生障碍。

2）主脉：是指心气推动和调控心脏的搏动和脉管的舒缩，使脉道通利、血流通畅。心与脉直接相连，形成一个密闭循环的管道系统。心气充沛，心脏有规律的搏动，脉管有规律的舒缩，血液则被输送到各脏腑形体官窍，发挥濡养作用，以维持人体正常的生命活动。

（2）心主神志：心主神志，又称心藏神或心主神明。是指心有统帅全身脏腑、经络、形体、官窍的生理活动和主司精神、意识、思维、情志等心理活动的功能。如《素问·灵兰秘典论》所说："心者，君主之官也，神明出焉。"

2. 与形、窍、志、液、时的关系　心与形、窍、志、液、时的关系主要表现为：在体合脉，其华在面，在窍为舌，在志为喜，在液为汗。

（1）在体合脉，其华在面：心在体合脉，是指全身的血脉统属于心，由心主司。其华在面，是指心脏精气的盛衰，可从面部的色泽表现出来。"有诸内，必形诸外"，内在脏腑精气的盛衰及其功能的强弱，可显露于外在相应的体表组织器官。

（2）在窍为舌：心在窍为舌，又称心开窍于舌，是指心之精气盛衰及其功能常变可从舌的变化得以反映。因而观察舌的变化可以了解心的主血脉及藏神功能是否正常。

（3）在志为喜：心在志为喜，是指心的生理功能与喜志有关。《素问·阴阳应象大论》说："在脏为心，在志为喜。"喜，一般来说属于对外界刺激产生的良性反应。喜乐愉悦有益于心主血脉的功能，所以《素问·举痛论》说："喜则气和志达，营卫通利"。但喜乐过度则可使合神受伤，如《灵枢·本神》说："喜乐者，神惮散而不藏。"从心主神志的功能状况来分析，又有太过与不及的变化。

（4）在液为汗：汗是五液之一，是津液通过阳气的蒸化后，经汗孔排于体表的液体，如《素问·阴阳别论》说："阳加于阴谓之汗"。心在液为汗，是指心精、心血为汗液化生之源，《素问·五脏生成》有："五脏化液，心为汗"之说。

（5）与夏气相通应：五脏和自然界的四时阴阳相通应。心与夏气相通应，是因为自然界在夏季以炎热为主，在人体则心为火脏而阳气最盛，同气相求，故夏季与心相应。人体的阳气随着自然界阴阳之升降而发生周期性变化。夏季则人体阳气隆盛，生机最旺。从五脏来说，心为阳中之阳，属火，故心之阳气在夏季最旺盛。一般说来，心脏疾患，特别是心阳虚衰的患者，其病情往往在夏季缓解，其自觉症状也有所减轻。而阴虚阳盛之体的心脏病和情志病，在夏季又往往加重。即《素问·阴阳应象大论》所说的"阳胜则身热……能冬不能夏"。从预防角度来看，中医养神理论重视根据时令来调摄身心，在夏三月应当"夜卧早起，无厌于日"，尽量延长户外活动时间，使人的身心符合阳气隆盛状态，这样可使心的功能达到最大限度的扩展，发挥生命的潜能。

（二）肺

肺位于胸腔，左右各一，覆盖于心之上。其主要生理功能是主气司呼吸，主宣发肃降，主行水，朝百脉，主治节。肺在五脏六腑中位置最高，覆盖诸脏，故有"华盖"之称。肺叶娇嫩，不耐寒热燥湿诸邪之侵；肺又上通鼻窍，外合皮毛，与自然界息息相通，易受外邪侵袭，故有"娇脏"之称。肺在体合皮，其华在毛，在窍为鼻，在志为悲（忧），在液为涕。手太阴肺经与手阳明大肠经相互属络于肺与大肠，相为表里。肺在五行中属金，为阳中之阴，与自然界秋气相通应。

1. 主要生理功能　肺的主要生理功能表现在肺主气司呼吸、主宣发肃降、主行水、朝百脉、主治节等方面。

（1）肺主气司呼吸：肺主气司呼吸包括肺主呼吸之气和肺主一身之气。气是人体赖以维持生命活动的最基本物质，人身之气均由肺所主。所以《素问·五脏生成》说："诸气者，皆属于肺"。肺主呼吸之气：机体同外界环境进行气体交换的过程称之为呼吸。肺主呼吸之气，又称肺"司呼吸"，是指肺通过呼吸运动，吸入自然界的清气，呼出体内的浊气，实现体内外气体交换的功能。肺为人体主司呼吸运动的器官，具有呼吸的功能，为人体内外气体交换的场所。《素问·阴阳应象大论》说："天气通于肺。"肺通过气道、喉咙和鼻直接与自然界大气相通。通过吸气运动吸入自然界的清气，通过呼气运动呼出体内代谢后的浊气，实现了体内外气体的交换。通过不断地呼浊吸清、吐故纳新，促进了人体气的生成，调节着气的升降出入运动，从而保证了人体新陈代谢的正常运行。此外，人体内血液的运行、津液的输布和排泄均有赖于肺呼吸运动的均匀和调，才能维持其正常的生理状态。所以，肺主呼吸之气的功能正常，是维持人体生命活动的重要保证。肺主一身之气：是指肺有主司一身之气的生成和运行的作用。故《素问·六节藏象》说:"肺者,气之本"。即肺通过呼吸作用而参与气的生成和调节全身气机。

(2) 肺主宣发肃降:所谓宣发,即宣通发散之意;所谓肃降,即清肃下降之意。肺本清虚之体,其用宣降。肺位居上,其气既宣又降,但以清肃下降为主,为其常。宣发与肃降是肺气升降出入运动的具体表现形式。肺气必须在清虚宣降的情况下,才能维持其主气、司呼吸、助心行血、通调水道等正常的生理功能。

(3) 肺主行水:又称肺主通调水道,是指肺具有疏通和调节水液运行的通道,从而推动水液的输布和排泄的作用。由于肺为华盖,居位最高,参与调节体内水液代谢,所以《血证论·肿胀》说"肺为水之上源"。体内的水液代谢是由肺、脾、肾,以及小肠、大肠、膀胱等脏腑共同来完成的。而肺主行水的功能是通过肺气的宣发和肃降作用来实现的。肺气的宣发,一方面使水液向上向外布散到全身,外达皮毛,若"雾露之溉"以充养润泽和护卫各种组织器官;另一方面使一部分被机体代谢利用后的废水和剩余的水液,通过呼吸以水汽的形式,通过皮肤汗孔以蒸发和排汗的形式排出体外。肺气的肃降,一方面使水液向下向内输布以充养和滋润体内的脏腑组织器官;另一方面使大部分代谢后的水液不断地下输于肾,经肾和膀胱的气化作用,生成尿液而排出体外。

(4) 肺朝百脉:朝,有朝向,聚会之意;百脉,泛指众多血脉。肺朝百脉是指肺与百脉相通,全身的血液通过这些血脉流注、汇聚于肺,通过肺的呼吸,进行体内外清浊之气的交换后,将富含清气的血液不断输送至全身的作用。

(5) 肺主治节:治节,即治理调节之意。肺主治节是指肺辅助心脏治理和调节全身气、血、津液及各脏腑组织生理功能活动的作用。心为君主,肺为相傅。人体各脏腑组织按一定规律进行正常的生命活动而协调统一,除由心所主宰,还必须依赖肺助心来治理调节,所以称肺为"相傅之官"。

2. 与形、窍、志、液、时的关系

(1) 在体合皮,其华在毛:皮毛,包括皮肤、汗孔、毫毛等组织,是一身之表。它们依赖于卫气和津液的温养和润泽,具有防御外邪、调节津液代谢、调节体温和辅助呼吸的作用。肺与皮毛相合,是指肺与皮毛的相互为用关系。

(2) 在窍为鼻:鼻为呼吸之气出入的通道,与肺直接相连,所以称鼻为肺之窍。鼻为呼吸道之最上端,通过肺系(喉咙、气管等)与肺相连,具有主通气和主嗅觉的功能。鼻的通气和嗅觉功能,都必须依赖肺气的宣发作用。肺气宣畅,则鼻窍通利、呼吸平稳、嗅觉灵敏;肺失宣发,则鼻塞不通、呼吸不利、嗅觉亦差。故曰:"鼻者,肺之官也"(《灵枢·五阅五使》)。

(3) 在志为忧(悲):关于肺之志,《内经》有二说:一说肺之志为悲;一说肺之志为忧。但在论及五志相胜时则说"悲胜怒"。悲和忧虽然略有不同,但其对人体生理活动的影响是大致相同的,因而忧和悲同属肺志。悲忧皆为人体正常的情绪变化或情感反映,由肺精、肺气所化生,是肺精、肺气生理功能的表现形式。过度悲哀或过度忧伤,则属不良的情志变化,对人体的影响主要是损伤肺精、肺气,或导致肺气的宣降运动失调。

(4) 在液为涕:涕,即鼻涕,为鼻黏膜的分泌液,有润泽鼻窍的作用。鼻涕由肺精所化,由肺气的宣发作用布散于鼻窍,故《素问·宣明五气》说:"五脏化液……肺为涕"。肺精、肺气的作用是否正常,亦能从涕的变化中得以反映。如肺精、肺气充足,则鼻涕润泽鼻窍而不外流。若寒邪袭肺,肺气失宣,肺之精津被寒邪所凝而不化,则鼻流清涕;肺热壅盛,则可见喘咳上气,流涕黄浊;若燥邪犯肺,则又可见鼻干而痛。

(5) 与秋气相通应:五脏与自然界四时阴阳相通应,肺主秋。肺与秋同属于五行之金。时令至秋,暑去而凉生,草木皆凋。人体肺脏主清肃下行,为阳中之阴,同气相求,故与秋气相应。秋季之肃杀,是对夏气生长太过的削减;肺气之肃降,是对心火上炎太过的制约。肺与秋气相通,故肺金之应秋而旺,肺的制约和收敛功能强盛。时至秋日,人体气血运行也随"秋收"之气而衰落,逐渐向"冬藏"过渡。故养生家强调,人气亦当顺应秋气而渐收。

(三) 脾

脾在五脏中是一个极其重要的内脏,由于其主要生理功能是主运化、主生血和统血、主升。脾胃同居中焦,是人体对饮食物进行消化、吸收并输布其精微的主要脏器。人出生之后,生命活动的继续和精气血津液的化生和充实,均赖于脾胃运化的水谷精微,故称脾胃为"后天之本"。脾气的运动特点是主升举。脾为太阴湿土,又主运化水液,故喜燥恶湿。脾在体合肌肉而主四肢,在窍为口,其华在唇,在志为思,在液为涎。足太阴脾经与足阳明胃经相互属络于脾与胃,相为表里。脾在五行属土,为阴中之至阴,与长夏之气相通应,旺于四时。

1. 主要生理功能

(1) 脾主运化:运,即转运、输送;化,即消化、吸收。脾主运化是指脾具有将水谷化为精微,并将精微物质吸收转输至全身各脏腑组织的作用。脾的运化功能主要依赖于脾气的气化和升清,以及脾阳的温煦作用。脾主运化包括运化水谷和运化水液两个方面。

(2) 脾主生血和统血:脾主生血,指脾具有生血的功能。统是统摄、控制的意思。脾主统血,是指脾具有统摄血液,控制其在脉内运行而防止逸于脉外的作用。明代薛己《薛氏医案》明确提出:"心主血,肝藏血,脾能统摄于血。"清代沈明宗《张仲景金匮要略》也说:"五脏六腑之血,全赖脾气统摄。"

(3) 脾主升:升,即上升和升举之意,脾气主升,是指脾气的运动特点,以上升为主,具体表现为升清和升举内脏两方面的生理作用。

2. 与形、窍、志、液、时的关系

(1) 在体合肉,主四肢:脾在体合肉,是指脾气的运化功能与肌肉的壮实及其功能发挥之间有着密切的联系,如《素问·痿论》说:"脾主身之肌肉。"全身的肌肉,都有赖于脾胃运化的水谷精微及津液的营养滋润,才能壮实丰满,并发挥其收缩运动的功能,正如张志聪注释《素问·五藏生成》所说:"脾主运化水谷之精,以生养肌肉,故主肉。"

(2) 在窍为口,其华在唇:脾开窍于口,是指人的食欲、口味与脾的运化功能密切相关。口腔在消化道的最上端,主接纳和咀嚼食物。食物经咀嚼后,便于胃的受纳和腐熟。脾的经脉"连舌本,散舌下",舌又主司味觉,所以,食欲和口味都可反映脾的运化功能是否正常。

(3) 在志为思:脾在志为思,是指脾的生理功能与思志相关。思即思虑,属人体的情志活动或心理活动的一种形式,与思维、思考等概念有别。思虽为脾志,但与心神有关,故有"思出于心,而脾应之"之说。

(4) 在液为涎:涎为口津,即唾液中较清稀的部分,由脾精、脾气化生并转输布散,故说"脾在液为涎"。涎具有保护口腔黏膜,润泽口腔的作用,在进食时分泌旺盛,以助谷食的咀嚼和消化,故有"涎出于脾而溢于胃"之说。

(5) 与长夏之气相通应:脾与四时之外的"长夏"(夏至到处暑)相通应。长夏之季,气候炎热,雨水较多,天阳下迫,地气上腾,湿为热蒸,酝酿生化,万物华实,合于土生万物之象,而人体的脾主运化,化生精气血津液,以奉生身,类于"土爱稼穑"之理,故脾与长夏,同气相求而相通应。

(四) 肝

肝位于腹腔,横膈之下,右胁之内。肝的主要生理功能是主疏泄和主藏血。《临证指南医案·肝风》有肝"体阴而用阳"之说。肝的生理特性是主升主动,喜条达而恶抑郁,故称之为"刚脏"。《素问·灵兰秘典》说:"肝者,将军之官,谋虑出焉。"肝在体合筋,其华在爪,在窍为目,在志为怒,在液为泪。胆附于肝,足厥阴肝经与足少阳胆经相互属络于肝与胆,相为表里。肝在五行属木,为阴中之阳,与自然界春气相通应。

1. 主要生理功能

(1) 肝主疏泄:疏,即疏通;泄,即发泄、升发。肝主疏泄,是指肝气具有疏通、畅达全身气机,进而促进精血津液的运行输布、脾胃之气的升降、胆汁的分泌排泄以及情志的舒畅等作用。

(2) 肝主藏血:肝主藏血是指肝具有贮藏血液、防止出血和调节血量的作用。贮藏血液:肝脏是人体贮藏血液的主要器官,在正常情况下,人体的血液绝大部分是运行不息的,但还有一定量的血液由肝加以贮藏。肝内贮藏一定量的血液,对肝脏本身和全身均有重要的生理作用。防止出血:肝主凝血以防止出血。气有固摄血液之能,肝气充足,则能固摄肝血而不致出血;又因阴气主凝,肝阴充足,肝阳被涵,阴阳协调,则能发挥凝血功能而防止出血。调节血量:是指肝藏血能根据机体各部分组织器官活动量变化而调节循环血量,保证正常生理活动的需要。在正常情况下,人体各部分的血量是相对恒定的,但随着机体活动量的增减、情绪的变化,以及外界气候的影响等,人体各部分的血量亦会随之改变。

2. 与形、窍、志、液、时的关系

(1) 在体合筋,其华在爪:筋,即筋膜,包括肌腱和韧带,附着于骨而聚于关节,是连接关节、肌肉,主司关节运动的组织。筋的功能依赖于肝精肝血的濡养。肝精肝血充足,筋得其养,才能运动灵活而有力,《素问·阴阳应象大论》称为"肝生筋"。爪,即爪甲,包括指甲和趾甲,乃筋之延续,所以有"爪为筋之余"之说。爪甲亦赖肝精肝血以濡养,因而肝之精血的盛衰,可以影响到爪的荣枯,而观察爪甲的荣枯,又可以测知肝脏功能正常与否。肝精肝血充足,则爪甲坚韧,红润光泽;若肝精肝血不足,则爪甲萎软而薄,枯而色夭,甚则变形、脆裂。

(2) 在窍为目:肝开窍于目,见于《素问·金匮真言论》说:"东方青色,入通于肝,开窍于目,藏精于肝。"目为视觉器官,具有视物功能,故又称"精明"。目之所以具有视物功能,依赖肝精肝血之濡养和肝气之疏泄。肝的经脉上连目系,《灵枢·经脉》说:"肝足厥阴之脉……连目系"。

(3) 在志为怒:怒是人在情绪激动时的一种情志变化,由肝之精气所化,故说肝在志为怒。一般来说,怒志人人皆有,一定限度内的情绪发泄对维持机体的生理平衡有重要的意义,但大怒或郁怒不解,对于机体是一种不良的刺激。既可引起肝气郁结、气机不畅、精血津液运行输布障碍、痰饮瘀血及癥聚内生,又可致肝气上逆、血随气逆,发为出血或中风昏厥。

(4) 在液为泪:泪由肝精肝血所化,肝开窍于目,泪从目出。泪有濡润、保护眼睛的功能。在正常情况下,泪液的分泌,是濡润而不外溢,但在异物侵入目中时,泪液即可大量分泌,起到清洁眼目和排除异物的作用。在病理情况下,可见泪液分泌异常。

(5) 与春气相通应:肝与春气相通应,是因为春季为一年之始,阳气始生,自然界生机勃发,一派欣欣向荣的景象。而在人体之肝则主疏泄、恶抑郁而喜条达,为"阴中之少阳",故肝与春气相通应。

(五) 肾

肾位于腰部脊柱两侧,左右各一。《素问·脉要精微论》说:"腰者,肾之府。"肾的主要生理功能是:主藏精,主水,主纳气。由于肾藏先天之精,主生殖,肾精为人体生命之本,故称肾为"先天之本"。肾精化肾气,肾气分阴阳,肾阴与肾阳能资助、促进、协调全身脏腑之阴阳,故肾又称为"五脏阴阳之本"。肾藏精,主蛰,又称为封藏之本。肾在体合骨,生髓,通脑,其华在发,在窍为耳及二阴,在志为恐,在液为唾。足少阴肾经与足太阳膀胱经相互属络于肾与膀胱,相为表里。肾在五行属水,为阴中之阴,与自然界冬气相通应。

1. 主要生理功能

(1) 肾藏精:是指肾具有封藏和贮存人体之精气的作用。《素问·六节藏象论》说:"肾者,主蛰,封藏之本,精之处也。"精的含义有广义和狭义之分。广义之精,泛指构成人体和维持人体生长发育、生殖和脏腑功能活动的精微物质的统称,是生命之源,故《素问·金匮真言论》说:"夫精者,身之本也。"它包括禀受于父母的生命物质即先天之精,后天获得的水谷之精即后天之精,以及气、血、津液等。狭义之精,是禀受于父母而贮藏于肾的具有生殖繁衍作用的精微物质,又称生殖之精。

(2) 肾主水:是指肾具有主持和调节水液代谢的作用。《素问·逆调论》说:"肾者水藏,主津液。"故肾又有"水脏"之称。水液的输布和排泄是一个十分复杂的生理过程。肾气对于水液代谢的主司和调节作用,主要体现在以下两方面:促进脏腑的水液代谢:肾气及肾阴、肾阳对水液代谢过程中各脏腑之气的功能,尤其是脾肺之气的运化和输布水液的功能,具有促进和调节作用。生尿和排尿作用:尿的生成和排泄是水液代谢的一个重要环节。水液代谢过程中,各脏腑形体官窍代谢后产生的浊液,通过三焦水道下输于肾或膀胱,在肾气的蒸化作用下,分为清浊两部分。清者回吸收,由脾气的转输作用通过三焦水道上腾于肺,重新参与水液代谢;浊者则化为尿液,在肾与膀胱之气的推动作用下排出体外。

(3) 肾主纳气:纳,即受纳、固摄之意。肾主纳气,是指肾气有摄纳肺所吸入的自然界清气,保持吸气的深度,以防止呼吸表浅的作用。人体的呼吸功能,由肺所主,其中呼气主要依赖肺气的宣发作用,吸气主要依赖肺气的肃降作用。但吸入的清气,由肺气的肃降作用下达于肾,必须再经肾气的摄纳潜藏,使其维持一定的深度,以利于气体的交换。

2. 与形、窍、志、液、冬气的关系

(1) 在体合骨,生髓,其华在发:《素问·阴阳应象大论》说:"肾生骨髓。"《素问·痿论》说："肾主身之骨髓。"肾主骨生髓的生理功能，实际上是肾精及肾气促进机体生长发育功能的具体体现。肾藏精，精生髓，髓居于骨中称骨髓；骨的生长发育，有赖于骨髓的充盈及其所提供的营养。髓分骨髓、脊髓和脑髓，皆由肾精化生。肾精的盛衰，不仅影响骨骼的发育，而且也影响脊髓及脑髓的充盈。发的生长，赖血以养，故称"发为血之余"，但发的生机根源于肾。肾藏精，精化血，精血旺盛，则毛发粗壮而润泽，故《素问·六节藏象论》说："肾……其华在发。"

(2) 在窍为耳及二阴：耳是听觉器官，耳的听觉功能灵敏与否，与肾精、肾气的盛衰密切相关。故《灵枢·脉度》说："肾气通于耳，肾和则耳能闻五音矣。"因此，只有肾精及肾气充盈，髓海得养，才能听觉灵敏，分辨力高；反之，若肾精及肾气虚衰，则髓海失养，出现听力减退，或见耳鸣，甚则耳聋。二阴，指前阴和后阴。前阴是指排尿和生殖的器官；后阴是指排泄粪便的通道。二阴主司二便。尿液的贮藏和排泄虽在膀胱，但尿液的生成及排泄必须依赖于肾气的蒸化和固摄作用的协调。肾气之蒸化及固摄作用失常，则可见尿频、遗尿、尿失禁、尿少或尿闭等小便异常的病证。粪便的排泄，本属大肠的传化糟粕功能，但亦与肾气的推动和固摄作用有关。若肾气不足，则推动无力而致气虚便秘，或固摄无权而致大便失禁，久泻滑脱。

(3) 在志为恐：恐，是一种恐惧、害怕的情志活动，与肾的关系密切。《素问·阴阳应象大论》说："在脏为肾……在志为恐。"由于肾藏精而位居下焦，肾精化生的肾气，必须通过中上二焦，才能布散全身。恐使精气却而不上行，反而令气下走，使肾气不得正常地布散，所以说"恐伤肾"，"恐则气下"。

(4) 在液为唾：唾，是液中较稠厚的部分，多出于舌下，有润泽口腔、滋润食物及滋养肾精的功能。唾由肾精化生，经肾气的推动作用，沿足少阴肾经，从肾向上经过肝、膈、肺、气管，直达舌下之金津、玉液二穴，分泌而出。故《素问·宣明五气》说："五脏化液……肾为唾。"由于唾源于肾精，若咽而不吐，则能回滋肾精；若多唾久唾，则能耗伤肾精。

(5) 与冬气相通应：五脏与自然界四时阴阳相通应，肾主冬。冬季是一年中气候最寒冷的季节，一派霜雪严凝，冰凌凛冽之象。自然界的物类，则静谧闭藏以度冬时。人体中肾为水脏，有润下之性，藏精而为封藏之本。同气相求，故以肾应冬。《素问·诊要经终论》说："十一月十二月，冰复，地气合，人气在肾。"

二、六腑

六腑，即胆、胃、大肠、小肠、三焦、膀胱的总称。腑，府也，府有库府之义，是藏物之所。如《说文》说："府，文书藏也。"《玉篇》说："府，本也，聚也，书也，取也，藏货也。"六腑共同的生理功能是受盛和传化水谷，故《灵枢·肠胃》有"六府传谷"之说。饮食物入口，通过食管入胃，经胃的受纳腐熟，下传于小肠，经小肠的受盛化物、泌别清浊，其清者(精微、津液)由脾吸收，转输于肺而布散全身，以供给脏腑经络生理活动的需要；其浊者(糟粕)下达于大肠，经大肠的传导，形成粪便排出体外；多余的水液则经肾的气化形成尿液，渗入膀胱，排出体外。饮食物在消化吸收排泄过程中，胆所贮藏的胆汁不断地注入小肠，促进饮食物的消化和吸收。三焦是津液输布运行的通道，津液经三焦而分布全身，发挥其滋润和濡养作用。

（一）胆

胆居六腑之首，又为奇恒之腑。胆与肝相连，附于肝之短叶间。胆属阳属木，与肝相表里，肝为脏属阴木，胆为腑属阳木。胆的主要生理功能是贮藏和排泄胆汁，主决断。其生理特性是主畅达舒展、主勇怯、性喜宁谧。

（1）贮藏和排泄胆汁：胆汁来源于肝脏，是肝之余气演化而成，如《东医宝鉴》说："肝之余气，泄于胆，聚而成精。"即是指胆汁的生化来源而言。胆汁形成以后，进入胆腑，由胆腑浓缩并加以贮藏。贮藏于胆腑的胆汁在肝的疏泄作用下，使之排泄，注入肠中，以促进饮食水谷的消化和吸收，是脾胃运化功能得以正常进行的重要条件。

（2）胆主决断：《素问·灵兰秘典论》说："胆者，中正之官，决断出焉。"所谓中正，即处事不偏不倚，刚正无私之意。由于肝胆相表里，肝为将军之官而主谋虑，但要作出决断，还要取决于胆。故《素问·奇病论》说："夫肝者，中之将也，取决于胆……此人者，数谋虑而不决，故胆虚气上逆。"胆主决断，是指胆在精神意识思维活动过程中，具有判断事物、作出决定的作用。胆的这一功能对于防御和消除某些精神刺激的不良影响，以维持和控制气血的正常运行，确保脏腑之间的协调关系有着重要作用。

（二）胃

胃是机体对饮食物进行消化吸收的重要脏器，胃的主要生理功能是主受纳与腐熟水谷，故有"太仓"、"水谷之海"之称。其生理特性是以降为和、喜润恶燥。胃与脾同居中焦，"以膜相连"，足阳明胃经与足太阴脾经相互属络，构成表里关系。在五行中属土，胃为阳明燥土，属阳；脾为太阴湿土，属阴。

胃的主要生理功能是胃主受纳、腐熟水谷；胃主通降。

（1）胃主受纳，腐熟水谷：受纳，是接受和容纳的意思。腐熟，是饮食物经过胃的初步消化，形成食糜的意思。饮食入口经过食管，容纳于胃，故称胃为"太仓"、"水谷之海"。如《灵枢·平人绝谷》说："胃……受水谷三斗五升，其中之谷常留二斗，水一斗五升而满。上焦泄气，出其精微，慓悍滑疾，下焦下溉诸肠。"指出胃中能受纳水谷，并且是上焦、下焦能够得到精气滋养的唯一来源。胃中受纳的水谷，在胃气的作用下，进行腐熟，变为食糜，这就是胃的初步消化。

（2）胃主通降：主要是指胃气有使食糜下入小肠、大肠和排泄糟粕的功能而言。胃为"水谷之海"，饮食物进入胃后，经过胃的腐熟，必须下行而入小肠，以便进一步消化吸收。《素问·五藏别论》所说的"水谷入胃，则胃实而肠虚，食下则肠实而胃虚"的过程，即是由胃气的通降作用所致。胃气只有在虚实交替中才对饮食物进行消磨和受纳，故有"胃气降则诸阳皆降"之说。因此，任何原因造成的胃气上逆、满而不通等病证，皆属胃气不降所致。

（三）小肠

小肠，包括十二指肠、空肠和回肠。它是机体对饮食物进行消化、吸收，并输布其精微、下传其糟粕的重要脏器。小肠的主要生理功能是主受盛化物和泌别清浊；主要生理特性是升清降浊。

（1）主受盛化物：受盛，即接受，以器盛物之意；化物，即变化、消化、化生之意。小肠的受盛化物功能主要表现在以下两个方面：一是指小肠接受由胃腑下传而来的初步消化的食物,起到了容器的作用,即受盛作用;二是指经胃初步消化了的食物,在小肠内必须停留一定的时间,由小肠对其进一步消化,将饮食水谷化为精微和糟粕两部分,即化物作用。小肠受盛功能失调,则气机阻滞,表现为腹部疼痛;若小肠的化物功能失常,可以导致消化吸收功能障碍,表现为腹胀、腹泻、便溏等。

(2)泌别清浊:泌,即分泌;别,即分别;清,是指水谷精微;浊,是指食物中的糟粕。所谓泌别清浊,是指小肠在把经胃初步消化的饮食物进一步消化的同时,随之进行的分清别浊的功能。分清,就是将经过小肠化物功能化生的水谷精微加以吸收,再通过脾的升清和散精作用上输于心肺,输布全身;别浊,则是将食物中的糟粕通过阑门传送到大肠,形成粪便,经肛门排出体外。小肠在吸收水谷精微的同时,还吸收了大量多余的水液,多余的水液经肾脏的气化作用渗入膀胱,形成尿液,由尿道排出体外。由于小肠在泌别清浊过程中,参与了人体的水液代谢,故有"小肠主液"之说。

(四)大肠

大肠,包括结肠和直肠,是对食物残渣中的水液进行吸收,形成粪便并有序排出的脏器。大肠的主要生理功能是传化糟粕,并吸收部分水液;主要生理特性是通降下行。

(1)主传化糟粕:大肠接受经过小肠泌别清浊后所剩下的食物残渣,再吸收其中多余的水液,形成粪便,传送至大肠末端,经肛门而排出体外,故大肠有"传导之官"之称。如《素问·灵兰秘典论》说:"大肠者,传导之官,变化出焉。"传导,即接上传下之意;"变化出焉",即指将糟粕变化成为粪便排出体外。

(2)大肠主津:大肠接受经过小肠泌别清浊作用后所剩余的食物残渣和剩余的水分。将其中的部分水液再吸收,使食物残渣形成粪便而排出体外,即所谓大肠的燥化作用。大肠吸收水分,参与调节体内水液代谢的功能,称为"大肠主津"。大肠主津功能失常,则剩余水液不能吸收,水与糟粕俱下,出现肠鸣、腹痛、泄泻等症;若大肠实热,消烁津液或大肠津亏,肠道失润,又会导致大便秘结不通。

(五)膀胱

膀胱是贮存和排泄尿液的器官。

(1)贮存尿液:人体的津液通过肺、脾、肾等脏的作用,布散全身,发挥其滋养濡润机体的作用。其代谢后的部分则下归于肾,经肾的气化作用,升清降浊。清者回流体内,浊者下输于膀胱,变成尿液,由膀胱加以贮存。

(2)排泄尿液:尿液贮存于膀胱,当膀胱内的尿液达到一定量的时候,通过肾的气化作用,使膀胱开合有度,则尿液可以及时地从溺窍排出体外。

(六)三焦

三焦是上焦、中焦、下焦的合称。三焦作为六腑之一,有其特定的生理功能,诸如通行元气、运行水液等。

(1)通行元气:元气,是人体最根本最重要的气,属先天之气,是人体生命活动的原动力。元气由肾精所化,通过三焦而布达于周身,以激发、推动各个脏腑组织器官的功能活动。三焦通行元气的功能关系到整个人体之气的升降出入运动和气化的进行,宗气以三焦为通路而下行,归肾以资助元气,脏腑之气的升降运行,如心肺之气下降、肝肾之气上升、脾气上升、胃气下降,也是以三焦为通路的。

(2) 运行水液：三焦是人体水液升降出入的通道。全身的津液代谢，是由肺、脾、肾、膀胱等多个脏腑的协同作用而完成的，但必须以三焦为水道，才能正常地升降出入。因此，三焦的功能正常，则水道通调，津液代谢方能维持正常。若三焦不利，气机阻塞，则津液代谢障碍，而肺、脾、肾等脏输布调节水液的功能也难以实现其应有的生理效应，因而常可致水湿之邪泛滥，可形成小便不利、水肿等病症。

三、奇恒之腑

脑、髓、骨、脉、胆、女子胞，总称为奇恒之腑。它们在形态上多属中空有腔而与腑相似，在功能上则"藏精气而不泻"与脏相类，既区别于脏又不同于腑，故《内经》称它们为"奇恒之腑"。如《素问·五脏别论》说："脑、髓、骨、脉、胆、女子胞，此六者，地气之所生也，皆藏于阴而象于地，故藏而不泻，名曰奇恒之腑。"奇恒之腑中除胆为六腑之外，其余者皆无表里配合，亦无五行之配属，这是奇恒之腑不同于五脏六腑的又一特点。

（一）脑

脑，又名髓海，深藏于头部，居颅腔之中，其外为头面，内为脑髓，是精髓和神明汇集发出之处，又称为"元神之府"。

脑的主要生理功能有主宰生命活动、主精神意识和主感觉运动。

(1) 主宰生命活动："脑为元神之府"（《本草纲目》），是生命的枢机，主宰人体的生命活动。元神来自先天，由先天之精化生，先天元气充养，称为先天之神。

(2) 主精神意识：人的精神活动，包括思维意识和情志活动等，都是客观外界事物反映于脑的结果。思维意识是精神活动的高级形式，是"任物"的结果。《灵枢·本神》说："所以任物者谓之心。"心是思维的主要器官。脑为髓海，也主人的思维意识和记忆。如《类证治裁·卷三》说："脑为元神之府，精髓之海，实记忆所凭也。"

(3) 主感觉运动：眼、耳、口、鼻、舌等五脏外窍，皆位于头面，与脑相通。人的视、听、言、动等，皆与脑有密切关系。

（二）女子胞

(1) 主持月经：月经，又称月信、月事、月水，是女子生殖器官发育成熟后周期性子宫出血的生理现象。如《血证论·男女异同论》说："女子胞中之血，每月换 1 次，除旧生新。"约到 49 岁，天癸竭绝，月经闭止。月经的产生，是脏腑经脉气血及天癸作用于胞宫的结果。胞宫的功能正常与否直接影响月经的来潮，所以胞宫有主持月经的作用。

(2) 孕育胎儿：胞宫是女性孕育胎儿的器官。女子在发育成熟后，月经应时来潮，经后便要排卵，因而有受孕生殖的能力。此时，两性交媾，两精相合，就构成了胎孕。

四、脏腑之间的关系

（一）脏与脏之间的关系

中医学认为人体的生理活动以五脏为中心，因此脏与脏之间的关系在脏腑之间的关系中就显得尤为重要。生理上，古代医家以五行的生克制化理论来说明脏与脏之间存在着相互资生和相互制约的关系，而这种既相互资生又相互制约的关系是维持五脏之间生理功能平衡协调的重要保证。如《素问·阴阳应象大论》说："肝生筋，筋生心……心生血,血生脾……脾生肉,肉生肺……肺生皮毛,皮毛生肾……肾生骨髓,髓生肝。"不但说明了脏与脏之间存在着相互资生的关系,同时也论述了五脏与体表组织的内在联系。在病理上,以五行的乘侮和母子相及规律来说明五脏在病理上的相互影响。但是,五脏有各自的生理功能和特定的病理变化,五脏之间的关系,不能只局限于五行的生克乘侮范围,更应注重五脏生理功能之间的相互制约、相互依存、相互滋生、相互协调等方面。

(二) 腑与腑之间的关系

胆、胃、大肠、小肠、三焦、膀胱六腑的生理功能虽各不相同,但它们都是传化水谷、输布津液的器官,即《灵枢·本藏》所说:"六腑者,所以化水谷而行津液者也。"它们在生理功能上相互协调、相互为用共同完成饮食物的消化、吸收和排泄。在病理上则相互影响,一腑有病继则累及他腑功能失常。在生理上,六腑之间既分工又合作共同完成饮食物的消化、吸收和排泄,以及津液的生成、输布和排泄等一系列复杂的生理过程。

六腑病变,多表现为传化不通,故在治疗上又有"六腑以通为补"之说。这里所谓"补",不是用补益药物补脏腑之虚,而是指用通泄药物使六腑以通为顺。这对腑病而言,堪称为"补"。当然,并非所有腑病均用通泄药物治疗,只有六腑传化功能发生阻滞而表现为实证时,方能"以通为补"。否则,如胃阴不足、膀胱失约等证,治疗又当补虚扶正为主。

(三) 脏与腑之间的关系

脏与腑之间的关系主要表现为脏腑阴阳表里配合关系。脏属阴而腑属阳,阴主里而阳主表,一脏一腑,一阴一阳,一表一里,相互配合,组成心与小肠、肺与大肠、脾与胃、肝与胆、肾与膀胱等脏腑表里关系("心包与三焦"从略),体现了阴阳、表里相应的"脏腑相合"关系。

一脏一腑构成表里配合关系的理论依据主要有四:一是经脉的相互络属,即属脏的经脉属于本脏而络于其所合之腑;属腑的经脉属于本腑而络于其所合之脏,如手太阴肺经属肺络大肠,手阳明大肠经属大肠络肺,手少阴心经属心络小肠,手太阳小肠经属小肠络心等,以此类推。二是结构上相近或相连,如胆附于肝叶之间,脾与胃以膜相连,肾与膀胱有"系"相通。三是生理上的相互配合,六腑传化水谷的功能,受五脏之气的支持和调节才能完成,如胃的纳谷腐熟需脾气运化的推动,膀胱贮尿排尿赖肾气的蒸化等。五脏的功能也有赖于六腑的配合,如脾气的运化水谷,又需要胃气的腐熟功能的支持,肝气的疏通条达,需要胆气排泄胆汁的配合等。四是病理上的相互影响,如肺热壅盛,失于肃降,可致大肠传导失职而大便秘结,反之亦然;心火可移热于小肠等。因此,在治疗上,相应地就有脏病治腑、腑病治脏、脏腑同治诸法。可见脏腑相合理论,对指导临床有着重要的意义。

(四) 五脏与奇恒之腑之间的关系

五脏与奇恒之腑具有类似的生理特点,即"藏精气而不泻"。奇恒之腑虽大多没有自身所属的经脉(胆为六腑之一,除外),但与奇经八脉有较多的联系,而五脏及其所属经脉与奇经八脉之间也有密切的联系,因而五脏与奇恒之腑之间在生理上存在着相互资助、相互为用的关系,在病理上也相互影响。

第五节 气、血、精、津液

气、血、精、津液,是构成人体和维持人体生命活动的基本物质。气,是人体内活力很强、运行不息、无形可见的极细微物质;血,是红色的液态物质;精,泛指人体内一切有用的精微物质;津液,是人体内的正常水液的总称。气、血、精、津液,既是脏腑经络等组织器官生理活动的产物,又是脏腑经络等组织器官生理活动的物质基础。

气、血、精、津液是人体生命活动的物质基础,其运动变化也是人体生命活动的规律。其生成和代谢,有赖于脏腑经络等组织器官的生理活动,而脏腑经络等组织器官的生理活动,又必须依靠气的推动、温煦等作用,以及精、血、津液的滋养和濡润。因此,气、血、精、津液与脏腑经络等组织器官的生理和病理有着密切关系。

一、气

(一)气(人体之气)的基本概念

1. 气的哲学与医学含义　在中医学中,气是一个内涵丰富的多义概念,具有哲学和医学双重含义。在气一元论中,气作为一个哲学概念,是物质的同义词,是一个普遍而广泛的抽象的物质概念,它可以概括宇宙万物,解释自然界一切事物的存在和运动状态,但不是指某一具体事物。

气是一种至精至微的物质,是构成宇宙和天地万物的最基本元素。运动是气的根本属性,气的胜复作用即气的阴阳对立统一,是物质世界运动变化的根源。气和形及其相互转化是物质世界存在和运动的基本形式。天地万物的发生、发展和变化,皆取决于气的气化作用。

中医学将这一气学理论应用到医学方面,认为人是天地自然的产物,人体也是由气构成的,人体是一个不断发生着形气转化的升降、出入、气化作用的运动着的有机体,并以此阐述了人体内部气化运动的规律。如"天地合气,命之曰人"的"气",其意义与中国古代哲学中气的概念是一致的。而本节所讲述的气,则着重阐述气的医学含义。在此,气作为一个医学概念指人体之气,指构成人体和维持人体生命活动的最基本物质。这里的气是指人赖以生存的具体物质,但是,中国古代哲学强调气的运动性,认为气是物质与功能的统一,既是物质存在,又具有功能意义。因此,人体之气也是生命物质与生理功能的统一。哲学概念的气与医学概念的气是有区别的,它们之间是抽象与具体、共性与个性、一般与特殊的关系。

2. 气的基本概念　中医学从气是宇宙本原,是构成天地万物的最基本的元素这一哲学观点出发,认为气是构成人体的最基本物质,也是维持人体生命活动的最基本物质。生命的基本物质除气之外,尚有血、津液、精等。但血、津液和精等均是由气所化生,与气有层次的差异。"精、气、津、液、血、脉,无非气之所化也"(《类经·藏象类》)。所以说,气是构成人体和维持人体生命活动的最基本物质。

3. 气的来源

(1)先天之精气:这种精气先身而生,是生命的基本物质,禀受于父母,故称之为先天之精气。父母之精气相合,形成了胚胎。先天之精是构成生命和形体的物质基础,精化为气,先天之精化为先天之气,形成有生命的机体,所以先天之气是人体之气的重要组成部分。

(2) 后天之精气:后天之精气包括饮食物中的营养物质和存在于自然界的清气。因为这类精气是出生之后,从后天获得的,故称后天之精气。气由精化,后天之精化而为后天之气。

4. 气的生成过程　人体的气,从其本源看,是由先天之精气、水谷之精气和自然界的清气三者相结合而成的。气的生成有赖于全身各脏腑组织的综合作用,其中与肺、脾胃和肾等脏腑的关系尤为密切。

(1) 肺为气之主:肺为体内外之气交换的场所,通过肺的呼吸吸入自然界的清气,呼出体内的浊气,实现体内外之气的交换。通过不断的呼浊吸清,保证了自然界的清气源源不断地进入体内,参与了人体新陈代谢的正常进行。肺在气的生成过程中主要生成宗气。人体通过肺的呼吸运动,把自然界的清气吸入于肺,与脾所运化的水谷精气,在肺内结合而积于胸中的上气海(膻中),形成人体的宗气。

(2) 脾胃为气血生化之源:胃司受纳,脾司运化,一纳一运,生化精气。脾升胃降,纳运相得,将饮食化生为水谷精气,靠脾之转输和散精作用,把水谷精气上输于肺,再由肺通过经脉而布散全身,以营养五脏六腑、四肢百骸,维持正常的生命活动。脾胃为后天之本,在气的生成过程中,脾胃的腐熟运化功能尤为重要。

(3) 肾为生气之源:肾有贮藏精气的作用,肾的精气为生命之根,生身之本。肾所藏之精气,包括先天之精气和后天之精气。实际上,先天之精气和后天之精气在肾脏中是不能截然分开的。故曰:"先天之气在肾,是父母之所赋;后天之气在脾,是水谷所化。先天之气为气之体,体主静,故子在胞中,赖母息以养生气,则神藏而机静;后天之气为气之用,用主动,故育形之后,资水谷以奉生身,则神发而运动。天人合德,二气互用,故后天之气得先天之气,则生生而不息;先天之气得后天之气,始化化而不穷也"(《医宗金鉴·删补名医方论》)。

(二) 气的功能

气是构成人体和维持人体生命活动的最基本物质,它对于人体具有十分重要的多种生理功能。气的生理功能主要有以下几个方面。

1. 推动作用　气的推动作用,指气具有激发和推动的功能。气是活力很强的精微物质,能激发和促进人体的生长发育以及各脏腑、经络等组织器官的生理功能;能推动血液的生成、运行,以及津液的生成、输布和排泄等。

2. 温煦作用　气的温煦作用是指气有温暖作用,故曰"气主煦之"(《难经·二十二难》)。气是机体热量的来源,是体内产生热量的物质基础。其温煦作用是通过激发和推动各脏腑组织生理功能,促进机体的新陈代谢来实现的。气分阴阳,气具有温煦作用者,谓之阳气。具体言之,气的温煦作用是通过阳气的作用而表现出来的。

3. 防御作用　气的防御作用是指气护卫肌肤、抗御邪气的作用。人体气血阴阳及其功能总称谓正气。但通常与病邪相对来说,则指人体的抗病能力。中医学用气的观点解释病因和病理现象,用"正气"代表人体的抗病能力,用"邪气"标示一切致病因素,用正气不能抵御邪气的侵袭来说明疾病的产生。

4. **固摄作用** 气的固摄作用,指气对血、津液、精液等液态物质的稳固、统摄,以防止无故流失的功能。"阴阳匀平,以充其形,九候若一,命曰平人"(《素问·调经论》)。气的固摄作用具体表现为:其一,气能摄血,约束血液,使之循行于脉中,而不至于逸出脉外;其二,气能摄津,约束汗液、尿液、唾液、胃肠液等,调控其分泌量或排泄量,防止其异常丢失;其三,固摄精液,使之不会无故而频繁遗泄;其四,固摄脏腑经络之气,使之不过于耗失,以维持脏腑经络的正常功能活动。气的固摄作用实际上是通过脏腑经络的作用而实现的。

5. **营养作用** 气的营养作用,指气为机体脏腑功能活动提供营养物质的作用。具体表现在三个方面:其一,人以水谷为本,水谷精微为化生气血的主要物质基础。气血是维持全身脏腑经络功能的基本物质。因此说,水谷精气为全身提供生命活动所必需的营养物质。其二,通过卫气以温养肌肉、筋骨、皮肤、腠理。

6. **气化作用** 在中医学上,气化,一是指自然界六气的变化,二是泛指人体内气机的运行变化,即在气的作用下,脏腑的功能活动,精、气、血、津液等不同物质之间的相互化生,以及物质与功能之间的转化,包括了体内物质的新陈代谢,以及物质转化和能量转化等过程。

(三)气的运动

1. **气机的概念** 气的运动称为气机。机者有枢机、枢要、关键之意。运动是气的根本属性,气的运动是自然界一切事物发生发展变化的根源,故称气的运动为气机。气化活动是以气机升降出入运动为具体体现的。气机升降出入运动就是气的交感作用,人体是一个不断地发生着升降出入的气化作用的机体。

2. **气机的形式** 位有高下,则高者下降,下者上升;气有盈虚,则盈者溢出,虚者纳入,故有高下盈虚的阴阳对立,就必然产生气的升降出入的运动,这是事物的辩证法。"升降出入,无器不有。故器者,生化之宇。器散则分之,生化息矣。故无不出入,无不升降"(《素问·六微旨大论》)。古人以升、降、出、入四字来说明物质气的运动规律和具体表现形式。"分言之,为出入,为升降;合言之,总不外乎一气而已矣"(《吴医汇讲》)。其中,升,指气行向上;降,指气行向下;出,是气由内而外;入,是气由外而内。气的升降出入之间是互为因果,联系协调的。故曰:"无升降则无以为出入,无出入则无以为升降。升降出入,互为其枢者也"(《读医随笔·气血精神论》)。

(四)气的分类

1. **元气**

(1) 基本含义:元气又名原气。元气本为中国古代唯物主义哲学范畴,指构成天地万物的原始物质。

(2) 生成与分布:生成:元气根于肾,其组成以肾所藏的精气为主,依赖于肾中精气所化生。"命门者……原气之所系也"(《难经·三十六难》)。"命门为元气之根"(《景岳全书·传忠录》)。肾中精气,虽以先天之精为基础,又赖后天水谷精气的培育。所以李东垣说:"元气之充足,皆由脾胃之气无所伤,而后能滋养元气。若胃气之本弱,饮食自倍,则脾胃之气即伤,而元气亦不能充"(《脾胃论》)。分布:元气发于肾间(命门),通过三焦,沿经络系统和腠理间隙循行全身,内而五脏六腑,外而肌肤腠理,无处不到,以作用于机体各部分。

(3) 主要功能:元气是构成人体和维持人体生命活动的最基本物质,有推动人体的生长和发育,温煦和激发脏腑、经络等组织器官生理功能的作用,为人体生命活动的原动力。

2. 宗气

(1) 基本含义:宗气又名大气,"膻中者,大气之所在也。大气亦谓之宗气"(《靖敏说医》)。由肺吸入的清气与脾胃化生的水谷精气结合而成,其形成于肺,聚于胸中者,谓之宗气。宗气在胸中积聚之处,称作"上气海",又名膻中。因此宗气为后天之气运动输布的本始,故名曰宗气。实际上宗气是合营卫两气而成的。所以说"宗气者,营卫之所合也,出于肺,积于气海,行于气脉之中,动而以息往来者也"(《读医随笔·气血精神论》)。

(2) 生成与分布

1) 生成:宗气是由水谷精微和自然界的清气所生成。饮食物经过脾胃的受纳、腐熟化生为水谷精气,水谷精气赖脾之升清而转输于肺,与由肺从自然界吸入的清气相互结合而成。肺和脾胃在宗气的形成过程中起着重要的作用。故曰:"膻中宗气主上焦息道,恒与肺胃关通"(《医门法律》)。因此,肺的呼吸功能和脾胃之腐熟运化功能正常与否,直接影响着宗气的盛衰。

2) 分布:宗气积聚于胸中,贯注于心肺之脉。其向上出于肺,循喉咙而走息道,经肺的作用而布散于胸中上气海。向下赖肺之肃降而蓄于丹田(下气海),并注入足阳明之气街(相当于腹股沟部位)而下行于足。

(3) 主要功能:宗气的主要生理功能有3个方面。

1) 走息道而司呼吸:宗气上走息道,推动肺的呼吸,即"助肺司呼吸"。所以凡言语、声音、呼吸的强弱,均与宗气的盛衰有关。故临床上对语声低微、呼吸微弱、脉软无力之候,称肺气虚弱或宗气不足。

2) 贯心脉而行血:宗气贯注入心脉之中,帮助心脏推动血液循行,即"助心行血"。所以气血的运行与宗气盛衰有关。

3) 人体的视、听、言、动等功能与之相关:"宗气者,动气也。凡呼吸、言语、声音,以及肢体运动,筋力强弱者,宗气之功用也"(《读医随笔·气血精神论》)。

3. 营气

(1) 基本含义:营气,是血脉中具有营养作用的气。因其富于营养,故称为营气。

(2) 生成与分布

1) 生成:营气是由来自脾胃腐熟运化的水谷精气中的精粹部分和肺吸入的自然界清气相结合所化生。宗气是营卫之所合,其中运行于脉中者,即为"营气"。所以说:"营者,水谷之精气也,和调于五脏,洒陈于六腑,乃能入于脉也,故循脉上下,贯五脏络六腑也"(《素问·痹论》)。

2) 分布:营气通过十二经脉和任督二脉而循行于全身,贯五脏而络六腑。

(3) 主要功能:营气的主要生理功能包括化生血液和营养全身两个方面。

1) 化生血液:营气经肺注入脉中,成为血液的组成成分之一。"营气者,泌其津液,注之于脉,化以为血"(《灵枢·邪客》),"上注于肺脉,乃化而为血"(《灵枢·营卫生会》)。

2) 营养全身:营气循脉流注全身,为脏腑、经络等生理活动提供营养物质。营运全身上下内外,流行于中而滋养五脏六腑,布散于外而浇灌皮毛筋骨。

4. 卫气

(1) 基本含义:卫,有护卫、保卫之义。卫气是行于脉外之气。卫气与营气相对而言,属于阳,故又称"卫阳"。"盖阳气为卫,卫气者,所以温分肉,充皮毛,肥腠理,司开阖,此皆卫外而为固也"(《卫生宝鉴》)。卫气,其性慓疾滑利,活动力强,流动迅速。所以说:"卫者,水谷之悍气也"(《素问·痹论》)。

(2) 生成与分布:生成:卫气同营气一样,也是由水谷精微和自然之气所化生。所以说:"人受气于谷,谷入于胃,以传与肺,五脏六腑,皆以受气。其清者为营,浊者为卫。营在脉中,卫在脉外。营周不休,五十而复大会。阴阳相贯,如环无端"(《灵枢·营卫生会》)。分布:"卫气之行,一日一夜五十周于身,昼日行于阳二十五周,夜行于阴二十五周,周于五脏"(《灵枢·卫气行》)。

(3) 主要功能:卫气的功能主要表现在防御、温煦和调节3个方面。①护卫肌表,防御外邪入侵:卫气的这一作用是气的防御功能的具体体现,卫气既可以抵御外邪的入侵,又可驱邪外出。②温养脏腑、肌肉、皮毛:卫气的这一作用是气的温煦作用的具体体现。卫气可以保持体温,维持脏腑进行生理活动所适宜的温度条件。③调节控制肌腠的的开合、汗液的排泄:卫气的这一作用是气的固摄作用的具体体现。

二、血

(一) 血的概念

血,即血液,是循行于脉中的富有营养的红色的液态物质,是构成人体和维持人体生命活动的基本物质之一。

(二) 血的生成

1. 血液化生的物质基础

(1) 水谷精微:水谷精微是生成血液的最基本物质。故曰:"中焦受气取汁,变化而赤是谓血"(《灵枢·决气》)。"血者水谷之精气也……故虽心主血,肝藏血,亦皆统摄于脾,补脾和胃,血自生矣"(《妇人良方》)。

由于脾胃化生的水谷精微是血液生成的最基本物质,所以有脾胃为"气血生化之源"的说法。饮食营养的优劣、脾胃运化功能的强弱,直接影响着血液的化生。"盖饮食多自能生血,饮食少则血不生"(《医门法律》)。因此,长期饮食营养摄入不足,或脾胃的运化功能长期失调,均可导致血液的生成不足而形成血虚的病理变化。

(2) 营气:营气是血液的组成部分。"夫生血之气,营气也。营盛即血盛,营衰即血衰,相依为命,不可分离也"(《读医随笔·气血精神论》)。

(3) 精髓:"血即精之属也"(《景岳全书》)。"肾为水脏,主藏精而化血"(《侣山堂类辨》)。"肾藏精,精者,血之所成也"(《诸病源候论》)。由上观之,精髓也是化生血液的基本物质。

(4) 津液:"营气者,泌其津液,注之于脉,化以为血"(《灵枢·邪客》)。"中焦出气如露,上注溪谷,而渗孙脉,津液和调,变化而赤为血"(《灵枢·痈疽》)。津液可以化生为血,不断补充血液量,以使血液满盈。"津亦水谷所化,其浊者为血,清者为津,以润脏腑、肌肉、脉络,使气血得以周行通利而不滞者此也。凡气血中,不可无此,无此则槁涩不行矣"(《读医随笔·气血精神论》)。所以,血液的盈亏与津液有着密切关系。

综上所述,水谷精微、营气、精髓、津液均为生成血液的物质基础,但津液和营气都来自于饮食物经脾和胃的消化吸收而生成的水谷精微。所以就物质来源而言,水谷精微和精髓则是血液生成的主要物质基础。

2. 血液生成与脏腑的关系

(1) 心:心主血脉,一则行血以输送营养物质,使全身各脏腑获得充足的营养,维持其正常的功能活动,从而也促进血液的生成;二则水谷精微通过脾的转输升清作用,上输于心肺,在肺吐故纳新之后,复注于心脉化赤而变成新鲜血液。所以说:"血乃中焦之汁,流溢于中以为精,奉心化赤而为血"(《侣山堂类辨》)。"奉心化赤而为血",是说心也参与血液的生成。"血为心火所化,故经谓心生血,又云血属于心"(《医碥》)。

(2) 肺:肺主一身之气,参与宗气之生成和运行。气能生血,气旺则生血功能强,气虚则生血功能弱。气虚不能生血,常可导致血液衰少。肺通过主一身之气的作用,使脏腑之功能旺盛,从而促进了血液的生成。肺在血液生成中的作用,主要是通过肺朝百脉、主治节的作用而实现的。

(3) 脾:脾为后天之本,气血生化之源。脾所吸收的水谷精微是化生血液的基本物质。"血者水谷之精也。源源而来,生化于脾"(《景岳全书》)。"胃中水谷之清气,借脾之运化成血,故曰生化于脾"(《医碥》)。若中焦脾胃虚弱,不能运化水谷精微,化源不足,往往导致血虚。可见,中医学已认识到血液与营养物质的关系。

(4) 肝:肝主疏泄而藏血。肝脏是一个贮血器官,肝血充足,因精血同源,故肾亦有所藏,精有所资,精充则血足。另外,肝脏也是一个造血器官,所以《内经》云:"肝……其充在筋,以生血气"(《素问·六节藏象论》)。

(5) 肾:肾藏精,精生髓。精髓也是化生血液的基本物质。血之源头在于肾。中医不仅认识到骨髓是造血器官,肾对血液的生成有调节作用,而且也认识到肾精是通过肝脏的作用而生成血液的,所以说:"血之与气,异名同类,虽有阴阳清浊之分,总由水谷精微所化。其始也混然一区,未分清浊,得脾气之鼓运,如雾上蒸于肺而为气;气不耗,归精于肾而为精;精不泄,归精于肝而化清血"(《张氏医通》)。

综上所述,血液是以水谷精微和精髓为主要物质基础,在脾、心、肺、肝、肾等脏的共同作用下而生成的。故临床上常用补养心血、补益心脾、滋养肝血和补肾益髓等法以治血虚之候。

(三) 血的循行

1. 血液循行的方向 脉为血之府,脉管是个相对密闭、如环无端、自我衔接的管道系统。血液在脉管中运行不息,流布于全身,环周不休,以营养人体的周身、内外、上下。

2. 血液运行的机制 血液正常循行必须具备两个条件:一是脉管系统的完整性,二是全身各脏腑发挥正常生理功能,特别是与心、肺、肝、脾四脏的关系尤为密切。

(1) 心主血脉:心为血液循行的动力,脉是血液循行的通路,血在心的推动下循行于脉管之中。心脏、脉管和血液构成了一个相对独立的系统。心主血脉,心气是维持心的正常搏动,从而推动血液循行的根本动力。全身的血液,依赖心气的推动,通过经脉而输送到全身,发挥其濡养作用。心气充沛与否、心脏的搏动是否正常,在血液循环中起着十分关键的作用。

(2) 肺朝百脉:心脏的搏动是血液运行的基本动力,而血非气不运,血的运行,又依赖气的推动,并随着气的升降而运至全身。肺司呼吸而主一身之气,调节着全身的气机,辅助心脏,推动和调节血液的运行。

(3) 脾主统血:五脏六腑之血全赖脾气统摄,"血生于脾,故云脾统血"(《济阴纲目》)。脾之所以统血,与脾为气血生化之源密切相关。脾气健旺、气血旺盛,则气之固摄作用也就健全,而血液就不会逸出脉外,以致引起各种出血。

(4) 肝主藏血:肝主藏血,具有贮藏血液和调节血流量的功能。根据人体动静的不同情况,调节脉管中的血液流量,使脉中循环血液维持在一个恒定水平上。此外,肝的疏泄功能可调畅气机,一方面保障着肝本身的藏血功能,另一方面对血液通畅地循行也起着一定的作用。

(四) 血的生理功能

1. **营养滋润全身** 血的营养作用是由其组成成分所决定的。血循行于脉内,是其发挥营养作用的前提和条件。血沿脉管循行于全身,为全身各脏腑组织的功能活动提供营养。

血的濡养作用可以从面色、肌肉、皮肤、毛发等方面反映出来。表现为面色红润、肌肉丰满壮实、肌肤和毛发光滑等。当血的濡养作用减弱时,机体除脏腑功能低下外,还可见到面色不华或萎黄、肌肤干燥、肢体或肢端麻木、运动不灵活等临床表现。

2. **神志活动的物质基础** 血的这一作用是古人通过大量的临床观察而认识到的。无论何种原因形成的血虚或运行失常,均可以出现不同程度的神志方面的症状。心血虚、肝血虚,常有惊悸、失眠、多梦等神志不安的表现,失血甚者还可出现烦躁、恍惚、癫狂、昏迷等神志失常的改变。可见血液与神志活动有着密切关系。所以说"血者,神气也"(《灵枢·营卫生会》)。血液供给充足,神志活动才正常。

三、精

(一) 精的概念

中医学精气血津液学说中精的概念,滥觞于中国古代哲学气一元论中的"精气说"。精在中医学上,其义有五。

1. **泛指构成人体和维持生命活动的基本物质** 精包括先天之精和后天之精。禀受于父母,充实于水谷之精,而归藏于肾者,谓之先天之精;由饮食物化生的精,称为水谷之精。水谷之精输布到五脏六腑等组织器官,便称为五脏六腑之精。泛指之精又称为广义精。

2. **指生殖之精** 生殖之精,即先天之精。系禀受于父母,与生俱来,为生育繁殖、构成人体的原始物质。

3. **指脏腑之精** 脏腑之精,即后天之精。其来源于摄入的饮食物,通过脾胃的腐熟运化而化为精微,并转输到五脏六腑,故称"五脏六腑之精气"(《灵枢·大惑》)。

4. 指精血津液的统称 "精有四：曰精也，曰血也，曰津也，曰液也"（《读医随笔·气血精神论》）。实为生命物质气血精津液的概称。

5. 指人体正气 "邪气盛则实，精气夺则虚"（《素问·通评虚实论》）。"邪气有微甚，故邪盛则实；正气有强弱，故精夺则虚"（《类经》）。

总之，在中医学的精气血津液学说中，精或称精气是一种有形的、都是液态的精微物质，其基本涵义有广义和狭义之分。广义的精，泛指构成人体和维持生命活动的精微物质，包括精、血、津、液在内；狭义的精，指肾藏之精，即生殖之精，是促进人体生长、发育和生殖功能的基本物质。

（二）精的生成

人之精根源于先天而充养于后天，精的生成"人之始生，本乎精血之原；人之既生，由乎水谷之养。非精血，无以立形体之基；非水谷，无以成形体之壮"（《景岳全书·脾胃》）。从精的来源言，则有先天与后天之分。

1. 先天之精　人之始生，秉精血以成，借阴阳而赋命。父主阳施，犹天雨露；母主阴受，若地资生。男女媾精，胎孕乃成。先天之精包括原始生命物质，以及从母体所获得的各种营养物质，主要秘藏于肾。

2. 后天之精　胎儿月足离怀，出生之后，赖母乳以长气血，生精神，益智慧。"妇人乳汁乃冲任气血所化"（《景岳全书·妇人规》）。脾胃为水谷之海，气血之父。"水谷之精气为营，悍气为卫，营卫丰盈，灌溉诸脏。为人身充皮毛，肥腠理者，气也；润皮肤，美颜色者，血也。所以水谷素强者无病"（《幼幼集成》）。脾胃运化水谷之精微，输布到五脏六腑而成为五脏六腑之精，以维持脏腑的生理活动。其盛者藏于肾中，"肾者主水，受五脏六腑之精而藏之，是精藏于肾，非精生于肾也。譬诸钱粮，虽储库中，然非库中出，须补脾胃化源"（《杏轩医案》）。

（三）精的功能

1. 繁衍生殖　生殖之精与生俱来，为生命起源的原始物质，具有生殖以繁衍后代的作用。男子二八天癸至，精气溢泻；女子二七而天癸至，月事应时而下。精盈而天癸至，则具有生殖能力。男女媾精，阴阳和调，胎孕方成，故能有子而繁衍后代。俟至老年，精气衰微，天癸竭而地道不通，则丧失了生殖繁衍能力。由此可见，精是繁衍后代的物质基础，肾精充足，则生殖能力强；肾精不足，就会影响生殖能力。故补肾填精是临床上治疗不育、不孕等生殖功能低下的重要方法。

2. 生长发育　人之生始于精，由精而成形，精是胚胎形成和发育的物质基础。人出生之后，犹赖精的充养，才能维持正常的生长发育。随着精气由盛而衰的变化，人则从幼年至青年至壮年再步入老年，呈现出生长壮老已的生命运动规律。因此说"人之血气精神者，所以奉生而周于性命者也"（《灵枢·本脏》）。这是临床上补肾以治疗五软、五迟等生长发育障碍和防治早衰的理论依据。

3. 生髓化血　肾藏精，精生髓，脑为髓海，故肾精充盛，则脑筋充足而肢体行动灵活，耳聪目敏，所谓"髓海有余，则轻劲多力"（《灵枢·海论》）。精盈髓充则脑自健，脑健则能生智慧，强意志，利耳目，轻身延年。故防治老年性痴呆多从补肾益髓入手。精生髓，髓可化血，"人之初生，必从精始……血即精之属也，但精藏于肾，所蕴不多，而血富于冲,所至皆是"(《景岳全书·血证》)。精足则血充,故有精血同源之说,临床上用血肉有情之品,补益精髓可以治疗血虚证。

4. 濡养脏腑　人以水谷为本,受水谷之精以生。饮食经脾胃消化吸收,转化为精。水谷精微不断地输布到五脏六腑等全身各组织器官之中,起着滋养作用,以维持人体的正常生理活动。其剩余部分则归藏于肾,贮以备用。肾中所藏之精,既贮藏又输泄,如此生生不息。"肾者,主受五脏六腑之精而藏之,故五脏盛乃能泄,是精藏于肾而非生于肾也。五脏六腑之精,肾实藏而司其输泄,输泄以时,则五脏六腑之精相续不绝"(《怡堂散记》)。中医有"久病必穷肾"之说,故疾病末期常补益肾之阴精以治。

四、津液

(一) 津液概念

津液是人体一切正常水液的总称。包括各脏腑组织的内在体液和正常的分泌液,如胃液、肠液、唾液、关节液等,习惯上也包括代谢产物中的尿、汗、泪等,故曰:"汗与小便,皆可谓之津液,其实皆水也"(《读医随笔·气血精神论》)。津液以水分为主体,含有大量营养物质,是构成人体和维持人体生命活动的基本物质。"人禀阴阳二气以生,有清有浊。阳之清者为元气,阳之浊者为火;阴之清者为津液,阴之浊者即为痰"(《罗氏会约医镜》)。在体内,除血液外,其他所有正常的水液均属于津液范畴。津液广泛地存在于脏腑、形体、官窍等器官组织之内和组织之间,起着滋润营养作用。同时,津能载气,人身之气以津液为载体而运行全身并发挥其生理作用。津液又是化生血液的物质基础之一,与血液的生成和运行也有密切关系。所以,津液不但是组成人体的基本物质,也是维持人体生命活动的基本物质。

(二) 津液的代谢

1. 津液的生成　津液的生成、输布和排泄,是一个涉及多个脏腑一系列生理活动的复杂过程。津液来源于饮食,通过脾、胃、小肠和大肠消化吸收饮食中的水分和营养而生成的。其具体过程是:

(1) 脾胃腐熟运化:胃为水谷之海,主受纳腐熟,赖游溢精气而吸收水谷中部分精微。脾主运化,赖脾气之升清,将胃肠吸收的津液上输于心肺,而后布输全身。

(2) 小肠主液:小肠泌别清浊,吸收饮食物中大部分的营养物质和水分,上输于脾,而布散全身;并将水液代谢产物经肾输入膀胱,把糟粕下输于大肠。

(3) 大肠主津:大肠接受小肠下注的饮食物残渣和剩余水分后,将其中部分水液重新吸收,使残渣形成粪便而排出体外。大肠通过其主津功能参与人体内津液的生成。

津液的生成是在脾的主导下,由胃、小肠、大肠的参与而共同完成的,但与其他脏腑也不无关系。

总之,津液的生成取决于如下两方面的因素:其一是充足的水饮类食物,这是生成津液的物质基础;其二是脏腑功能正常,特别是脾胃、大小肠的功能正常。其中任何一方面因素的异常,均可导致津液生成不足,引起津液亏乏的病理变化。

2. 津液的输布　津液的输布主要依靠脾、肺、肾、肝、心和三焦等脏腑生理功能的综合作用而完成的。

(1) 心主血脉："中焦蒸水谷之津液,化而为血,独行于经隧"(《侣山堂类辨·辨血》)。"津液和调,变化而赤为血"(《灵枢·痈疽》)。心属火,为阳中之太阳,主一身之血脉。津液和血液赖心阳之动力,方能正常运行、环周不休。

(2) 脾气散精:脾主运化水谷精微,通过其转输作用,一方面将津液上输于肺,由肺的宣发和肃降,使津液输布全身而灌溉脏腑、形体和诸窍。另一方面,又可直接将津液向四周布散至全身,即脾有"灌溉四旁"之功能,即《素问·太阴阳明论》所说的"脾主为胃行其津液"的作用。

(3) 肺主行水:肺主行水,通调水道,为水之上源。肺接受从脾转输而来的津液之后,一方面通过宣发作用将津液输布至人体上部和体表,另一方面通过肃降作用,将津液输布至肾和膀胱以及人体下部形体。

(4) 肾主津液:《素问·逆调论》曰:"肾者水脏,主津液。"肾对津液输布起着主宰作用。主要表现在两个方面:① 肾中阳气的蒸腾气化作用,是胃"游溢精气"、脾的散精、肺的通调水道,以及小肠的分别清浊等作用的动力,推动着津液的输布。② 由肺下输至肾的津液,在肾的气化作用下,清者蒸腾,经三焦上输于肺而布散于全身,浊者化为尿液注入膀胱。

(5) 肝主疏泄:肝主疏泄,使气机调畅,三焦气治,气行则津行,促进了津液的输布环流。

(6) 三焦决渎:三焦为"决渎之官",气为水母,气能化水布津,三焦对水液有通调决渎之功,是津液在体内流注输布的通道。

津液的输布虽与五脏皆有密切关系,但主要是由脾、肺、肾和三焦来完成的。胃肠而来的津液上输于肺,肺通过宣发肃降功能,经三焦通道,使津液外达皮毛,内于脏腑,输布全身。肾主水,使水液中之清者上升,复归于心肺。

3. 津液的排泄　津液的排泄与津液的输布一样,主要依赖于肺、脾、肾等脏腑的综合作用。其具体排泄途径为:

(1) 汗、呼气:肺气宣发,将津液输布到体表皮毛,被阳气蒸腾而形成汗液,由汗孔排出体外。肺主呼吸,肺在呼气时也带走部分津液(水分)。

(2) 尿:尿液为津液代谢的最终产物,其形成虽与肺、脾、肾等脏腑密切相关,但尤以肾为最。肾之气化作用与膀胱的气化作用相配合,共同形成尿液并排出体外。肾在维持人体津液代谢平衡中起着关键作用,所以说:"水为至阴,其本在肾"。

(3) 粪:大肠排出的水谷糟粕所形成的粪便中亦带走一些津液。腹泻时,大便中含水多,带走大量津液,易引起伤津。

综上所述,津液代谢的生理过程,需要多个脏腑的综合调节,其中尤以肺、脾、肾三脏为要,故曰:"盖水为至阴,故其本在肾;水化于气,故其标在肺;水惟畏土,故其制在脾"(《景岳全书·肿胀》)。若三脏功能失调,则可影响津液的生成、输布和排泄等过程,破坏津液代谢的平衡,从而导致津液生成不足,或环流障碍,水液停滞,或津液大量丢失等病理改变。

(三) 津液的功能

1. 滋润营养　津液以水为主体,具有很强的滋润作用;富含多种营养物质,而具有营养功能。津之与液,"津之质最轻清,且液者清而晶莹,厚而凝结"。"精、血、津、液四者之在人身,血为最多,精为最重,而津之用为最大也"(《读医随笔·气血精神论》)。分布于体表的津液,能滋润皮肤,温养肌肉,使肌肉丰润,毛发光泽;体内的津液能滋养脏腑,维持各脏腑的正常功能;注入孔窍的津液,使口、眼、鼻等九窍滋润;流入关节的津液,能滑利关节;渗入骨髓的津液,能充养骨髓和脑。

2. 化生血液　津液经孙脉渗入血脉之中,成为化生血液的基本成分之一,使血液充足,并濡养和滑利血脉,使血液环流不息。故曰:"中焦出气如露,上注溪谷,而渗孙脉,津液和调,变化而赤为血"(《灵枢·痈疽》)。"水入于经,其血乃成"(《脾胃论·用药宜忌论》)。

(四) 调节阴阳

在正常情况下,人体阴阳之间处于相对的平衡状态。津液作为阴精的一部分,对调节人体的阴阳平衡起着重要作用。脏腑之阴的正常与否,与津液的盛衰是分不开的。人体根据体内的生理状况和外界环境的变化,通过津液的自我调节使机体保持正常状态,以适应外界的变化。如寒冷的时候,皮肤汗孔闭合,津液不能借汗液排出体外,而下降入膀胱,使小便增多;夏暑季节,汗多则津液减少下行,使小便减少。当体内丢失水液后,则多饮水以增加体内的津液。由此进行体液调节,以维持人体的正常生命活动。

(五) 排泄废物

津液在其自身的代谢过程中,能把机体的代谢产物通过汗、尿等方式不断地排出体外,使机体各脏腑的气化活动正常。若这一作用受到损害和发生障碍,就会使代谢产物潴留于体内,而产生痰、饮、水、湿等多种病理变化。

五、气、血、精、津液的关系

气、血、精、津液均是构成人体和维持人体生命活动的基本物质,均依赖脾胃化生的水谷精微不断地补充,在脏腑组织的功能活动和神的主宰下,它们之间又相互渗透、相互促进、相互转化。在生理功能上,又存在着相互依存、相互制约和相互为用的密切关系。

(一) 气与血的关系

气属阳,主动,主煦之;血属阴,主静,主濡之。这是气与血在属性和生理功能上的区别。但两者都源于脾胃化生的水谷精微和肾中精气。在生成、输布(运行)等方面关系密切。故曰:"气中有血,血中有气。气与血不可须臾相离,乃阴阳互根,自然之理也"(《难经本义》),气血关系可概括为"气为血之帅"、"血为气之母"。

1. 气对血的作用

(1) 气能生血:是指气的运动变化是血液生成的动力。从摄入的饮食物转化成水谷精微,从水谷精微转化成营气和津液,从营气和津液转化成赤色的血,其中每一个转化过程都离不开气的运动变化,而气的运动变化又是通过脏腑的功能活动表现出来的。气的运动变化能力旺盛,则脏腑的功能活动旺盛,化生血液的功能亦强;气的运动变化能力减弱,则脏腑功能活动衰退,化生血液的功能亦弱。气旺则血充,气虚则血少。

(2) 气能行血:指气的推动作用是血液循环的动力。气一方面可以直接推动血行,如宗气;另一方面又可促进脏腑的功能活动,通过脏腑的功能活动推动血液运行。"运血者即是气"(《血证论》),"气行乃血流"(《素问·五脏生成》王冰注)。气生成于血中而固护于血外,气为血之帅,血在脉中流行,实赖于气之率领和推动。故气之正常运动,对保证血液的运行有着重要意义。

(3) 气能摄血:即气对血的统摄作用,使其正常循行于脉管之中而不逸于脉外。"人身之生,总之以气统血","血之运行上下,全赖乎脾"(《血证论》)。气摄血,实际上是脾统血的作用。"诸血者皆运于脾"(《类证治裁》),脾为气血运行上下之总枢,若脾虚不能统血,则血无所主,因而脱陷妄行。气不摄血则可见出血之候,故治疗时,必须用补气摄血之法,方能达到止血的目的。

2. 血对气的作用 血对气的作用,是血为气之母。它是指气在生成和运行中始终离不开血。其一,血能生气,气存血中,血不断地为气的生成和功能活动提供水谷精微,水谷精微是全身之气的生成和维持其生理功能的主要物质基础。其二,血能载气,"守气者即是血","载气者,血也"(《血证论》)。

(二) 气与精的关系

1. 气对精的作用 精包括先天之精和后天之精。"精依气生……元气生则元精产"(《类经附翼》)。气化为精,精之生成源于气,精之生理功能赖于气之推动和激发。如肾精之秘藏,赖元气固护于外。气聚则精盈,气弱则精走。元气亏损,肾失封藏,每见失精之害。"精乃气之子",精之与气,本自互生,精气充足,神自旺矣。

2. 精对气的作用 "精化为气,元气由精而化也"(《类经》)。精藏于肾,肾精充盛,盛乃能泻,不断地供给五脏六腑,以促进脏腑的生理活动。五脏六腑的功能正常,则元气方能化生不已。精盈则气盛,精少则气衰。故元精失则元气不生,元阳不充。所以失精家每见少气不足以息,动辄气喘,肢倦神疲,懒于语言等气虚之证。

(三) 气与津液的关系

气属阳,津液属阴,这是气和津液在属性上的区别,但两者均源于脾胃所运化的水谷精微,在其生成和输布过程中有着密切的关系。在病理上病气即病水,病水即病气。所以在治疗上,治气即是治水,治水即是治气。

1. 气对津液的作用

(1) 气能生津:气是津液生成与输布的物质基础和动力。津液源于水谷精气,而水谷精气赖脾胃之腐熟运化而生成。气推动和激发脾胃的功能活动,使中焦之气机旺盛,运化正常,则津液充足。"水化于气"(《血证论》),"气可化水"(《杏轩医案续录》)。所以,津液的生成、输布和排泄均离不开气的作用。"元气足则运化正常,水道自利"(《类经》),故三焦之气失职,则津液停聚而为湿为水为肿。

(2) 气能行津:指气的运动变化是津液输布排泄的动力。气的升降出入运动作用于脏腑,表现为脏腑的升降出入运动。而脾、肺、肾、肝等脏腑的升降出入运动完成了津液在体内的输布、排泄过程。所谓"气行水亦行"(《血证论》),当气的升降出入运动异常时,津液输布、排泄过程也随之受阻。反之,由于某种原因,使津液的输布和排泄受阻而发生停聚时,则气的升降出入运动亦随之而不利。由气虚、气滞而导致的津液停滞,称作气不行水;由津液停聚而导致的气机不利,称作水停气滞。两者互为因果,可形成内生之水湿、痰饮,甚则形成水肿等病理变化,这是在临床上治疗水肿行气与利水法常常并用的理论依据之一。

（3）气能摄津：气的固摄作用控制着津液的排泄。体内的津液在气的固摄作用控制下维持着一定的量。若气的固摄作用减弱，则体内津液过多，经汗、尿等途径外流，出现多汗、漏汗、多尿、遗尿的病理现象，临床治疗时应注意补气固津。

2. 津液对气的作用　"水可化气"（《杏轩医案续录》），"气生于水"（《血证论》）。水谷化生的津液，通过脾气升清散精，上输于肺，再经肺之宣降通调水道，下输于肾和膀胱，在肾阳的蒸动下，化而为气，升腾输布于脏腑，发挥其滋养作用，以保证脏腑组织的正常生理活动。故云："水精四布，五经并行"（《素问·经脉别论》）。此外，津液是气的载体，气必须依附于津液而存在，否则就将涣散不定而无所归。因此，津液的丢失，必导致气的耗损。

（四）血与精的关系

血和精的关系密切，精能化血，血能生精，精血互生，故有"精血同源"之说。

1. 血对精的作用　"精者，血之所成也"（《诸病源候论》），"夫血者，水谷之精气也，和调于五脏，洒陈于六腑，男子化而为精，女子上为乳汁，下为经水"（《赤水玄珠》），"精者，血之精微所成"（《读医随笔·气血精神论》）。血液流于肾中，与肾精化合而成为肾所藏之精。由于血能生精，血旺则精充，血亏则精衰。临床上每见血虚之候往往有肾精亏损之证。

2. 精对血的作用　"血即精之属也，但精藏于肾，所蕴不多，而血富于冲，所至皆是"（《景岳全书》）。肾藏精，精生髓，髓养骨，"骨髓坚固，气血皆从"（《素问·生气通天论》）。由此可见，精髓是化生血液的重要物质基础。"精足则血足"（《类经》），所以肾精亏损可导致血虚。目前治疗再生障碍性贫血，用补肾填精之法而获效。以补肾为主治疗血虚，就是以精可化血为理论依据的。

（五）血与津液的关系

血与津液均是液态物质，均有滋润和营养作用，与气相对而言，两者均属于阴，在生理上相互补充，病理上相互影响。

1. 血对津液的作用　运行于脉中的血液，渗于脉外便化为有濡养作用的津液。"十二经脉，三百六十五络，其血气皆上于面而走空窍……其气之津液，皆上熏于面"（《灵枢·邪气藏府病形》）。当血液不足时，可导致津液的病变。如血液瘀结，津液无以渗于脉外，以濡养皮肤肌肉，则肌肤干燥粗糙甚至甲错。失血过多时，脉外之津液渗入脉中以补偿血容量的不足，因之而导致脉外的津液不足，出现口渴、尿少、皮肤干燥等表现。

2. 津液对血的作用　津液和血液同源于水谷精微，被输布于肌肉、腠理等处的津液，不断地渗入孙络，成为血液的组成成分。所以，有"津血同源"之说。汗为津液所化，汗出过多则耗津，津耗则血少，故又有"血汗同源"之说。如果津液大量损耗，不仅渗入脉内之津液不足，甚至脉内之津液还要渗出于脉外，形成血脉空虚、津枯血燥的病变。所以，对于多汗夺津或津液大量丢失的患者，不可用破血逐瘀之峻剂，故《灵枢·营卫生会》有"夺汗者无血"之说。

第六节 经络学说

一、经络学说的形成与发展

经络是经脉和络脉的总称。经，有路径之意。经脉贯通上下，沟通内外，是经络系统的主干；络，有网络之意。络脉是经脉别出的分支，较经脉细小，纵横交错，遍布全身。经络内属于脏腑，入络于肢节，沟通于脏腑与体表之间，将人体脏腑、组织、器官联结成为一个有机的整体，并借此行气血、营阴阳，使人体各部的功能活动得以保持协调和相对平衡。

研究经络系统的生理功能、病理变化及其与脏腑之间的关系的理论，称为经络学说。是中医学分析人体生理、病理和对疾病进行诊疗的主要依据之一。"经络"一词首先见《黄帝内经》，《灵枢·邪气脏腑病形》说："阴之与阳也，异名同类，上下相会，经络之相贯，如环无端。"又如《灵枢·脉经》中说："经脉者，所以能决死生，处百病，调虚实，不可不通。"

经络学说的内容十分广泛，包括经络系统各组成部分的循行部位、生理功能、病理变化及其表现，经络中血气的运行与自然界的关系，经脉循行路线上的穴位及其主治作用，经络与脏腑的关系，等等。

经络学说的形成，是以古代的针灸、推拿、气功等医疗实践为基础，经过漫长的历史过程，结合当时的解剖知识和藏象学说，逐步上升为理论的，其间受到了阴阳五行学说的深刻影响。《黄帝内经》的问世，标志着经络学说的形成，它系统地论述了十二经脉的循行部位、属络脏腑，以及十二经脉发生病变时的证候，记载了十二经别、别络、经筋、皮部等的内容，对奇经八脉也有分散的论述，并且记载了约160个穴位的名称。

二、经络系统的组成

经络系统，由经脉、络脉、十二经筋和十二皮部所组成。经络在内能连属于脏腑，在外则连属于筋肉、皮肤。

经络学说在临床上可应用于解释病理变化、协助疾病诊断，以及指导临床治疗三个方面。

经脉可分为正经和奇经两类。正经有十二，即手足三阴经和手足三阳经，合称"十二经脉"，是气血运行的主要通道。奇经有八条，即督、任、冲、带、阴跷、阳跷、阴维、阳维，合称"奇经八脉"，有统率、联络和调节十二经脉的作用。十二经别，是从十二经脉别出的经脉，主要是加强十二经脉中相为表里的两经之间的联系，还由于它通达某些正经未循行到的器官与形体部位，因而能补正经之不足。

经络系统的组成

经络系统	经脉	正经十二（十二经脉）	手三阴经	手太阴肺经 手厥阴心包经 手少阴心经
			手三阳经	手阳明大肠经 手少阳三焦经 手太阳小肠经
			足三阴经	足太阴脾经 足厥阴肝经 足少阴肾经
			足三阳经	足阳明胃经 足少阳胆经 足太阳膀胱经
		奇经八脉 十二经别		
	络脉	十五络脉 孙络 浮络		
	十二经筋			
	十二皮部			

三、十二经脉

十二经脉又名十二正经，是经络系统的主体。其命名是根据其阴阳属性，所属脏腑、循行部位综合而定的。它们分别隶属于十二脏腑，各经用其所属脏腑的名称，结合循行于手足、内外、前中后的不同部位，并依据阴阳学说，给予不同的名称。十二经脉的名称为：手太阴肺经、手厥阴心包经、手少阴心经、手阳明大肠经、手少阳三焦经、手太阳小肠经、足太阴脾经、足厥阴肝经、足少阴肾经、足阳明胃经、足少阳胆经、足太阳膀胱经。

四、奇经八脉

奇经八脉是任脉、督脉、冲脉、带脉、阴跷脉、阳跷脉、阴维脉、阳维脉的总称。它们与十二正经不同，既不直属脏腑，又无表里配合关系，其循行别道奇行，故称奇经。其功能有：①沟通十二经脉之间的联系；②对十二经气血有蓄积渗灌等调节作用。

任脉，行于腹面正中线，其脉多次与手足三阴及阴维脉交会，能总任一身之阴经，故称为"阴脉之海"。任脉起于胞中，与女子妊娠有关，故有"任主胞胎"之说。

督脉，行于背部正中线，其脉多次与手足三阳经及阳维脉交会，能总督一身之阳经，故称为"阳脉之海"。督脉行于脊里，上行入脑，并从脊里分出属肾，它与脑、脊髓、肾又有密切联系。

冲脉，上至于头，下至于足，贯穿全身；成为气血的要冲，能调节十二经气血故称"十二经脉之海"，又称"血海"。同妇女的月经有关。

带脉，起于季胁，斜向下行到带脉穴，绕身一周，如腰带，能约束纵行的诸脉。

阴跷脉、阳跷脉：跷，有轻健跷捷之意。有濡养眼目、司眼睑开合和下肢运动的功能。

阴维脉、阳维脉：维，有维系之意。阴维脉的功能是"维络诸阴"；阳维脉的功能是"维络诸阳"。

五、十二经别

十二经别是十二正经离、入、出、合的别行部分，是正经别行深入体腔的支脉。十二经别都是从十二经脉的四肢部位别出，阳经经别合于本经，阴经经别合于相表里的阳经。它有三个方面的生理功能：①加强了十二经脉中相为表里的两条经脉在体内的联系；②别络对其他络脉有统率作用，加强了人体的内部联系；③灌注气血濡养全身。

六、络脉

络脉是经脉的分支，有别络、浮络和孙络之分。别络是较大的和主要的络脉。十二经与督脉、任脉各有一支别络，再加上脾之大络，合为"十五别络"。别络具有加强相为表里两经脉之间在体表的联系。浮络是循于人体浅表部位而常浮现的络脉。孙络是细小的络脉。连属部，包括经筋和皮部，是十二经脉与筋肉和体表的连属部分。

（一）十五络脉

十二经脉和任督二脉各自别出一络，加上脾之大络，共计十五条，称为十五络，分别以十五络所发出的腧穴命名。其主要作用是加强阴阳、表里经之间在体表的联系。

（二）孙络

从别络分出最细小的分支称为"孙络"，它的作用同浮络一样输布气血，濡养全身。

（三）浮络

在全身络脉中，浮行于浅表部位的称为"浮络"，它分布在皮肤表面。其主要作用是输布气血，以濡养全身。

（四）十二经筋

十二经筋是十二经脉之气结聚于筋肉、关节的体系，是十二经脉的外周连属部分。其功能活动有赖于经络气血的濡养，并受十二经脉的调节，故将其划分十二个系统，称为"十二经筋"。经筋的作用主要是约束骨骼，利于关节屈伸活动，以保持人体正常的运动功能。

（五）十二皮部

十二经脉及其所属络脉，在体表有一定的分布范围，与之相应，全身的皮肤也就划分为十二个部分，称十二皮部。皮部，是十二经脉之气散布之所在，由于它居于人体最外层，所以是机体的卫外屏障。

七、经络的生理功能

中医把经络的生理功能称为"经气"。其生理功能主要表现在沟通表里上下，联系脏腑器官；通行气血，濡养脏腑组织；感应传导；调节脏腑器官的功能活动四个方面。

（一）沟通表里上下，联系脏腑器官

人体由五脏六腑、四肢百骸、五官九窍、皮肉筋骨等组成，它们各有其独特的生理功

能。只有通过经络的联系作用,这些功能才能达到相互配合、相互协调,从而使人体形成一个有机的整体。

(二) 通行气血,濡养脏腑组织

气血是人体生命活动的物质基础,必须通过经络才能输布周身,以温养濡润各脏腑、组织和器官,维持机体的正常生理功能。

(三) 感应传导

经络有感应刺激、传导信息的作用。当人体的某一部位受到刺激时,这个刺激就可沿着经脉传入人体内有关脏腑,使其发生相应的生理或病理变化。而这些变化,又可通过经络反应于体表。针刺中的"得气"就是经络感应、传导功能的具体体现。

(四) 调节脏腑器官的功能活动

经络能调节人体的功能活动,使之保持协调、平衡。当人体的某一脏器功能异常时,可运用针刺等治疗方法来进一步激发经络的调节功能,从而使功能异常的脏器恢复正常。

八、经络学说的临床应用

经络学说在临床上可应用于解释病理变化、协助疾病诊断,以及指导临床治疗三个方面。

(一) 解释病理变化

经络与疾病的发生、传变有密切的关系。某一经络功能异常,就易遭受外邪的侵袭,既病之后,外邪又可沿着经络进一步内传脏腑。经络不仅是外邪由表入里的传变途径,而且也是内脏之间、内脏与体表组织间病变相互影响的途径。

(二) 协助疾病诊断

由于经络有一定的循行部位和脏腑络属,可以反映所属脏腑的病证。因而在临床上,就可以根据疾病所出现的症状,结合经络循行的部位及所联系的脏腑,作为临床诊断的依据。如胁痛,多病在肝胆,胁部是肝经和胆经的循行之处。近年来,人们根据经络循行通路,或经气聚集的某些穴位上出现的疼痛、结节、条索状等反应物,以及皮肤的形态、温度、电阻改变等来诊断和治疗疾病,如肺脏有病,中府穴可有压痛。

(三) 指导临床治疗

经络学说早已被广泛用于指导临床各科的治疗,特别是针灸、按摩和中药处方。如针灸中的"循经取穴法",就是经络学说的具体应用。如胃病,常循经远取足三里穴;胁痛则取太冲等穴。中药治疗亦是通过经络这一渠道,使药达病所,以发挥其治疗作用。如麻黄入肺、膀胱经,故能发汗、平喘和利尿。金元四大家中的张洁古、李杲还根据经络学说,创立了"引经报使药"理论。如治头痛,属太阳经的用羌活;属少阳经的用柴胡。

第七节 病因与发病

中医学认为,人体各脏腑组织之间,以及人体与外界环境之间,相互作用,维持着相对的动态平衡,从而保持着人体正常的生理活动。当这种动态平衡因某种原因而遭到破坏,又不能立即自行调节得以恢复时,人体就会发生疾病。

病因,就是破坏人体相对平衡状态而引起疾病的原因。古代中医病因学将致病因素分为三种:即外因(如六淫、疠气等),内因(如七情)和不内外因(包括饮食不节、劳逸损伤、外伤、寄生虫等)。痰饮和瘀血是人体受某种致病因素作用后在疾病过程中形成的病理产物,又能直接或间接作用于人体某一脏腑组织,发生多种病证,故又属致病因素。其实,中医的所谓"不内外因",有的即是外因,如外伤等;有的则是内因为主,但常结合外因而致病的,如饮食不节、劳逸损伤等皆属此类。没有一种致病因素既不属于内因,又不属于外因的,充其量是某一致病因素,可能由内因与外因的协同作用形成,因而严格说来,中医所认识的病因是内因与外因两大类。

疾病与健康是相对的。人体脏腑、经络的生理活动正常,气血阴阳协调平衡,即"阴平阳秘";当人体在某种致病因素作用下,生理活动异常,气血阴阳平衡协调关系被破坏,导致"阴阳失调",出现各种症状,便发生了疾病。中医学认为,疾病的发生和变化,总其大要,不外关系到人体本身的正气和邪气两方面。

一、六淫

六淫,即风、寒、暑、湿、燥、火,在正常的情况下,称为"六气",是自然界六种不同的气候变化,是万物生长的条件,对人体是无害的。当气候变化异常,六气发生太过或不及,或非其时而有其气(如春天应温而反寒,秋天应凉而反热等),以及气候变化过于急骤(如过剧的暴热、暴冷),在人体正气不足,抵抗力下降时,六气才能成为致病因素,并侵犯人体而发生疾病。这种情况下的六气,便称为"六淫"。淫有太过和浸淫的含意,由于六淫是不正之气,所以又称其为"六邪",是属于外感病的一类致病因素。

六淫致病,一般具有下列几个特点:

1. 六淫致病多与季节气候、居住环境有关,如春季多风病、夏季多暑病、长夏初秋多湿病、深秋多燥病、冬季多寒病等。另外,久居湿地常有湿邪为病,高温环境作业又常有燥热或火邪为病等。

2. 六淫邪气除可单独侵袭人体而致病外,还可有两种以上同时侵犯人体而致病,如风寒感冒、湿热泄泻、风寒湿痹等。

3. 六淫在发病过程中,不仅可以互相影响,而且可在一定的条件下相互转化,如寒邪入里可以化热,暑湿日久可以化燥伤阴等。

4. 六淫为病,其受邪途径多侵犯肌表,或从口鼻而入,或两者同时受邪,故又有"外感六淫"之称。

5. 六淫致病从今天的临床实践看,除了气候因素外,还包括了生物(细菌、病毒等)、物理、化学等多种致病因素作用于机体所引起的病理反应在内。这种用六淫来概括病邪,把致病因素与机体反应结合起来研究疾病发生发展的方法,尽管还不十分细致,但却是一个较正确的途径。

(一) 风

风为春季的主气,但当其太过、不及时,四季均可使人患病。且寒、湿、燥、暑、热等外邪,多依附于风而入侵人体。故中医学认为,风邪实为外感病证的先导,因而《素问·

骨空论》有"风为百病之长"、"风者,百病之始也"等生动的理论概括。

风邪的性质和致病特点有:

1. 风为阳邪,其性开泄 风邪善动不居,具有升发、向上、向外的特点,故为阳邪。且易侵犯人体的上部(如头面)和肌表,可使皮毛、汗孔开泄,而出现汗出、恶风等病态。由于风性轻扬、无处不到,故风病症状,可表现于身体的任何部分。但初起一般多在上部、外部和体表,故《素问·太阴阳明论》"伤于风者,上先受之"指的就是这个意思。

2. 风邪善行数变 风邪致病,发病速、变化快、病位游走不定。如风痹的关节疼痛,多呈游走性,部位不定。故《素问·风论》说:"风者,善行而数变。"

风性主动:动,有动摇不定的含义。如破伤风出现抽搐、痉挛、角弓反张等症状,某些温热病的热盛动风、阴虚风动,以及内伤杂病中的肝阳化风、血虚生风等出现的眩晕、抽搐、筋脉强直等症状皆属于"风胜则动"(《素问·阴阳应象大论》)的表现,所以《素问·至真要大论》说:"诸暴强直,皆属于风。"

(二) 寒

寒为冬季的主气,也可见于其他季节。寒邪致病有内寒、外寒之别。外寒指外感寒邪而言,伤于肌表者,名"伤寒";直中脏腑者,名"中寒"。内寒是人体功能衰退、阳气虚弱所致。

寒邪的性质和致病特点有:

1. 寒为阴邪,易伤阳气 寒邪犯表,卫阳受损,则出现恶寒、无汗、头痛、身痛、发热等症状。寒邪直中,侵袭脾胃,则中阳受损,或伤及肾阳,会出现畏寒、肢冷、腹痛、下利清谷、小便清长等症状。

2. 寒性凝滞,主痛 寒邪侵袭,或阴寒内盛,皆可导致阳气不振、气血运行不畅,使气血凝滞、脉络不通,可出现疼痛。若上焦阳虚,阴寒阻遏胸阳,可出现胸痹、心痛;中焦脾胃阳虚,可造成胃脘痛、腹痛、泄泻;下焦肾阳不足,会出现腰膝冷痛、精寒不育等。

3. 寒性收引 收引,即收缩拘引之意。寒邪犯及肌肤,则毛窍收缩,出现恶寒、无汗、脉紧等症状;寒邪客于经络关节,则经脉收引,出现筋肉拘急痉挛、关节屈伸不利等症状。

(三) 暑

暑为夏季之主气。暑病轻者谓伤暑,重者谓中暑、暑湿。暑纯属外邪,无内暑之说。

暑邪的性质和致病特点有:

1. 暑为阳邪 暑系夏日火热之气所化,其性炎热,故为阳邪。人受暑气,多见身热、多汗、心烦、口渴饮冷、脉洪数等症状。

2. 暑性升散,伤津耗气 暑为阳邪,阳性升发,故暑邪易升易散。其侵犯人体,可致腠理开泄而多汗。汗出过多,易伤津液,津伤则口渴喜饮;大汗出往往气随津脱而气虚。

3. 暑多挟湿 夏日炎暑,多雨而潮湿,其致病常见四肢倦怠、胸闷、纳呆、便溏等症状。

(四) 湿

湿为长夏的主气。有内湿、外湿之分。外湿多因气候潮湿、涉水淋雨、居处潮湿所致。长夏湿气最盛,故多湿病。内湿是疾病病理变化的产物,多由嗜酒成癖或过食生冷,以致脾阳失运,湿自内生。

湿邪的性质和致病特点有:

1. 湿性重浊　湿邪犯表,则令人头重身困,四肢酸楚,身不扬;若湿滞经络,流注关节,则关节酸痛、沉重、活动不利,痛处不移;若湿流下焦,则小便混浊、不利、大便溏泄,或下利脓血,甚至妇人带下黏稠腥秽等。

2. 湿性黏滞　这一特性主要表现在两方面:一是湿病症状多黏腻不爽,如患者表现为小便不畅、大便黏滞不爽等;二是反映在病程上,迁延时日,缠绵难愈,如风湿病、湿温病。

3. 湿为阴邪,阻遏气机,损伤阳气　湿邪黏滞,留滞于脏腑经络,常常阻遏气机,使气机升降无能,出现胸脘痞闷、小便短涩、大便溏而不爽等症状。

(五) 燥

燥为秋季的主气,有内燥和外燥之分。人体感受自然界燥气而发病,为外燥,多见于秋天,故又名"秋燥"。秋燥分温、凉两类:初秋尚热,易感温燥;深秋气凉,易感凉燥。内燥是疾病病理过程中因津液或精血亏损而形成的。

燥邪的性质和致病特点有:

1. 燥性干涩,易伤津液　临床常见鼻燥咽干、唇裂口渴、干咳少痰、大便干燥,或皮肤干涩皲裂、毛发失荣等症状。

2. 燥易伤肺　肺为娇脏,喜润恶燥,司呼吸,外合皮毛,开窍于鼻。故燥邪伤人,自口鼻而入,最易犯肺。燥伤肺津,多见干咳少痰,或无痰,痰中带血,无汗或少汗,鼻干口燥、咽干便秘等症状。

(六) 火

火为热之极。火邪有内火、外火之分。外火多由感受温热之邪而致,或自风、暑、湿、燥、寒五气转化而来。内火是疾病变化的产物,多由脏腑功能失调或情志过激而致。如肾水不足,心火上炎;肝气郁结,郁而化火;思虑劳心,引动心火等。

火邪的性质和致病特点有:

1. 火性上炎　火为阳邪,其性上炎。其伤人多见上部,心火上扰,常见口舌生疮;胃火上窜,可见牙龈肿痛;肝火上炎,多见头痛、口苦、目赤、眩晕。感受火邪,阳热炽盛,出现壮热、烦躁不宁、口渴引饮,或疮疹红、肿、热、痛等症状。

2. 伤津、动血、生风　火为阳邪,易伤津耗液,故感受火邪,出现发热、口渴、喜冷饮、舌红少津、小便短赤、大便燥结等症状最为常见;火热之邪侵犯人体,劫耗阴液,可使筋脉失其滋养濡润,而出现四肢抽搐、目睛上视、颈项强直、角弓反张等症状,亦属于肝风内动的范围;热入血分,则灼伤脉络,迫血妄行,而致各种出血,如吐血、衄血、便血、尿血、皮肤发斑及妇女月经过多、崩漏等症状。

二、疠气

疠气,即疫疠之气。是一类具有强烈传染性的病邪。在中医学文献中,又有"瘟疫"、"疫毒"、"戾气"、"异气"、"毒气"、"乖戾之气"等名称。

疠气致病,具有发病急骤、病情较重、症状相似、传染性强、易于流行等特点,如大头瘟、虾蟆瘟、疫痢、白喉、烂喉丹痧、天花、霍乱等。正如《素问·遗篇·刺法论》所说："五疫之至,皆相染易,无问大小,病状相似"。又《诸病源候论·卷十》说："人感乖戾之气而生病,则病气转相染易,乃至灭门。"古人在这里不仅指出了疠气病邪有传染性,同时也指出了疫疠对人类的严重危害。《温疫论·原病》说："疫者,感天地之疠气……此气之来,无论老少强弱,触之者即病,邪从口鼻而入"。这里又明确指出了疠气病邪可通过空气传染,多从口鼻侵入人体而致病。

疫疠的发生与流行,多与下列因素有关:

(1) 气候因素:自然界气候的反常变化,如久旱、酷热、湿雾瘴气等。
(2) 环境和饮食:如空气、水源、食物的污染。
(3) 没有及时做好预防隔离工作。
(4) 社会因素影响:疫疠的流行,与社会的经济、文化状况有关。一般来说,经济、文化较落后的国家和地区,疫疠较易流行;经济、文化发达的国家和地区,疫疠较少流行。

三、七情内伤

七情,即喜、怒、忧、思、悲、恐、惊七种情志变化,是机体的精神状态。七情是人体对客观事物的不同反映。在正常的情况下,一般不会使人致病,只有突然、强烈或长期持久的情志刺激,超过了人体本身的正常生理活动范围,使人体气机紊乱,脏腑阴阳气血失调,才会导致疾病的发生,由于它是造成内伤病的主要致病因素之一,故又称"内伤七情"。

1. **七情与内脏气血的关系** 中医学认为,人的精神活动与内脏密切相关,如《素问·阴阳应象大论》说："人有五脏化五气,以生喜怒思忧恐"。可见情志活动必须以五脏精气作为物质基础。又说心"在志为喜",肝"在志为怒",脾"在志为思",肺"在志为忧",肾"在志为恐"。喜怒思忧恐,简称"五志"。不同的情志变化对各脏腑有不同的影响,而脏腑气血的变化,也会影响情志的变化,如《素问·调经论》说："血有余则怒,不足则恐"。《灵枢·本神》又说："肝气虚则恐,实则怒;心气虚则悲,实则笑不休"。故七情与内脏气血关系密切。

2. **七情致病的特点** 七情致病不同于六淫。六淫侵袭人体,从皮肤或口鼻而入,发病之初均见表证。而七情内伤,则直接影响相应的内脏,使脏腑气机逆乱、气血失调,导致多种病变的发生。

(1) 直接伤及内脏:《素问·阴阳应象大论》说："怒伤肝","喜伤心","思伤脾","忧伤肺","恐伤肾"。临床上不同的情志刺激,可对各脏有不同的影响。但并非绝对如此,因为人体是一个有机的整体,如《灵枢·口问》说："心者,五脏六腑之主也,……故悲哀愁忧则心动,心动则五脏六腑皆摇。"这里即指出了各种情志刺激都与心脏有关,心是五脏六腑之大主,心神受损可涉及其他脏腑。又如郁怒伤肝,肝气横逆,又常犯脾胃,出现肝脾不调、肝胃不和等证。

心主血而藏神,肝藏血主疏泄,脾主运化而位于中焦,是气机升降的枢纽,为气血生化之源。故情志所伤的病证,以心、肝、脾三脏气血失调为多见。如思虑劳神过度,常损伤心脾,导致心脾气血两虚,出现神志异常和脾失健运等证;郁怒伤肝,怒则气上,血随气逆,可出现肝经气郁的两胁胀痛、善太息等证;或气滞血瘀,出现胁痛,妇女痛经、闭经、癥瘕等证。此外,情志内伤还可化火,即"五志化火",而致阴虚火旺等证,或导致湿、食、痰诸郁为病。

(2) 影响脏腑气机:《素问·举痛论》说:"怒则气上、喜则气缓、悲则气消、恐则气下……惊则气乱……思则气结。"

怒则气上,是指过度愤怒可使肝气横逆上冲,血随气逆,并走于上。临床可见气逆,面红目赤,或呕血,甚则昏厥卒倒。

喜则气缓,包括缓解紧张情绪和心气涣散两个方面。在正常情况下,喜能缓和紧张,使营卫通利、心情舒畅。《素问·举痛论》说:"喜则气和先达,营卫通利,故气缓矣"。但暴喜过度,又可使心气涣散,神不守舍,出现精神不能集中,甚则失神狂乱等症,故《灵枢·本神》说:"喜乐者,神惮散而不藏"。

悲则气消,是指过度悲忧,可使肺气抑郁,意志消沉,肺气耗伤。

恐则气下,是指恐惧过度,可使肾气不固,气泄于下。临床可见二便失禁,或恐惧不解则伤精,发生骨酸痿厥、遗精等证。

惊则气乱,是指突然受惊,以致心无所倚,神无所归,虑无所定,惊慌失措。

思则气结,是指思虑过度,伤神损脾。可导致气机郁结。古人认为思发于脾,而成于心,故思虑过度不但耗伤心神,也会影响脾气。思虑过度,则伤心脾,暗耗阴血,心神失养则心悸、健忘、失眠、多梦;气机郁结阻滞,脾则运化无力,胃的受纳腐熟失职,便会出现纳呆、脘腹胀满、便溏等症。

(3) 情志异常波动,可使病情加重,或迅速恶化。根据临床观察,在许多疾病的过程中,若患者有较剧烈的情志波动,往往会使病情加重,或急剧恶化。如有高血压史的患者,若遇事恼怒、肝阳暴胀,血压可以迅速升高,发生眩晕,甚至突然昏厥,或昏仆不语,半身不遂,口眼歪斜。

四、劳逸损伤

劳逸,包括过度劳累和过度安逸两个方面。正常的劳动和体力锻炼,有助于气血流通,增强体质。必要的休息,可以消除疲劳,恢复体力和脑力,不会使人致病。只有比较长时间的过度劳累,包括体力劳动、脑力劳动及房劳过度,或过度安逸,完全不劳动、不运动,劳逸才能成为致病因素而使人发病。

过劳指过度劳累,包括劳力、劳神和房劳过度三个方面。

劳力过度,是指较长时间的过度用力而积劳成疾。劳力过度会伤气,久之则气少力衰、神疲消瘦。如《素问·举痛论》说:"劳则气耗",《素问·宣明五气论》说:"久立伤骨、久行伤筋",即指此而言。

劳神过度,是指思虑太过、劳伤心脾而言。《素问·阴阳应象大论》说:"脾在志为思",而心主血藏神,所以思虑劳神过度,则耗心血,损伤脾气,可出现心神失养的心悸、健忘、失眠、多梦及脾不健运的纳呆、腹胀、便溏等症。

房劳过度,是指性生活不节,房事过度而言。肾藏精,主封藏。肾精不宜过度耗泄,若房事过频则肾精耗伤,临床常出现腰膝酸软、眩晕耳鸣、精神委靡,男子则遗精、早泄,甚则阳痿,女子则月经不调、痛经、闭经等病症。

过逸指过度安逸,不参加劳动,又不运动而言。人体每天需要适当的活动,气血才能流畅。若长期不劳动，又不从事体力锻炼，易使人体气血不畅、脾胃功能减弱，可出现食少乏力、精神不振、肢体软弱，或发胖臃肿，动则心悸、气喘、汗出等症，或继发其他疾病。《素问·宣明五气论》所说："久卧伤气"，即是这个道理。

五、外伤

外伤包括枪弹、金刃、跌打损伤、持重努伤、烧烫伤、冻伤和虫兽伤等。

枪弹、金刃、跌打损伤、持重努伤等外伤，可引起皮肤肌肉淤血肿痛，出血，或筋伤骨折，脱臼。重则损伤内脏，或出血过多，可导致昏迷、抽搐、亡阳虚脱等严重病变。

烧烫伤，多由高温物品、沸水或热油，或烧烫等引起。轻者损伤肌肤，在受伤部位红、肿、热、痛、皮肤干燥，或起水泡、剧痛；重度烧烫伤则可损伤肌肉、筋骨，使痛觉消失，创面如皮革样，或蜡白、焦黄或炭化；严重烧烫伤，则伤面过大，除有局部症状外，常因剧烈疼痛、火毒内攻、体液蒸发或渗出，可出现烦躁不安、发热、口干渴、尿少等，甚至死亡。

冻伤，是指人体遭受低温侵袭所引起的全身性或局部性损伤。全身性冻伤，因寒为阴邪，易伤阳气，阴寒过盛，阳气受损，失于温煦和推动血行，则寒战，体温逐渐下降，面色苍白、唇、指甲发绀，感觉麻木，神疲乏力，或昏睡，呼吸减弱，脉迟细。如不救治，易致死亡。局部冻伤，多发生在手、足、耳郭、鼻尖和面额部位。发病初起，受冻部位因寒主收引，经脉挛急，气血凝滞不畅，影响受冻局部的温煦和营养，致使局部皮肤苍白、冷麻，继则肿胀发绀、痒痛灼热，或出现大小不等的水泡等，溃破后常易感染。

虫兽伤，包括毒蛇、猛兽、疯狗咬伤，或蝎、蜂蜇伤等。轻则局部损伤，出现肿痛、出血等；重则损伤内脏，或出血过多而死亡。毒蛇咬伤则出现全身中毒症状，如不及时救治，常导致中毒死亡。疯狗咬伤，初起仅见局部疼痛、出血，伤口愈合后，经一段潜伏期，然后可出现烦躁、惶恐不安、牙关紧闭、抽搐、恐水、恐风等症。

六、寄生虫

中医早已认识到寄生虫能引起疾病，并将之称为"虫积"，多由饮食不慎、恣食生冷瓜果及不洁食物等所致湿热内生，蕴酿生虫，久而成积。虫积常见腹痛、食欲不佳、面黄形瘦等症状；严重者，还会出现厥逆、腹胀不通、呕吐，甚至酿成蛊症。寄生于人体内的虫类颇多，一般有蛔虫、蛲虫、绦虫、血吸虫、囊虫等。其发病各有特征，如蛔虫寄生于肠道，则腹痛时作；钩虫病常表现为面黄肌瘦、嗜食异物；蛲虫病患者常主诉肛门、会阴瘙痒，并可在这些部位直接找到白色细小线状蛲虫；绦虫病症状较轻，常因粪便中发现白色带状或虫节片而就医；血吸虫病因其肝脾肿大、血行不畅，而致水液停聚形成"蛊胀"。

七、痰饮和瘀血

（一）痰饮

痰饮，是人体脏腑功能失调、津液代谢障碍，由津液凝聚而成的病理产物。可由多种原因引起，如外邪侵犯肺、脾、肾等脏，使水液敷布，排泄失常，或致三焦水道失畅，影响水液的正常代谢，乃致水湿停聚，酿成痰饮。如情志内伤，肝气郁结，气郁化火，煎熬津液而成痰；或素食肥甘，嗜酒，亦能引起湿聚而生痰，一般以质稠浊者为痰，清稀者为饮，通常多为合用。

痰饮一旦产生,便能流窜全身,停聚各处,导致多种疾病发生。停留在肺,则出现喘咳、胸闷、咯痰;蒙蔽于心,可见胸闷、心悸、失眠、神昏、甚则狂癫;停聚于胃,会致脘闷痞胀、恶心呕吐、食欲不振;流于经络筋骨,可出现肢体麻木,半身不遂,或成痰核瘰疬,阴疽流注;痰饮上扰,可致眩晕、昏迷;痰气凝郁于咽喉,则咽部不适,常有如物梗喉感;饮停胸胁,可见胸胁胀满、咳嗽引痛;若留聚肠间,则肠鸣辘辘,甚至便溏腹泻。可见其害甚多,故有"百病多因痰作祟"之说。

(二) 瘀血

瘀血,是指全身血脉运行不畅或局部血液停滞,或体内存在离经之血未能消散等病理状况。一般是由气虚、气滞、血寒、外伤等原因所致。

盖气为血之帅,气行则血行。气虚则血行无力,无力则血易停滞,从而产生瘀血;气滞则血凝,凝则成瘀;血寒则气涩,血液乃不畅,不畅则血易凝滞成瘀;外伤则血溢于经,离经之血停聚而成瘀。

瘀血形成后,既会影响血液的运行,又能导致脏腑功能失调而引起各种病证。如瘀阻心络,会出现胸闷、心痛、口唇发绀、脉多结代;瘀阻肺络,可见胸痛、咳血;瘀阻于肝,则见胁痛、痞块癥瘕;瘀阻于胃,可见呕血、胃脘作痛、大便漆黑;瘀阻胞宫,可致小腹疼痛、月经不调、经闭、痛经,甚至崩漏;瘀在肢体,局部可见肿痛或发绀,甚则活动不利。

尽管瘀血为病繁多,但临床表现多有共同特点:疼痛多如刺如割,且痛处不移而拒按;出血多紫暗而不鲜,或挟带血块;局部表现,可见发绀或瘀斑、瘀点,久之可触及肿块,按之不移。

第八节 病机学说

病机,是指疾病发生、发展、变化及其结局的机制。以阴阳五行、气血津液、藏象、经络、病因和发病等基础理论,探讨和阐述疾病发生、发展、变化和结局的机制及其基本规律,即病机学说。病机的理论,在《黄帝内经》中已奠定了基础,病机之名,首见于《素问·至真要大论》的"审查病机,无失气宜"和"谨守病机,各司其属"。病机的理论在《黄帝内经》中已奠定了基础,如《素问·至真要大论》的"诸风掉眩,皆属于肝……"等"病机十九条",是以"五运六气"的"六气"与五脏相应的理论,将临床常见的诸多症状,分别归属于心、肺、脾、肝、肾之疾患,风、寒、湿、热、火之疾患,病变部位是在"上"或"下"等。但必须指出:《内经》之论述病机,内容非常广泛,并不局限于"病机十九条",它与邪正和阴阳之盛衰、气血和脏腑之虚实,以及某些病证(如疼痛、痿、痹、厥、痈疽等)的病机,均有详尽的论述。

历代医家对于病机学说均非常重视。汉代张仲景的《伤寒杂病论》在《素问》及《灵枢》的基础上,结合临床实践阐述了热病的虚实、寒热、表里、阴阳的进退变化;在《内经》脏腑、经络虚实的基础上,对不少病证的病机进行了阐述。隋代巢元方的《诸病源候论》对1729种病候的病因、病机,及其临床证候作了阐述,成为我国历史上最早的病因病机学专著。金元时期的刘河间在《素问·玄机原病式》中提出"六气皆从火化"和"五志过极,皆为热甚"的观点;李东垣在《内外伤辨惑论》中,论述了"内伤脾胃,百病由生"和"火与元气不两立"的病机；张从正在《儒门事亲》中论述了"邪气"致病的病机；朱丹溪在《格致余论》中阐释了"阳有余而阴不足"和"湿热相火"等病机。

病机学说的具体内容可以概括为以下几个方面：

1. 从整体上探讨疾病的发生、发展、变化和结局的基本规律，如邪正盛衰、阴阳失调、气血失常、津液代谢失常等。

2. 从脏腑、经络等某一系统研究疾病的发生、发展、变化和结局的基本规律，如脏腑病机、经络病机等。

3. 探讨某一类疾病的发生、发展、变化和结局的基本规律，如六经传变病机、卫气营血传变病机和三焦传变病机等。

4. 研究某一种病证的发生、发展、变化和结局的基本规律，如感冒的病机、哮喘的病机、痰饮的病机、疟疾的病机，等等。

5. 研究某一种症状的发生、发展的病机，如疼痛的机制、恶寒发热的机制、失眠的机制等等。

6. 研究由于气血津液、脏腑等生理功能失调所引起的综合性病机变化，如内生"五邪"。

一、邪正盛衰

邪正盛衰，是指在疾病过程中，致病邪气与机体正气之间的盛衰变化，决定着病机的虚或实，并直接影响着疾病的发展变化及其转归。

邪正盛衰与病机虚实的关系，首见于《素问·通评虚实论》中的"邪气盛则实，精气夺则虚"。也就是说，实的病机主要是邪气盛；虚的病机主要是正气虚，然而疾病的种类极多，疾病的过程亦较复杂，使邪正之间的盛衰变化呈现错综复杂。

（一）"实"的病机

"实"的病机，主要是由于邪气亢盛、正气尚未虚衰、邪正之间剧烈抗争而导致的一系列病理变化。多见于外感的早、中期；食积停滞不化，痰涎壅盛，水湿泛滥，瘀血内阻等。《素问·玉机真脏论》有"脉盛、皮热、腹胀、前后不通、闷瞀"为"五实"证候的记载。现在一般认为壮热、狂躁、声高气粗、腹痛拒按、二便不通、脉实有力等，均属于"邪气盛则实"的临床表现。

（二）"虚"的病机

"虚"的病机，主要是由于正气不足，机体的脏腑、经络等组织器官及其生理功能减弱，抗御致病邪气的能力低下，所以邪正之间剧烈抗争的现象不明显，而导致一系列正气虚衰的病理变化。临床多见于素体虚弱或疾病的后期，或因大病、久病、大汗、吐利、大出血等耗伤机体的正气；或因致病邪气的久留而伤正等，均可导致正气虚衰而成虚证。《素问·玉机真脏论》中就有"脉细、皮寒、气少、泄利前后、饮食不入"为"五虚"证候的记载。现在一般认为神疲乏力、形容憔悴、神思恍惚、心悸气短、自汗盗汗、二便失禁、脉微弱无力；或五心烦热、畏寒肢冷等，均属于"精气夺则虚"的临床表现。

（三）病机的虚实错杂

因实致虚，是指本为实证，由于未及时治疗或治疗不当；或因年老体衰，不耐病邪侵袭；或因大汗、大吐、大泻、大出血等耗损了机体的气、血、津液而致虚证。

因虚致实，是指本为虚证，由于虚久不复，脏腑、经络等组织器官的生理功能减弱，气、血、津液等运行迟缓和代谢失常，以致形成食积、痰、水湿、瘀血等滞留体内，积聚而成实证。

虚实错杂，实际上都是在疾病的虚实转化中形成的虚实错杂。如因虚致实的虚实错杂，正虚是本、是因，邪实是标、是果；因实致虚的虚实错杂，邪实是本、是因，正虚是标、是果。

（四）虚实真假的病机

真虚假实，主要指病机的本质为"虚"，"实"是指临床上表现出来的假象。都为正气虚弱、气血不足，脏腑、经络等组织器官的功能减退、运化无力所致。如脾胃的运化功能减退，可引起腹胀满、疼痛；阴不敛阳，阳气外越时，可见精神兴奋、面红、烦躁等假实的征象。但因其本质是正虚，故必有虚象显露，如脉象的虚弱无力，舌质的胖嫩、光剥等。

真实假虚，主要是指病机的本质是"实"，"虚"是临床上表现出来的假象。都由于热结肠胃、痰食壅滞、湿热内蕴及大积大聚等实邪结聚、阻滞经络、气血不能畅达于外所致。如阳气不能达于表，则可见肢冷；气血郁聚于内，则可见精神委靡，不欲多言，肢体倦怠。但其本质是邪实，故必有邪实之征象可见。如脉滑数有力、舌苔黄糙等。

二、阴阳失调

阴阳失调，是指机体阴阳的平衡协调状态，由于某些因素的作用而遭到破坏，导致阴阳之间出现阴阳偏胜、阴阳偏衰、阴阳互损、阴阳格拒和阴阳亡失等情况，是对机体各种病理状态的高度概括。

阴阳失调之说，首见于《黄帝内经》。如《素问·阴阳应象大论》说的"阴胜则阳病，阳胜则阴病。阳胜则热，阴胜则寒"和《素问·调经论》说的"阳虚则外实、阴虚则内热；阳盛则外热、阴盛则内寒"等。

（一）阴阳偏胜

阴或阳的偏盛，主要是指"邪气盛则实"的实证病机。病邪侵入人体，在性质上，必从其类，即阳邪侵袭人体，则邪并于阳，而形成机体的阳偏胜；阴邪侵袭人体则邪并于阴，而形成机体的阴偏胜。

由于阴和阳是相互制约的，一般来说，阳长则阴消，阴长则阳消。所以阳偏胜必然会耗阴，从而导致阴液不足；阴偏盛也必然会损阳，从而导致阳气虚损。

1. 阳偏盛　阳主动，主升而为热，所以阳偏胜时，多见机体的功能活动亢奋、代谢亢进，机体反应性增强、热量过剩的病理状态。一般来说，阳胜的病机，多指阳气亢盛而阴液未虚的实热证。进一步发展，可成为阳盛阴虚之证。

阳胜的形成，多由于感受温热阳邪，或虽感受阴寒之邪，但入里从阳而化热，或情志内伤，五志过极而化火，或气滞、血瘀、食积等郁而化热所致。临床多见壮热、烦渴、面红、尿赤、便干、苔黄、脉数。若阳热亢盛过久，则必耗阴液，故阳盛实热病证，易于煎灼人体阴液，久之亦可导致人体津液不足、阴精亏损，转化为实热伤阴的病证，此即是"阳胜则阴病"。

2. 阴偏盛　阴主静,主内收而为寒,故在阴偏胜时,多见机体的功能活动代谢低下,热量不足,以及病理性代谢产物积聚等阴寒内盛的病理状态。一般来说,阴偏胜,都指阴邪偏盛而阳气未衰的寒实证,进一步发展可导致阳虚,则成为阴盛阳虚之证。

阴胜的形成,多由外感阴寒之邪,或过食生冷,阴寒内盛,遏抑机体的阳气,或由素体阳虚,阳不制阴,而致阴寒内盛。前者属实,后者则为虚实夹杂。此外,阴寒之邪壅盛,日久必伤阳气,故阴盛实寒病证,常可导致虚衰,出现机体生理功能活动减退情况,此即"阴胜则阳病"。

(二)阴阳偏衰

阴或阳的偏衰,是指"精气夺则虚"的虚证。所谓"精气夺",包括了机体的精、气、血、津液等基本物质的不足及其生理功能的减退,同时也包括了脏腑、经络等生理功能的减退和失调。

1. 阳偏衰　即是阳虚,是指机体阳气虚损,功能减退或衰弱,机体反应性低下,代谢活动减退,热量不足的病理状态。都由于先天禀赋不足,或后天饮食失调,或劳倦内伤,或久病损伤阳气所致。

阳气不足,一般以脾肾阳虚为主,尤以肾阳虚衰(命门之火不足)最为重要,这是由于肾阳为诸阳之本的缘故。由于阳气虚衰、阳虚不能制阴、阳气的温煦功能减弱、脏腑经络等组织器官的功能活动亦因之而减退,血和津液的运行迟缓,水液不化而阴寒内盛。这是阳虚则寒的主要机制。

阳虚则寒,临床可见面色苍白、畏寒肢冷、舌淡脉迟等寒象、亦可见到倦卧神疲、小便清长、下利清谷等虚象,以及由于阳虚气化无力、阳不化阴、水液代谢功能减退或障碍而导致的水湿停滞等病变。

2. 阴偏衰　即是阴虚,是指机体的精、血、津液等阴液亏耗,其滋养、宁静的作用减退。多由于阳邪伤阴、热邪炽盛伤津耗液,或因五志过极化火伤阴,或因久病耗伤阴液所致。

阴虚,虽然五脏皆可发生,但一般以肺、肝、肾之阴虚为主,其他脏腑之阴虚,久延不愈,最终亦多累及肺肾或者肝肾,所以临床上以肺肾阴虚与肝肾阴虚为多见。因为,肾阴为诸脏阴液之本,所以,肾阴不足在阴偏衰的病机中又占有极其重要的地位。

所谓阴虚则热,是指阴液不足,不能制约阳气,阳气相对亢盛,从而形成阴虚内热、阴虚火旺以及阴虚阳亢等病理表现。阴虚内热多有全身性虚热、五心烦热、骨蒸潮热、消瘦、盗汗、口干、舌红、脉细数;阴虚火旺都有咽干疼痛、牙龈肿痛、颧红升火、咳血或痰中带血等症;阴虚阳亢多见眩晕耳鸣、肢麻、肌肉颤动等症。

(三)阴阳互损

阴损及阳,系指由于阴液(精、血、津液)亏损,累及阳气生化不足,或阳气无所依附而耗散,从而在阴虚的基础上又导致了阳虚,形成了以阴虚为主的阴阳两虚病理状态。

阳损及阴,系指由于阳气虚损,无阳则阴无以生,久之则阴液生化不足,从而在阳虚的基础上又导致了阴虚,形成了以阳虚为主的阴阳两虚病理状态。

(四)阴阳格拒

阴阳格拒,是阴阳失调病机中比较特殊的一类病机,主要包括阴盛格阳和阳盛格阴两方面。主要由于某些原因引起阴和阳的一方盛极,因而壅盛于内,将另一方排斥格拒于外,迫使阴阳之间不相维系,从而形成真寒假热或真热假寒等复杂的临床现象。

阴盛格阳,即阴阳内外格拒。系指阴寒之邪盛极于内,逼迫阳气浮越于外,相互格拒、排斥的一种病理状态。其疾病的本质虽然是阴寒内盛,但由于其格阳于外,故其临床表现,反见面红烦热、欲去衣被、口渴、狂躁不安等热象。因其阴寒内盛、格阳于外所致,故为真寒假热。

此外,阴盛于下,虚阳浮越,亦可见面红如火,称为戴阳,亦是阳虚阴盛、阴阳之间不相维系的一种表现。

阳盛格阴,系指邪热内盛,深伏于里,阳气郁闭于内,格阴于外的一种病理状态。多见于热病的热盛至极,反见"热极似寒"的四肢厥冷、脉沉伏等寒象。由于其疾病之本质是热盛于里,而格阴于外,故称为真热假寒。这种四肢厥冷,又称之为"阳厥"或"热厥"。

(五) 阴阳亡失

阴阳的亡失,是机体的阴液或阳气因大量消耗而亡失,是生命垂危的一种病理状态。主要包括亡阳和亡阴两类。

亡阳,是指机体的阳气发生突然性脱失,导致全身功能突然衰竭的一种病理状态。都由外邪过盛、正不敌邪、阳气突然大量耗伤而脱失;或由于素体阳虚、正气不足,又加疲劳过度等多种因素所诱发;或过用汗法、阳随津枯、阳气外脱等所致。慢性消耗性疾病之亡阳,多由于阳气严重耗散而衰竭、虚阳外越所致。主症是大汗淋漓、汗稀而凉、肌肤手足逆冷、精神疲惫、神清淡漠,甚则昏迷、脉微欲绝等阳气欲脱之象。

亡阴,系指机体的阴液大量消耗或丢失,而致全身功能严重衰竭的一种病理状态。都由热邪炽盛,或邪热久留、煎灼阴液,或因慢性消耗性疾病、阴液耗竭所致。主症多见汗出不止,汗热而黏,手足温,喘渴烦躁,甚则昏迷谵妄,脉数无力、舌光绛无苔等。

由于阴与阳相互依存,故阴亡,则阳必无所依附而浮越于外,阴亡之后可迅速导致亡阳,"阴阳离决,精气乃绝",生命亦告终结。

三、气血失常

气血失调,是指气或血的亏损和各自的生理功能异常,以及气血之间互根互用的关系失调等病理变化。

气的失常主要包括气的生化不足、耗损过多或气的某些功能减退所导致的气虚,以及气的运动失常,即气机失调,形成气滞、气逆、气陷、气闭或气脱等病理状态。

血的失常,主要表现在两个方面:一为血的生化不足或耗伤太过,或血的濡养功能减退,从而形成血虚的病理状态;二为血的运行失常,或为血行迟缓,或为血行逆乱,从而导致血瘀、血热,以及出血等病理变化。

气属于阳,血属于阴,气与血之间具有阴阳相随、相互依存、相互为用的关系。一旦气血互根互用功能的失调,临床主要表现为气滞血瘀、气不摄血、气随血脱、气血两虚、气血失和和不荣经脉等几方面的症状。

(一) 气的失常

1. **气虚** 包括元气、宗气、卫气的虚损,以及气的推动、温煦、防御、固摄和气化功能的减退,从而导致机体的某些功能活动低下或衰退、抗病能力下降等衰弱的现象。多由先天禀赋不足,或后天失养,或劳伤过度而耗损("劳则气耗"),或久病不复,或肺、脾、肾等脏腑功能减退,气的生化不足等所致。

气虚的病理反映可涉及全身各个方面,如气虚则卫外无力,肌表不固,而易汗出;气虚则四肢肌肉失养,周身倦怠乏力;气虚则清阳不升、清窍失养而精神萎顿,头昏耳鸣;气虚则无力以率血行,则脉象虚弱无力或微细;气虚则水液代谢失调,水液不化,输布障碍,可凝痰成饮,甚则水邪泛滥而成水肿;气虚还可导致脏腑功能减退,从而表现一系列脏腑虚弱征象。

2. 气机失调　即气的升降出入运行失常,是指疾病在其发展过程中,由于致病因素的作用,导致脏腑经络之气的升降出入运动失常。

一般地说,气机失调的病机,可概括为气滞(即气的运行流通障碍)、气逆(即气的上升太过或下降不及)、气陷(即气不上升力量不足或下降力量过强)、气闭(气的外出受阻)、气脱(气失内导而散脱于外)等方面,现分述如下。

气滞,是指气机郁滞、气的运行不畅所致的病理状态。主要由于七情内郁,或因寒冷刺激,或痰湿、食积、瘀血等阻滞,影响了气的流通运行,形成局部或全身的气机不畅,导致某些脏腑经络的功能障碍。可引起局部的胀满或疼痛,形成血瘀、水湿、痰饮等病理产物。还可使某些脏腑功能失调,如肺气壅滞、肝郁气滞、脾胃气滞等。

气逆,是指气的上升过度、下降不及,而致脏腑之气逆上的病理状态。多由于情志所伤,或饮食寒温不适,或痰浊壅阻等因素所致。多见于肺、胃和肝等脏腑。如气逆在肺,则肺失肃降,肺气上逆,而发作咳逆,气喘;气逆在胃,则胃失和降,胃气上逆,发为恶心、呕吐,或呃逆、嗳气;气逆在肝,则肝气逆上、发为头痛而胀、胸胁胀满、易怒等症。若突然遭受惊恐刺激,肝肾之气或水寒之气循冲脉而上逆,则可形成"奔豚气"的病证。

一般来说,气逆于上多以实证为主,但也有因虚而气上逆者,如肺气虚而肃降无力,或肾气虚而失于摄纳,则都可导致肺气上逆;胃气虚,和降失职,亦能导致胃气上逆,此皆因虚而致气上逆之病机。

气陷,是以气的升举无力为主要特征的一种病理状态,多由气虚发展而来。若素体虚弱,或因久病耗伤,脾气虚损不足,致使清阳不升,中气下陷,则可产生胃下垂、肾下垂、子宫脱垂、脱肛等病证。

气闭与气脱,都是以气的出入异常,或为闭塞,或为脱失的严重病理状态,临床多表现为昏厥或亡脱等病证。

（二）血的失常

血的失常,主要表现在两个方面:一为血的生化不足或耗伤太过,或血的濡养功能减退,从而形成血虚的病理状态;二为血的运行失常,或为血行迟缓,或为血行逆乱,从而导致血瘀、血热,以及出血等病理变化。

血虚,主要指血液不足,或血的濡养功能减退,以致脏腑经脉失养的病理状态。多由于失血过多,新血不及补充;或因脾胃虚弱,饮食营养不足,生化血液功能减退而血液生成不足,以及久病不愈、慢性损耗而致血液暗耗等,均可导致血虚。

常见全身或某一局部的某些功能减退或营养不良,如肌肤爪甲失养、面色苍白、唇舌爪甲色淡、头昏眼花、两目干涩、心神不宁、心悸怔忡、视力减退、肢节屈伸不利、肢体或肌肤麻木等。

血瘀,指血液循行迟缓,或郁滞流通不畅,甚则血液瘀结停滞。多由于气机阻滞而血行受阻,或气虚无力行血;或痰浊阻滞脉道,血行不畅;或寒邪入血,则血寒而凝;或邪热入血,煎灼津液而成瘀;或因离经之血、瘀血阻滞血脉等。

血瘀的病机,主要是血行郁滞不畅或凝结而成瘀血,故血瘀阻滞于脏腑经络等某一局部时,则可导致脉络不通,痛有定点,得寒温而不减,甚则可形成肿块,同时面色黧黑、肌肤甲错,唇舌紫暗或见瘀点、瘀斑等症。

血热,指血分有热,血液运行加速,甚则血液妄行而致出血。都由于邪热入于血分所致。如外感温热邪气,或外感寒邪,入里化热,伤及血分,皆能导致血热;温热病的营分证和血分证;情志郁结,五志过极,郁久化火,伤及血分,亦可导致血热。如肝郁气滞,郁而化火,内火炽盛,郁结血分,即可形成血热证候。临床可见身热以夜间为甚,口干不欲饮,心烦或躁扰发狂,或衄血、吐血、尿血、月经提前、过多,舌质红绛,脉细数等症。

(三) 气血互根互用功能的失调

气属于阳,血属于阴,气与血之间具有阴阳相随、相互依存、相互为用的关系。一旦气血互根互用功能的失调,临床主要表现为气滞血瘀、气不摄血、气随血脱、气血两虚、气血失和和不荣经脉等几方面的症状。

气滞血瘀,是指由于气的运行郁滞不畅,以致血液循环障碍,继而出现血瘀的病理状态。都由于情志内伤,抑郁不遂,气机阻滞而成血瘀。亦可因闪挫外伤等因素伤及气血,而致气滞和血瘀同时形成。

气不摄血,主要指气虚不足,固摄血液的功能减退,而致血不循经,逸出于脉外,从而导致各种失血的病理状态。多与久病伤脾,脾气虚损,中气不足有关。临床常见便血、尿血、妇女崩漏等症,还见于皮下出血或紫斑等。

气随血脱,是指在大出血的同时,气亦随着血液的流失而脱散,从而形成虚脱的危象。临床常见冷汗淋漓、四肢厥冷、晕厥、脉芤或沉细而微。

气血两虚,是指气虚和血虚的同时存在的病理状态。多因久病耗伤,或先有失血,气随血衰;或先因气虚,血无以生化而日渐亏少,从而形成气血两虚病证。临床常见面色淡白或萎黄、少气懒言、疲乏无力、形体瘦怯、心悸失眠、肌肤干燥、肢体麻木等气血不足症状。

气血不荣经脉,主要指因为气血两虚,以致气血之间相互为用的功能失于和调,影响了经脉、筋肉和肌肤的濡养。常见肢体麻木不仁,或运动失灵,甚则不用或皮肤瘙痒,或肌肤干燥,甚则肌肤甲错等症。

四、津液代谢失常

津液代谢,是机体新陈代谢的重要组成部分。津液的正常代谢,不仅仅是维持津液在生成、输布和排泄之间的协调平衡,而且也是机体各脏腑组织器官进行正常生理活动的必要条件。因此,津液代谢的失常,必然会导致机体一系列生理活动的障碍。

津液代谢失常原因有两个:一是由于津液的生成不足或消耗过多,而致津液不足;二是由于津液的运行、输布和排泄障碍,而致体内的津液滞留,形成湿、痰、饮、水等病理产物。

第九节 防治原则

一、预防

中医学在治疗上历来防重于治。《素问·四气调神大论》中说:"圣人不治已病治未病;不治已乱治未乱。……夫病已成而后药之,乱已成而后治之,譬如渴而穿井,斗而铸锥,不亦晚乎。"所谓"治未病",可以概括为"未病先防"与"既病防变"两方面的内容。

未病先防,又称无病防病、无病先防。是指在人体未发生疾病之前,充分调动人的主观能动性增强体质,颐养正气,提高机体抗病能力,同时能动地适应客观环境,采取各种有效措施,做好预防工作,避免致病因素的侵害,以防止疾病的发生。古书《丹溪心法》曾称,"是故已病而后治,所以为医家之法;未病而先治,所以明摄生之理。"

未病先防,一是研究传统的养生方法,如针刺、气功、药物法等;二是研究综合的预防措施,如环境卫生管理、除灭疾病等;三是研究常见疾病的预防措施,如食疗、敷贴、中药等;四是运用现代科学手段整理中医预防措施,即通过开展中医药临床和实验研究,观察中医药预防措施的实际效果。

防病应该做到以下几个方面:增强正气、调养精神、健身锻炼、调节生活、营养调配、忌食或少食不利于治疗与康复的饮食,还可以采取药物预防的方法,并从各方面注意防止病邪的侵入。

二、治则

治则,是中医学在整体观念和辨证论治的指导下,对疾病的现状进行周密分析的基础上,确立的一套比较完整和系统的治疗原则理论,包括治病求本、扶正与祛邪、调整阴阳、调整脏腑功能、调整气血关系和因时、因地、因人制宜六个方面,其中包含着许多辩证法思想,用以指导具体的立法、处方、用药。治则是指导疾病治疗的总则;治法是治则的具体化,是治疗疾病的具体方法,如汗法、吐法、下法、和法、温法、清法、补法、消法等。治法中的益气法、养血法、温阳法、滋阴法都属于在扶正总则下的具体治法;治法中的汗法、吐法、下法、逐水法等,都属于祛邪总则下的具体治法。

(一) 治病求本

治病求本,首见于《素问·阴阳应象大论》的"治病必求于本"。告诫医者在错综复杂的临床表现中,要探求疾病的根本原因,宜采取针对疾病根本原因确定正确的治本方法。是几千年来中医临床辨证论治一直遵循的基本准则。

1."正治"与"反治" 正治和反治,出自《素问·至真要大论》的"逆者正治,从者反治"。在临床实践中,可以看到多数的疾病临床表现与其本质是一致的,然而有时某些疾病的临床表现则与其本质不一致,出现了假象。为此,确定治疗原则就不应受其假象的影响,要始终抓住对其本质的治疗。

(1)正治:是指疾病的临床表现与其本质相一致情况下的治法,采用的方法和药物与疾病的证象是相反的,又称为"逆治"。《素问·至真要大论》说:"寒者热之,热者寒之,温者清之,清者温之,散者收之,抑者散之,燥者润之,急者缓之,坚者软之,脆者坚之,衰者补之,强者泻之"此皆属正治之法。大凡病情发展较为正常病势较轻,症状亦较单纯的,多适用于本法,如风寒外感患者,用辛温解表法即属正治,胃寒而痛者,用温胃散寒法亦是正治法。

(2) 反治:是指疾病的临床表现与其本质不相一致情况下的治法,采用的方法和药物与疾病的证象是相顺从的,又称为"从治"。《素问·至真要大论》说:"微者逆之,甚者从之","逆者正治,从者反治"。是指反治法一般多属病情发展比较复杂、病势危重、出现假象症状才可运用。其具体应用有:热因热用、寒因寒用、塞因塞用、通因通用。

2. 标本缓急 "标"与"本",是中医治疗疾病时用以分析各种病证的矛盾,分清主次,解决主要矛盾的治疗理论。"标"即现象,"本"即本质。"标"与"本"是互相对立的两个方面。"标"与"本"的含义是多方面的。从正邪两方面来说,正气为本,邪气为标;以疾病而说,病因为本,症状是标;从病位内外而分,内脏为本,体表为标;从发病先后来分,原发病(先病)为本,继发病(后病)为标。总之,"本"含有主要方面和主要矛盾的意义,"标"含有次要方面和次要矛盾的意义。

疾病的发展变化,尤其复杂的疾病,常常是矛盾万千。因此,在治疗时就需要运用标本的理论,借以分析其主次缓急,便于及时合理地进行治疗。标本的原则一般是急则治其标,缓则治其本和标本同治三种情况。

(二) 扶正祛邪

邪正的盛衰变化,对于疾病的发生、发展及其变化和转归,都有重要的影响。疾病的发生与发展是正气与邪气斗争的过程。正气充沛,则人体有抗病能力,疾病就会减少或不发生;若正气不足,疾病就会发生和发展。因此,治疗的关键就是要改变正邪双方力量的对比,扶助正气,祛除邪气,使疾病向痊愈的方向转化。

扶正:就是使用扶正的药物或其他方法,以增加体质,提高抗病能力,以达到战胜疾病、恢复健康的目的。适用于正气虚为主的疾病,是《内经》"实则泻之"的运用。临床上根据不同的病情,有益气、养血、滋阴、壮阳等不同的方法。

祛邪:就是祛除体内的邪气,达到邪去正复的目的。适用于邪气为主的疾病,是《内经》"实则泻之"的运用。临床上根据不同的病情,而有发表、攻下、清解、消导等不同方法。

(三) 调整阴阳

疾病的发生,从根本上来说,是机体阴阳之间失于相对的协调平衡,故有"一阴一阳谓之道,偏盛偏衰谓之疾"的说法。调整阴阳,即是根据机体阴阳失调的具体状况,损其偏盛,补其偏衰,促使其恢复相对的协调平衡。

阴阳是辨证的总纲,疾病的各种病理变化均可以用阴阳的变化来说明,病理上的表里出入、上下升降、寒热进退、邪正虚实以及气血、营卫不和等等,都属于阴阳失调的表现。因此,从广泛的意义来讲,有解表攻里、越上引下、升清降浊、寒温热清、补虚泻实和调和营卫、调理气血等诸治法,亦皆属协调阴阳的范畴。是以《素问·阴阳应象大论》说:"审其阴阳,以别柔刚,阳病治阴,阴病治阳。定其血气,各守其乡。"指出了调整阴阳是重要的治则之一。

（四）因时、因地、因人制宜

因时、因地、因人制宜，是指治疗疾病，必须从实际出发，即必须从当时的季节、环境，人的体质、性别、年龄等实际情况，制订和确定适当的治疗方法。

因时制宜，指不同季节治疗用药要有所不同。《素问·六元正纪大论》说："用温运温，用热运热，用凉运凉，用寒运寒。"即谓夏暑之季应避免过用温热药，严寒之时应避免过用寒凉药。前者因酷暑炎炎、腠理开泄，用温热药要防开泄太过，损伤气津；后者因严寒凛冽，腠理致密，阳气内藏，用寒凉药要折伤阳气，故皆曰"远"之。

因地制宜，即根据不同地区的地理环境来考虑不同的治疗用药。如我国西北地高气寒、病多寒证，寒凉剂必须慎用，而温热剂则为常用；东南地区天气炎热，雨湿绵绵，病多温热、湿热，温热剂必须慎用，寒凉剂、化湿剂则为常用。

因人制宜，指治疗用药应根据患者的年龄、性别、体质、生活习惯等不同而不同。一般来说，成人药量宜大，儿童则宜小；形体魁梧者药量宜大，形体弱小者宜少；素体阳虚者用药宜偏温，阳盛者用药宜偏凉；妇人有经、带、胎、产之特点，用药与男子则更有异。

以上三者是密切相关而不可分割的。它既反映了人与自然界的统一整体关系，又反映了人与人之间的不同特点。在治疗疾病的过程中，必须将三者有机地结合起来，才能有效地治疗疾病。

（陈芳荣）

第三章 中药与方剂

方剂的概念:方,指医方;剂,古代作"齐",有调剂之义。方剂"是由单味药或若干味药物配合组成的药方"。中医的方剂不是用药物随意堆砌而成的,而是在辨证审因决定治法后,在该治法的指导下,按照一定的组成原则,选择药物,酌定合适的用量及剂型,精心配制而成的。它能对患者直接发挥治疗作用,是辨证论治的主要工具。因此方剂的定义可概括为:是由药物组成的,是在辨证审因、决定治法之后,选择适宜的药物,按着组方原则,酌定用量、用法,妥善配伍而成。方剂学是研究治法与方剂配伍规律及其临床运用的一门学科,是理、法、方、药的重要组成部分,是临床辨证之后进行治疗的主要措施。辨证是施治的基础,运用方剂或组方用药是施治的主要环节,方剂的组成与运用正确与否,对疾病的转归至关重要。

第一节 中药性能与用法

药物防病治病的基本作用,不外乎祛除病邪、扶正固本、协调脏腑经络功能,从而纠正阴阳偏胜偏衰的病理现象,使其在最大程度上恢复到正常状态。药物之所以能够针对病情,发挥上述基本作用,是由于各种药物各自具有若干特性和作用,前人也称之为药物的偏性,意思是说以药物的偏性纠正疾病所表现的阴阳偏盛或偏衰。中药治疗疾病的偏性是多种多样的,将其复杂的性质与功能概括起来,主要有性、味、归经、升降沉浮及有毒、无毒等方面,统称为药物的性能。

一、中药性能

药物都具有一定的性和味。性与味是药物性能的一个方面。药性是根据实际疗效反复验证然后归纳起来的,是从性质上对药物多种医疗作用的高度概括。至于药味的确定,是由口尝而得,从而发现各种药物所具不同滋味与医疗作用之间的若干规律性联系。因此,味的概念,不仅表示味觉感知的真实滋味,同时也反映药物的实际性能。

1. 四气和五味

(1)四气,即指药物具有寒、热、温、凉四种不同的药性。四气药性,寓有阴阳属性,即寒凉属阴,温热属阳。药性的寒热温凉是由药物作用于人体所产生的不同反应和所获得的不同疗效而总结出来的,这与所治疗疾病的性质是相对而言的。能够减轻或消除热证的药物,一般属于寒性或凉性,如黄芩、板蓝根对于发热口渴、咽痛等热证有清热解毒作用,表明这两种药物具有寒性。反之能够减轻或消除寒证的药物,一般属于温性或热性,如干姜、附子对于腹中冷痛、脉沉无力等寒证有温中散寒作用,表明这两种药物具有热性。《素问·至真要大论》云:"寒者热之,热者寒之",这是基本的用药规律。

(2) 五味的本义是指药物和食物的真实滋味。药食的滋味可以通过口尝而得。由于药食"入口则知味,入腹则知性",因此古人将药食的滋味与作用联系起来,并用滋味来解释药食的作用。药性的五味,是指药物有辛、甘、酸、苦、咸五种不同的味道,有些药物还具有淡味或涩味,因而实际上不止五种。但是,五味是最基本的五种滋味,所以仍然称为五味。总之,五味的含义既代表了药物味道的"味",又包含了药物作用的"味"。五味和其他一切事物一样,具有阴阳五行的属性,辛、甘、淡属阳,酸、苦、咸属阴。综合历代的用药经验,其作用如下分述。

1) 辛:具有发散、行气、行血作用。一般治疗表证的药物,如麻黄、薄荷,或治疗气血阻滞的药物,如木香、红花等都有辛味。

2) 酸:具有收敛、固涩的作用。一般具有酸味的药物多用于治疗虚汗、泄泻等证,如山茱萸、五味子涩精敛汗,五倍子涩肠止泻。

3) 甘:具有补益、和中、缓急等作用。一般用于治疗虚证的滋补强壮药,如党参、熟地;缓和拘急疼痛、调和药性的药物,如饴糖、甘草等,皆有甘味。甘味药多质润而善于滋燥。

4) 苦:具有泄和燥的作用。泄的含义甚广,有指通泄的,如大黄,适用于热结便秘;有指降泄的,如杏仁,适用于肺气上逆的喘咳;有指清泄的,如栀子,适用于热盛心烦等证。至于燥,则用于湿证。湿证有寒湿、热湿的不同,温性的苦味药如苍术,适用于前者;寒性的苦味药如黄连,适用于后者。此外,前人的经验,认为苦还有坚阴的作用,如黄柏、知母用于肾阴虚亏而相火亢盛的痿证,即具有泻火存阴(坚阴)的意义。

5) 咸:具有软坚散结、泻下的作用。多用于治疗瘰疬、痰核、痞块及热结便秘等证。如瓦楞子软坚散结、芒硝泻下通便等。

6) 淡:具有渗湿、利尿的作用。多用以治疗水肿、小便不利等证,如猪苓、茯苓等利尿药。

由于每种药物都同时具有性和味,因此必须将两者综合起来看。例如两种药物都是寒性,但是味不相同,一是苦寒,一是辛寒,两者作用就有差异。反过来说,假如两种药物都是甘味,但性不相同,一是甘寒,一是甘温,其作用也不一样。所以,不能把性与味孤立起来看。性与味显示了药物的部分性能,也显示出有些药物的共性。只有认识和掌握每一药物的全部性能,以及性味相同药物之间同中有异的特性,才能全面而准确地了解和使用药物。

2. 升降浮沉　是指药物作用于人体的不同趋向,在于说明药物在体内的作用趋向性能。药物的作用趋向是与疾病所表现的趋向相对而言的。从药物的质地、部位与升降浮沉的关系来看,一般花、叶、皮、枝等质轻的药物大多为升浮药;贝壳及质重者大多属沉降药。升与降、浮与沉都是相对立的作用趋向,升是上升、升提,降是下降、下逆,浮是升浮、上行发散,沉是下沉、下行泄利。药物具有升降浮沉的性能,可以调整脏腑气机的紊乱，使之恢复正常的生理功能，或作用于机体的不同部位，因势利导，祛邪外出，从而达到治愈疾病目的。总之，必须针对疾病发生部位有在上在下在表在里的区别，病热上有上逆下陷的区别，根据药物有升降浮沉的不同特性，恰当选用药物，这也是指导临床用药必须遵循的重要原则。然而，药物的升降浮沉并不是一成不变的，临床上往往受到炮制与配伍的影响而发生变化。药物的升降浮沉可受多种因素的影响，在一定的条件下甚至可以相互转化。因此，对药物的升降浮沉之性必须从多方面来分析，才能得到准确的认识。

3. 归经　指药物对于机体某部分的选择性作用——主要对某经（脏腑及其经络）或某几经发生明显的作用，而对其他经则作用较小，或没有作用。如同属寒性药物，虽然都具有清热作用，但其作用范围，或偏于清肺热，或偏于清肝热，各有所长。因此，将各种药物对机体各部分的治疗作用作进一步归纳，使之系统化，这便形成了归经理论。归经理论与临床实践密切相关，它是伴随着中医理论体系的不断发展而日臻完善的，如《伤寒论》创立了六经辨证系统，临床上便出现了六经用药的归纳方法。然而这些归类方法与脏腑辨证归经方法密切相关。归经理论只是概括药物性能的一个方面，临床应用时，还必须与四气五味、升降浮沉学说结合起来，以其指导中药的应用，才会收到预期的效果。

4. 有毒与无毒　历代本草书籍中，常在每一味药物的性味之下，标明其"有毒"、"无毒"。"有毒无毒"也可简称为"毒性"，也是药物性能的重要标志之一，它是确保用药安全必须注意的问题。对于毒性的概念，古今含义不同。西汉以前是以"毒药"作为一切药物的总称。正确对待中药毒性，还要重视中药中毒的临床报道。新中国成立以来，出现了大量中药中毒报告，故临床应用有毒中草药固然要慎重，就是"无毒"的，也不可掉以轻心。认真总结经验，既要尊重文献记载，更要注视临床经验，相互借鉴，才能全面深刻准确地理解掌握中药的毒性，以保证临床用药的安全有效。此外，还要注意患者的个体差异，适当增减用量，并说服患者不可自行服药。医药部门要抓好药品鉴别，防止伪品混入；加强剧毒中药的保管；严格剧毒中药的发放。通过各个环节的把关，以确保用药安全，避免药物中毒的发生。

常见中药有毒之品有如下几类：

（1）乌头类：包括乌头、附子、关白附、落地金钱、雪上一枝蒿及中成药玉真散、小活络丹、附子理中丸等，都含乌头碱，均可引起乌头类中毒。乌头味辛，性大热，大毒。如误服或服法不当（煎煮时间短，与酒同服或两次用药时间间隔过短等），可能引起中毒。乌头类药材供内服多经炮制，一般很少用生药内服，久煎后因乌头碱水解，毒性大为降低。

（2）砒霜类：包括雄黄、雌黄、信石（砒霜）均含有砷，可引起砷中毒，即砒霜中毒。砷中毒的剂量可因个体的耐受性不同而有显著的差异。

（3）汞类：包括朱砂、轻粉、白降丹、红升丹、枯痔散等过量使用均可引起汞中毒。内服过量的汞化物，对中枢神经有短暂兴奋作用，继而转入抑制，产生心力衰竭、休克或神经中枢麻痹而死亡。含汞中成药外用于大面积创伤或深部瘘管，应当警惕吸收中毒。

（4）铅类：包括铅丹、密陀僧，含铅的中成药除膏药外，尚有黑锡丹、四圣散、珍珠散等，均可引起铅类中毒。长期内服含铅中成药有显著积蓄作用。

(5) 马钱子类：包括马钱子(又名番木鳖)及含马钱子的中成药,有风痛片、疏风定痛丸、二分丸、九分散,过量久用均可引起马钱子分类中毒。马钱子主要毒理作用是对中枢神经有极强的兴奋作用,由于脊髓反射性兴奋显著亢进,引起肌肉强直性痉挛。对延脑的呼吸中枢和血管舒缩中枢也有兴奋作用,但中毒量则抑制呼吸中枢。

(6) 巴豆类：包括巴豆、巴豆霜及含巴豆或巴豆霜的中成药有保赤散、万应丹(散)、百效丸、胃痛粉、三物备急丸。巴豆性味辛热,有大毒。巴豆的毒性作用是其毒性蛋白能溶解红细胞,使红细胞变性、坏死。巴豆过量外用可引起急性皮炎。

(7) 蟾酥类：包括蟾酥、蟾酴及含蟾酥的中成药有六神丸、六应丸、外科蟾酥丸等。蟾酥性味辛、甘、温,有毒。外用适量,中毒主要是因药过量或煮食蟾酥所致。含蟾酥毒素,有类似洋地黄强心苷的药理作用,所以中毒症状与洋地黄中毒相似。

(8) 马兜铃类：酸性,源自马兜铃属植物的有马兜铃、青木香、天仙藤、广防己、关木通等,具有肾毒性作用。

二、中药用法

中药的用法,主要指常用汤剂的煎煮应当注意的事项以及各种药剂的服用方法。煎煮汤药是最为常用的一种制剂形式,煎煮用水和火候都有一定要求。用水必须洁净,一般可用清澈的泉水、河水及自来水,井水则须选择水质较好的。煎药时先用适量水在容器内浸药令匀,用水量应以淹没药物或稍高为度。至于火候的控制,则主要取决于不同于药物的性质和质地,通常发散药及其他芳香性药物都应避免久煎,应该用"武火"迅速煮沸数分钟后改用"文火"略煮即可,以避免久煮而致香气挥散,药性损失。而补益滋腻药物则大多可以较久煎煮,使有效成分充分溶出,药力安全。其他如贝壳、甲壳、化石及多数矿物药入汤更宜久煮。在一个处方中如果各个药物的性质和质地有显著差别,应分别先后,次第煎煮,其中的芳香药等则须待矿物、贝壳及某些根类药物先煮沸约10分钟后再放入。有些粉末状药物及细小的植物种子,可用纱布包裹煎煮,使不致浮散,以便饮服。若处方中有不宜煎煮的药物,可另行溶化(如芒硝)。然后同煎取的其他药液混合。较贵重的药物(如人参、三七、川贝母)通常多制成散剂与煎得的其他药物药液同服。胶质药物如鹿角胶、龟板胶等则当另行烊化然后混合其他药汁服用。

服药方法,汤剂都宜于温服;发散风寒药最好是热服;呕吐或药物中毒,宜小量频服;用于治法时,也有热药冷服或凉药热服的。丸、散等固体药剂,除特别规定以外,一般都用温开水吞服。

服药期间,也必须根据病情和药性而定。一般说来,滋补药宜在饭前服;驱虫药和泻下药大多在空腹时服;健胃药和对胃肠刺激性较大的药物宜于饭后服;其他药物一般也宜在饭后服;而安眠的药物则应在睡前服用。无论食前或饭后服药,都应略有间隔,如饭前后1~2小时左右,以免影响疗效。

一剂中药,每天通常服2次;而病重病急的可隔4小时服药1次,昼夜不停,使药力持续,利于顿挫病势。

第二节 方剂组成与剂型

一、方剂组成

方剂是在辨证立法的基础上选择合适的药物组合成方,但在配伍组成方面,还须遵循严格的原则。因为药物有性味归经的不同,功用各有所长,有的药物药性偏烈、毒性较大,能通过合理的配伍,增强或改变原有的功用,调其偏性,制其毒性,消除或减缓其对人体的不利因素,从而发挥药物的综合作用。"药有个性之专长,方有合群之妙用"。现归纳如下:

1. **君药** 是针对主病或主证起主要治疗作用的药物,是方剂组成中不可缺少的主药。

2. **臣药** 有两种意义。一是辅助君药加强治疗主病或主证的药物;二是针对兼病或兼证起主要治疗作用的药物。

3. **佐药** 有三种意义。一是佐助药,即配合君、臣药以加强治疗作用,或直接治疗次要症状;二是佐制药,即用以消除或减弱君、臣药的毒性和烈性;三是反佐药,即病重邪甚,可能拒药时,配用与君药性味相反而又能在治疗中起相成作用的药物。

4. **使药** 有两种意义。一是引经药,即能引方中诸药至病所的药物;二是调和药,即具有调和方中诸药作用的药物。

综上所述,可知除君药外,臣、佐、使药都各具两种以上意义。在遣药组方时并没有一定的程式,既不是每一种意义的臣、佐、使药都具备,也不是每药只任一职。每一方剂的具体药味多少,以及君、臣、佐、使是否齐备,全视病证大小与治疗要求的不同,以及所选药物的功用来决定。但是,每一方中必有君药,君药的药味较少,而且不论何药在作为君药时其用量比作为臣、佐、使药应用时要大。这是一般情况下组方的原则。遣药组方时,既要考虑到药与病合,更要考虑到如何按照组成原则将方药配伍组合成为一个有机的整体,使之更好地治疗疾病而不诛伐无过,是需要充分运用中医理论为指导,进行周密设计的。

二、方剂剂型

剂型是指药物制剂的型态,它是根据药物性质和临床要求,为使药物发挥最大疗效,减少毒副作用,便于生产、运输、贮存和应用而制成的具有一定质量标准的制剂。由于中药材品种极多、性质差别悬殊、临床要求不同,以及药物相互作用关系复杂等原因,必须将药物制成各种剂型,才能满足临床的需要。中药剂型种类繁多,既有传统的丸、散、膏、丹、汤、酒、胶、露;也有现代创新的片剂、针剂、冲剂、浸膏、流浸膏以及橡皮膏等。现将主要中药剂型简介如下。

1. **汤剂(汤液)** 为最常用、最重要的重要剂型。将药物配齐后,用水或黄酒,或水酒各半浸透后,再煎煮一定时间,然后去渣取汁,称为汤剂,一般作内服用,如麻黄汤、大承气汤等。汤剂的特点是吸收快,能迅速发挥疗效,而且便于加减使用,能较全面、灵活地照顾到每一个患者或各种病证的特殊性。

2. 散剂　系指一种或多种药物混合制成的粉末状剂型，分为内服散剂和外用散剂。特点是制作简单，治疗范围广。主要缺点是有不良气味，不便吞服和容易污染发霉，芳香性成分容易挥散而影响疗效。

3. 丸剂　系指药物细粉或药物的提取物加适宜的粘合剂或辅料制成的球形剂型。丸剂常分为蜜丸、水丸、糊丸、浓缩丸、蜡丸等。

（1）蜜丸：系指药物细粉用蜂蜜为粘合剂制成的丸剂，根据形态大小和制法不同，有大蜜丸、小蜜丸和水蜜丸3种。主要特点是：含药量少、崩解吸收缓慢、作用缓和，适合于治疗慢性疾病。其缺点是原药粉含量高，容易带进大量细菌、真菌，且吸潮性强，易变质。蜜丸的用法绝大多数为口服，少数可兼做外用。

（2）水丸：系指药物细粉用水（或根据制法用黄酒、醋、稀药汁、糖液等）粘合制成的丸剂。水丸较蜜丸容易崩解吸收，也较易吞服。必要时可包衣，有利贮存和服用，适于治疗多种疾病。主要缺点是有时崩解度不合格，尤其是放置后变硬，在体内难以及时崩解吸收。水丸的主要外观质量标准是圆整均匀，色泽一致，无阴阳面，用手抓之有燥爽样感觉。

（3）糊丸：系指药物细粉用米糊或面糊为粘合剂制成的丸药。含有刺激性较强的或有剧毒药的方剂，往往做成糊丸。主要特点是糊丸质地坚硬，粘合力强，崩解、溶解迟缓，作用缓慢，可以减轻毒剧药的不良反应和对胃肠的刺激。

（4）浓缩丸：系指药物或部分药物提取的清膏或浸膏，与适宜的辅料或药物细粉制成的丸剂。主要特点是部分药物被提取成浸膏，体积比蜜丸、水丸小得多，且长期存放不变质，便于服用和吸收，有利药效的发挥。

4. 膏剂　是将药物用水或植物油煎熬浓缩而成的剂型。有内服和外用两种。内服膏剂有流浸膏、浸膏、煎膏三种；外用膏剂又分为软膏剂和硬膏剂两种。

（1）流浸膏：用适当溶媒浸出药材中的有效成分后，将浸出液中一部分溶媒用低温蒸发除去，并调整浓度及含醇量至规定的标准而成的液体浸出剂型。

（2）浸膏：是含有药材中可溶性有效成分的半固体或固体浸出剂型。可分为两种：一种软浸膏为半固体，多供制片或制丸用；一种干浸膏为干燥粉末，可直接冲服或装入胶囊服用。

（3）煎膏（膏滋）：即将药材反复煎煮至一定程度后，去渣取汁，再浓缩，加入适当蜂蜜、冰糖或砂糖煎熬成膏。体积小，便于服用，又含有大量蜂蜜或糖，味甜而营养丰富，有滋补作用，适合久病体虚者服用。

（4）软膏：系用适当的基质与药物均匀混合制成一种容易涂于皮肤、黏膜的半固体外用制剂。软膏作用是局部的，适用于外科疮疡肿疖等疾病。

（5）硬膏（膏药）：系指植物油炸取药料有效成分后，与红丹炼制而成的外用剂型。以油和红丹为基质的黑膏最常用。主要特点是既可用于外科病的消肿、拔毒、生肌，又可通过外贴起内治作用，用于祛风寒、和气血，消痰痞、通经活络、祛风胜湿、治跌打损伤等。

5. 酒剂（药酒）　是以酒为溶媒，一般以白酒或黄酒浸制药物，或加温同煮，去渣取液供内服或外用。此剂多用于体虚补养、风湿疼痛或跌打扭伤等，酒剂不宜于阴虚火旺的消化道溃疡、肝病等患者。

6. 丹剂　一般说来,丹剂是指用水银、硝石、雄黄等矿物药加热升华或熔合方法制成的剂型,多作外用,且常与其他药物混合制成成药或制剂,亦可单独使用。分为内服、外用两种。

7. 糖浆剂　系指含有药材提取物的浓糖水剂型。主要特点:吸收较快,服用方便,味甜适口。尤其适用于儿童和虚弱患者服用。缺点是不易保存、运输、携带不便。

8. 茶剂　将药材与茶叶(或不用茶叶),共碾成粗末,必要时加粘合剂制成的块状剂型。用沸水泡服。多用于解表和中、治感冒挟食积等。

9. 露剂(药露)　系芳香性药材经水蒸汽蒸馏制成的澄明、芳香的液体剂型。气味清淡,便于口服。

10. 锭剂、饼剂　系指药物研成细末,单独或加适当的糊粉、蜂蜜与赋形剂混合后制成不同形状的一种固体制剂,可供外用或内服。

11. 条剂(纸捻)　为中医外科常用传统剂型。是将药材研成细末,混合均匀,用桑皮纸(或棉纸、植物纤维等)黏药膏后搓成细条,或用桑皮纸搓捻成黏一薄层面糊,再黏附药粉而成。主要用于插入疮口或瘘管内,以利引流脓液、拔毒去腐、生肌敛口。

12. 线剂(药线)　是将丝线或棉线置药液中浸煮,经干燥制成的外用剂型。用于结扎瘘管或赘肉,使其自行萎缩脱落。

13. 灸剂　系将艾叶捣碎如绒状,捻成一定大小的形状后,至于体表的某些俞穴或患部,点燃熏灼,使之发生温热或灼痛感觉,以达到预防或治疗目的的一种外用剂型。

14. 片剂　将中药加工或提炼后与辅料混合压制成圆片状剂型。片剂用量准确、体积小、味苦,或具恶臭的药物压片后再包糖衣,更易于服用。

15. 冲服剂　将中药提炼成稠膏,加入适量糖粉及其他辅料充分拌匀,揉搓成团状,制成颗粒。冲服剂易于吸潮,应置封闭容器中保存,一般用塑料袋分剂量包装备用。

16. 注射液(针剂)　是将中药经过提取、精制、配制等步骤而制成的灭菌溶液,供皮下、肌内、静脉注射等使用的一种制剂。具有剂量准确、作用迅速、给药方便、药物不受消化液和食物的影响、能直接进入人体组织等优点。

第三节　方剂分类

在方剂的分类方法上,历代医家见仁见智,从不同的角度对众多的方剂进行归类,由此形成了不同的方剂分类法。其中主要有"七方"说、"十剂"说、按病证分、按治法分、按主方分、按病因分。

"七方"之说,源于《内经》。其记载"七方"虽早,但并无具体的分类内容,至金代成无己在《伤寒明理论·药方论序》提出:"制方之用,大、小、缓、急、奇、偶、复七方是也"。这时才明确提出"七方"的名称,并将《内经》的"重方"改为"复方",于是后人引申为"七方",是最早的方剂分类法。"七方"应当是古代的一种组方理论。虽然迄今尚未见到按"七方"分类的方书,但"七方"这种以病邪轻重、病位高下、病势缓急、药味奇偶,以及病体强弱作为方剂分类的方法,对后世的方剂分类产生了积极的影响。

"十剂"说始于北齐徐之才,原是按功用归类药物的一种方法,如《本草纲目·序例》引《药对》曰:"药有宣、通、补、泄、轻、重、涩、滑、燥、湿",并于"宣可去壅"、"通可去滞"、"补可去弱"、"泄可去闭"、"轻可去实"、"重可镇怯"、"滑可去著"、"燥可去湿"、"湿可去燥"之后,各举数药为例。《伤寒方药明理论·序》中又进一步说:"制方之体,宣、通、补、泄、轻、重、涩、滑、燥、湿十剂是也。"至此,才正式有"十剂"这个名称。但对"十剂"的分类,还不足以完全概括临床常用方药,所以各家又有所增益。

以病证分类方剂要首推《五十二病方》,即按书中收载方剂所治病名而来。其后,如《太平圣惠方》、《普济方》、《医方考》、《兰台轨范》等都是按病证分类方剂的代表著。由于以上方剂的分类或失之过繁,或失之太简,又有将方剂按制法分类的方法。其中,具有代表性的当推明代张景岳。此外,明代施沛认为"仲景之书,最为群方之祖。"但是,这种以方剂组成药物为主要依据的分类,往往忽略了方剂始见的先后。清代汪昂著《医方考》,开创了新的综合分类法,将所选方剂分为补养、发表、涌吐、攻里、表里、和解、理气、理血、祛风、祛寒、清暑、利湿、润燥、泄火、除痰、消导、收涩、杀虫、明目、痈疡、经产及救急良方共 22 剂。之后吴仪洛的《成方切用》,张秉成的《成方便读》等,都仿其法而略加增删。这种分类法,概念比较清楚,切合临床应用。

第四节 常用方剂

一、解表类

凡以发散表邪、解除表证为主要功效的药物,称为解表药。凡以解表药为主组成,具有发汗、解毒、透疹等作用,治疗表证的方剂,称解表剂。属八法中之"汗法"。解表剂的定义包括三个部分:组成该类方剂的药物(解表药为主)、功效(发汗、解毒、透疹)及其治疗的适应证(治疗表证)。

(一)辛温解表类

辛温解表药因性味多属辛温,故以发散风寒为其主要作用。适用于外感风寒,恶寒、发热、无汗、头痛、身痛、舌苔薄白、脉浮紧等风寒表实证。代表药有麻黄、桂枝、紫苏、生姜、香薷、荆芥、防风、羌活、白芷、藁本、苍耳子、辛夷、葱白、胡荽、柽柳等。

辛温解表剂则以辛温解表药物为主组成,常用药物为麻黄、桂枝、苏叶、防风、荆芥等。常配伍宣肺止咳化痰药,若兼气滞者伍理气药,挟湿者伍祛湿药。功能主要发散风寒,以开泄腠理、疏散宣通肺卫之气,使汗液外泄,风寒之邪亦随汗而解。适应证为风寒表证。症见恶寒发热、头项强痛、肢体酸痛、口不渴、无汗或汗出,舌苔薄白,脉浮紧或浮缓。代表方剂如麻黄汤、桂枝汤、九味羌活汤、小青龙汤等。

麻 黄 汤

组成:麻黄(去节)6 g,桂枝 4 g,杏仁(去皮尖)9 g,炙甘草 3 g。
功用:发汗解表(为主),宣肺平喘(为辅)。
主治:外感风寒表证。恶寒发热,头身疼痛,无汗而喘,舌苔薄白,脉浮紧。

附方:
(1) 麻黄加术汤:主治:风寒湿痹,身体烦疼,无汗等。
(2) 麻杏苡甘汤:主治:风湿一身尽痛,发热,日晡所剧者。这里不是阴虚潮热,而是湿邪所致的潮热。日晡:下午三点到七点。
(3) 大青龙汤:功用:发汗解表,清热除烦。(外有表寒,内有里热)主治:外感风寒,不汗出而烦躁,身疼痛,脉浮紧。用大青龙汤治之,中病即止。
(4) 三拗汤:功用:宣肺解表。主治:感冒风邪,鼻塞声重,语音不出,咳嗽胸闷。
(5) 华盖散:功用:宣肺解表,祛痰止咳。主治:肺感风寒,咳嗽上气,痰气不利,脉浮数者。

桂 枝 汤

组成:桂枝9g,芍药(白芍)9g,甘草6g,生姜9g,大枣3枚。
功用:解肌发表,调和营卫。
主治:外感风寒表虚证。头痛发热,汗出恶风,鼻鸣干呕,苔白不渴(鉴别症状,又如小便自利。这里主要用于与外感风热证相比较),脉浮缓或浮弱者。

九 味 羌 活 汤

组成:羌活、防风、苍术各5g,细辛1g,川芎、白芷、生地黄、黄芩、甘草各3g。
功用:发汗祛湿,兼清里热。
主治:外感风寒湿邪,兼有里热证者。恶寒发热,肌表无汗,头痛项强,肢体酸楚疼痛,口苦微渴,舌苔白或微黄,脉浮。

小 青 龙 汤

组成:麻黄去节9g,芍药9g,细辛3g,干姜3g,甘草炙6g,桂枝(去皮)6g,半夏9g,五味子3g。
功用:解表蠲饮,止咳平喘。
主治:风寒客表,水饮内停。恶寒发热,无汗,喘咳,痰多而稀;或痰饮喘咳,不得平卧;或身体痛重,头面四肢水肿(后三者为内饮的证候),舌苔白滑,脉浮者。

(二) 辛凉解表类

辛凉解表药性味多为辛凉,发散作用亦较辛温解表药缓和,以宣散风热为其主要作用。适用于外感风热所致的发热、微恶风寒、咽干口渴、舌苔薄黄、脉浮数等证。代表药物有薄荷、牛蒡子、蝉蜕、淡豆豉、桑叶、菊花、蔓荆子、葛根、柴胡、升麻、浮萍、木贼等。辛凉解表剂适用于外感风热证,主要症状为发热,有汗,微恶风寒,头痛,口渴,咽痛,或咳嗽,舌苔薄白或兼微黄,脉浮数等。代表方剂如桑菊饮、银翘散、麻黄杏仁甘草石膏汤等。

桑 菊 饮

组成:桑叶7.5g,菊花3g,杏仁6g,连翘5g,薄荷2.5g,桔梗6g,生甘草2.5g,芦苇根6g。

功用:疏风清热,宣肺止咳。

主治:风温初起。但咳,身热不甚,口微渴。

银翘散

组成:连翘9g,银花9g,苦桔梗6g,薄荷6g,竹叶4g,生甘草5g,荆芥穗5g,淡豆豉5g,牛蒡子6g。

功用:辛凉透表,清热解毒。

主治:温病初起。发热无汗,或有汗不畅,微恶风寒,头痛口渴,咳嗽咽痛,舌尖红,苔薄白或微黄,脉浮数。

麻黄杏仁甘草石膏汤

组成:麻黄(去节)5g,杏仁9g,灸甘草6g,石膏18g。

功用:辛凉宣泄,清肺平喘。

主治:外感风邪。身热不解,咳逆气急鼻痛,口渴,有汗或无汗,舌苔薄白或黄,脉滑而数者。

(三)扶正解表剂

适用于体质素虚又感外邪而致的表证。代表方剂如败毒散、再造散、加减葳蕤汤、葱白七味饮等。

败毒散

组成:柴胡,前胡,川芎,枳壳,羌活,独活,茯苓,桔梗,人参各一两,甘草半两。

功用:发汗解表,散风祛湿。

主治:感冒风寒湿邪。憎寒壮热,头项强痛,肢体酸痛,无汗,鼻塞声重,咳嗽有痰,胸膈痞满,舌苔白腻,脉浮濡,或浮数而重取无力。

再造散

组成:黄芪6g,人参3g,桂枝3g,甘草1.5g,熟附子3g,细辛2g,羌活3g,防风3g,川芎3g,煨生姜3g。

功用:助阳益气,发汗解表。

主治:阳气虚弱。感冒风寒,头痛身热恶寒,热轻寒重,无汗肢冷,倦怠嗜卧,面色苍白,语言低微,舌淡苔白,脉沉无力,或浮大无力等证。

加减葳蕤汤

组成:生葳蕤9g,生葱白6g,桔梗5g,东白薇3g,淡豆豉9g,苏薄荷5g,灸甘草1.5g,红枣2枚。

功用:滋阴清热,发汗解表。

主治:素体阴虚,感受外邪。头痛身热,微恶风寒,无汗或有汗不多,舌赤脉数,咳嗽心烦,口渴,咽干等症。

葱白七味饮

组成:葱白9g,干葛9g,新豉6g,生姜6g,生麦门冬9g,干地黄9g。

功用:养血解表。

主治:病后阴血亏虚,调摄不慎,感受外邪。或失血之后,复感冒风寒,头痛发热,微寒无汗。

二、泻下类

泻下药指凡能引起腹泻或滑利大肠、促使排便的药物称泻下药。泻下药能通利大便,排除积滞、水饮及其他有害物质,有的还能使实热下泄。适用于大便秘结、肠道积滞、实热内结及水肿停饮等实证。根据其作用与适应证的不同,可分为攻下药、润下药和峻下逐水药三类。攻下药有大黄、芒硝、番泻叶、芦荟等;润下药的代表药有火麻仁、郁李仁;峻下逐水药代表药则为甘遂、大戟、芫花、巴豆、牵牛子、商陆、千金子。

泻下剂指凡以泻下药为主组成,具有通导大便、排除肠胃积滞、荡涤实热,或攻逐水饮、寒积等作用,以治里实证的方剂,统称泻下剂。属"下法"的范畴。

(一) 寒下剂

适用于里热与积滞互结之实证。证见大便秘结、腹部或满或胀或痛,甚或潮热,苔黄、脉实等。本类方剂以攻下积滞、荡涤实热为目的,代表方如大承气汤,大陷胸汤。

大 承 气 汤

组成:大黄12g,芒硝9g,厚朴炙15g,枳实12g。

功用:峻下热结。

主治:

(1) 阳明腑实证。大便不通,频转矢气,脘腹痞满,腹痛拒按,按之硬,甚或潮热谵语,手足濈然汗出,舌苔黄燥起刺,或焦黑燥裂,脉沉实。

(2) 热结旁流。下利清水,色纯清,脐腹疼痛,按之坚硬有块,口舌干燥,脉滑实。

(3) 里热实证之热厥、痉病或发狂等。

大 陷 胸 汤

组成:大黄10g,芒硝10g,甘遂1g。

功用:泻热逐水。

主治:水热互结之结胸证。从心下至少腹硬满而痛不可近。大便秘结,日哺小有潮热,或短气躁烦,舌上燥而渴,脉沉紧,按之有力。

(二) 温下剂

适用于因寒成结之里实证,症见大便秘结,脘腹胀痛,腹痛喜温,手足不温,甚或厥冷,脉沉紧等。代表方有大黄附子汤、温脾汤、三物备急丸。

大 黄 附 子 汤

组成:大黄9g,附子9g,细辛3g。

功用:温补脾阳,攻下冷积。

主治:脾阳不足。冷积便秘,或久利赤白,腹痛,手足不温,脉沉弦。

温 脾 汤

组成:大黄12g,附子9g,干姜6g,人参9g,甘草3g。

功用:攻下冷积,温补脾阳。

主治:脾阳不足。冷积便秘,或久利赤白,腹痛,手足不温。

三 物 备 急 丸

组成:大黄、干姜、巴豆。

功用:攻逐寒积。

主治:寒实冷积。卒然心腹胀痛,痛如锥刺,气急,大便不通。

(三) 润下剂

适用于肠燥便秘之证,能润燥滑肠,促使大便排出。代表方如麻子仁丸、济川煎。

麻子仁丸(约脾丸)

组成:麻子仁20g,芍药250g,枳实250g,大黄500g,厚朴250g,杏仁250g。

功用:润肠泻热,行气通便。

主治:肠胃燥热,津液不足。大便干结,小便频数。

济 川 煎

组成:当归9～15g,牛膝6g,肉苁蓉6～9g,泽泻4.5g,升麻3g,枳壳3g。

功用:温肾益精,润肠通便。

主治:老年肾虚。大便秘结,小便清长,头目眩晕,腰膝酸软。

(四) 逐水剂

适用于水饮壅盛于里之实证。本类方剂具有攻逐水饮的作用,能使体内积水通过大小便排出,从而达到消除积水肿胀的目的。代表方有十枣汤、舟车丸。本类方剂多有毒性,逐水之力峻猛,虚人慎用。

十 枣 汤

组成:芫花,甘遂,大戟各等分。

功用:攻逐水饮。

主治:

(1) 悬饮。咳唾胸胁引痛,心下痞硬,干呕短气,头痛目眩,或胸背掣痛不得息,脉沉弦。

(2) 实水。一身悉肿,尤身半以下为重,腹胀喘满,二便不利。

舟 车 丸

组成:黑丑120g,甘遂、芫花、大戟各30g,大黄60g,陈皮、青皮、木香、槟榔各15g,

轻粉 3 g。

功用:行气逐水。

主治:用于水热内壅,气机阻滞。水肿水胀,口渴,气粗,腹坚,大小便秘,脉沉数有力。

疏凿饮子

组成:泽泻 12 g,赤小豆 15 g,商陆 6 g,羌活 9 g,大腹皮 15 g,椒目 9 g,木通 12 g,秦艽 9 g,槟榔 9 g,茯苓皮 30 g。

功用:泻下逐水,疏风发表。

主治:水湿壅盛。遍身水肿,喘呼口渴,二便不利。

(五) 攻补兼施剂

适用于里实正虚而大便秘结者。代表方如新加黄龙汤、增液承气汤。

新加黄龙汤

组成:细生地 15 g,生甘草 6 g,人参 4.5 g,生大黄 9 g,芒硝 3 g,玄参 15 g,麦冬 15 g,当归 4.5 g,海参 2 条,姜汁 6 匙。

功用:滋阴益气,泻结泄热。

主治:热结里实,气阴不足。大便泌结,腹中胀满而硬,神疲少气,口干咽燥,唇裂舌焦,苔焦黄或焦黑燥裂。

增液承气汤

组成:玄参 30 g,麦冬 25 g,细生地 25 g,大黄 9 g,芒硝 5 g。

功用:滋阴增液,泄热通便。

主治:阳明温病,热结阴亏。燥屎不行,下之不通者。

三、和解剂

凡是采用调和的方法,以解除少阳半表半里之邪、肝脾功能失调、上下寒热互结者,统称和解剂,属于八法中"和"法的范畴。

(一) 和解少阳剂

适用于邪在足少阳胆经,症见往来寒热,胸胁苦满,心烦喜呕,默默不欲饮食,以及口苦、咽干、目眩等。代表方如小柴胡汤,蒿芩清胆汤。

小柴胡汤

组成:柴胡 12 g,黄芩 9 g,人参 6 g,炙甘草 5 g,半夏 9 g,生姜 9 g,大枣 4 枚。

功用:和解少阳。

主治:(1) 伤寒少阳证。往来寒热,胸胁苦满,嘿嘿不欲饮食,心烦喜呕,口苦,咽干,目眩,舌苔薄白,脉弦者。

(2) 妇人伤寒,热入血室,以及疟疾、黄疸与内伤杂病而见少阳证者。

蒿芩清胆汤

组成:青蒿6g,淡竹茹9g,仙半夏5g,赤茯苓9g,黄芩6g,生枳壳5g,陈广皮5g,碧玉散9g。

功用:清胆利湿,和胃化痰。

主治:寒热如疟,寒轻热重。口苦胸闷,吐酸苦水,或呕黄涎而黏,甚则干呕呃逆,胸胁胀疼,舌红苔白,间现杂色,脉数而右滑左弦者。

(二)调和肝脾剂

适用于肝气郁结,横犯胃脾,或脾虚不运,影响肝不疏泄,而致胸闷胁痛,脘腹胀痛,不思饮食,大便泄泻,甚则寒热往来等肝脾不和证。代表方如四逆散、逍遥散、痛泻要方等。

四 逆 散

组成:甘草6g,枳实6g,柴胡6g,芍药6g。

功用:透邪解郁,疏肝理脾。

主治:少阴病,四逆之证。或咳,或悸,或小便不利,或腹中痛,或泄利下重。

逍 遥 散

组成:柴胡,当归,白芍,白术,茯苓,甘草。

功用:疏肝解郁,健脾和营。

主治:肝郁血虚,而致两胁作痛,寒热往来,头痛目眩,口燥咽干,神疲食少,月经不调,乳房作胀,脉弦而虚者。

痛泻要方(原名白术芍药散)

组成:白术90g,白芍60g,陈皮45g,防风60g。

功用:补脾泻肝。

主治:肠鸣腹痛,大便泄泻,泻后仍腹痛,舌苔薄白,脉两关不调,弦而缓。

(三)调和肠胃剂

适用于邪犯肠胃,寒热夹杂,升降失常,而致心下痞满,恶心呕吐,脘腹胀痛,肠鸣下利等证。代表方如半夏泻心汤。

半 夏 泻 心 汤

组成:半夏9g,黄芩6g,干姜6g,人参6g,炙甘草6g,黄连3g,大枣12枚。

功用:和胃降逆,开结除痞。

主治:胃气不和。心下痞满不痛,干呕或呕吐,肠鸣下利,舌苔薄黄而腻,脉弦数。

四、清热类

凡以清泄里热为主要作用的药物,称为清热药。清热药性属寒凉,具有清热泻火、解毒、凉血、清虚热等功效,主要用于热病高热、热痢、痈肿疮毒,以及阴虚内热等所呈现出的各种里热证候。根据清热药的主要性能,大体分为五类:

1) 清热泻火药:能清气分热,对气分实热证,有泻火泄热的作用。以石膏、知母、芦根、天花粉、竹叶、栀子、夏枯草、淡竹叶、寒水石、鸭跖草、谷精草、密蒙花、青葙子为代表。

2) 清热燥湿药:偏于苦燥,有清热燥湿的作用,可用于实热病证。代表药物有黄芩、黄连、黄柏、龙胆草、苦参等。

3) 清热凉血药:主要入血分,能清血分热,对血分实热有凉血清热作用。代表药有犀角、生地黄、玄参、牡丹皮、赤芍、紫草等。

4) 清热解毒药:有清热解毒作用,常用于瘟疫、毒痢及痈肿、疮毒等热毒病证。代表药为金银花、连翘、蒲公英、紫花地丁、大青叶、青黛、穿心莲、牛黄、蚤休、拳参、半边莲、垂盆草、土茯苓、鱼腥草、射干、山豆根、马勃、马齿苋、白头翁、秦皮、鸦胆子、红藤、败酱草、白花蛇舌草、熊胆、白蔹、白鲜皮、漏芦、山慈菇、四季青、金荞麦、地锦草、白毛夏枯草、绿豆等。

5) 退虚热药:能清虚热,退骨蒸,常用于午后潮热、低热不退等证。代表药为清蒿、白薇、地骨皮、银柴胡、胡黄连等。

凡以清热药为主组成,具有清热、泻火、凉血、解毒、滋阴透热等作用的方剂,统称清热剂。属于"八法"中的"清"法。

(一) 清气分热剂

具有清热除烦、生津止渴的作用,适用于热在气分,热盛津伤,或气阴两伤之证。主证见有壮热烦渴、大汗、恶热、脉洪大等;或热病后气分余热未清,气阴皆伤,症见身热多汗、心胸烦闷、口干舌红等。代表方有白虎汤、竹叶石膏汤。

白 虎 汤

组成:石膏30g,知母9g,甘草3g,粳米9g。

功用:清热生津。

主治:阳明气分热盛证。壮热面赤,烦渴引饮,汗出恶热,脉洪大有力,或滑数。

竹叶石膏汤

组成:竹叶15g,石膏30g,半夏9g,麦冬15g,人参5g,甘草3g,粳米15g。

功用:清热生津,益气和胃。

主治:伤寒、温病、暑病之后,余热未清,气津两伤证。身热汗多,心胸烦闷,气逆欲呕,口干喜饮,或虚烦不寐,舌红苔少,脉虚数。

(二) 清营凉血剂

具有清营透热、凉血散瘀、清热解毒的作用。适用于邪热传营,热入血分诸证。代表方为清营汤、犀角地黄汤。

清 营 汤

组成:犀角2g,生地黄15g,元参9g,竹叶心3g,麦冬9g,丹参6g,黄连5g,银花

9 g,连翘 6 g。

功用:清营透热,养阴活血。

主治:邪热传营。身热夜甚,神烦少寐,时有谵语,目常喜开或喜闭,口渴或不渴,斑疹隐隐,脉数,舌绛而干。

犀角地黄汤

组成:水牛角 3 g,生地黄 30 g,芍药 12 g 牡丹皮 9 g。

功用:清热解毒,凉血散瘀。

主治:(1)热伤血络。吐血,衄血,便血,尿血等,舌红绛,脉数。

(2)蓄血留瘀。善忘如狂,漱水不欲咽,胸中烦痛,自觉腹满,大便色黑易解等。

(3)热扰心营。昏狂谵语,斑色紫黑,舌绛起刺。

(三)清热解毒剂

具有清热、泻火、解毒的作用,适用于三焦火毒热盛,以及上中二焦邪郁生热,胸膈热聚,或风热疫毒发于头面等证。代表方有黄连解毒汤,普济消毒饮。

黄连解毒汤

组成:黄连 9 g,黄芩、黄柏各 6 g,栀子 9 g。

功用:泻火解毒。

主治:一切实热火毒,三焦热盛之证。大热烦躁,口燥咽干,错语,不眠;或热病吐血,衄血;或热甚发斑,身热下痢,湿热黄疸;外科痈疡疔毒,小便黄赤,舌红苔黄,脉数有力。

普济消毒饮

组成:黄芩(酒炒)、黄连(酒炒)各 15 g,陈皮、生甘草、玄参、柴胡、桔梗各 6 g,连翘、板蓝根、马勃、牛蒡子、薄荷各 3 g,僵蚕、升麻各 2 g。

功用:清热解毒,疏风散邪。

主治:大头瘟。风热疫毒之邪,壅于上焦,发于头面,恶寒发热,头面红肿焮痛,目不能开,咽喉不利,舌燥口渴,舌红苔黄,脉数有力。

(四)气血两清剂

具有清气凉血,泻火解毒作用,适用于疫毒或热毒充斥内外,气分、血分均受干扰之证。代表方如清瘟败毒饮。

清瘟败毒饮

组成:生石膏;小生地,乌犀角,真川连,栀子、桔梗、黄芩、知母、赤芍、玄参、连翘、竹叶、甘草、丹皮。

功用:清热解毒,凉血泻火。

主治:瘟疫热毒,充斥内外,气血两燔。大热渴饮,头痛如劈,干呕狂躁,谵语神昏,视物错瞀,或发斑疹,或吐血、衄血,四肢或抽搐,或厥逆,脉沉数,可沉细而数,或浮大而数,舌绛唇焦。

(五) 清脏腑热剂

具有清解脏腑、经络邪热的作用,适用于不同脏腑邪热偏盛,而产生不同的火热证候。因此本类方剂是各按所属脏腑火热证候不同,分别使用不同的清热方药。代表方如导赤散、龙胆泻肝汤、泻白散、泻胃散、清胃散、玉女煎、白头翁汤、芍药汤。

导 赤 散

组成:生地黄、木通、生甘草各等份。

功用:清心养阴,利水通淋。

主治:心经热盛。心胸烦热,口渴面赤,意欲饮冷,以及口舌生疮,或心热移于小肠,症见小溲赤涩刺痛。

龙 胆 泻 肝 汤

组成:龙胆草6g,黄芩9g,栀子9g,柴胡6g,泽泻12g,木通9g,当归3g,生地黄9g,生甘草6g,车前子9g。

功用:泻肝胆实火,泻下焦湿热。

主治:肝胆实火上炎证。症见头痛目赤,胁痛口苦,耳聋,耳肿;或湿热下注,症见阴肿,阴痒,筋痿阴汗,小便淋浊;或妇女湿热带下等。

主治:肝火犯胃。症见胁肋胀痛,嘈杂吞酸,呕吐口苦,舌红苔黄,脉弦数。

泻 白 散

组成:地骨皮、桑白皮各30g,炙甘草3g。

功用:清泻肺热,平喘止咳。

主治:肺热咳嗽。甚者气急欲喘,皮肤蒸热,日晡尤甚,舌红苔黄,脉细数。

清 胃 散

组成:生地黄12g,当归身6g,牡丹皮9g,黄连5g,升麻6g。

功用:清胃凉血。

主治:胃火积热。牙痛牵引头脑,面颊发热,其齿喜冷恶热;或牙龈溃烂;或牙宣出血;或唇舌颊腮肿痛;或口气热臭,口干舌燥,舌红苔黄,脉滑大而数。

泻 黄 散

组成:藿香叶21g,山栀仁6g,石膏15g,甘草90g,防风120g。

功用:泻脾胃伏火。

主治:脾胃伏火证。口疮口臭,烦渴易饥,口燥唇干,舌红脉数,以及脾热弄舌等。

玉 女 煎

组成:石膏15~30g,熟地9~30g,麦冬6g,知母、牛膝各4.5g。

功用:清胃滋阴。

主治:胃热阴虚。头痛,牙痛,齿松牙衄,烦热干渴,舌红苔黄而干。亦治消渴、消谷善饥等。

芍药汤

组成:芍药15~20g,当归9g,黄连5~9g,槟榔、木香、甘草(炒)各5g,大黄9g,黄芩9g,官桂2~5g。

功用:清热解毒,调和气血。

主治:湿热痢。腹痛,便脓血,赤白相兼,里急后重,肛门灼热,小便短赤,舌苔黄腻。

白头翁汤

组成:白头翁15g,黄柏12g,黄连4~6g,秦皮12g。

功用:清热解毒,凉血止痢。

主治:热痢。腹痛,里急后重,肛门灼热,泻下脓血,赤多白少,渴欲饮水,舌红苔黄,脉弦数。

(六) 清虚热剂

具有养阴透热、清热除蒸的作用。适用于热病后期,邪留未尽,阴液已伤,出现暮热朝凉,舌红少苔;或由肝肾阴虚,以致骨蒸潮热或久热不退的虚热证。代表方剂是青蒿鳖甲汤、秦艽鳖甲散、清骨散等。

青蒿鳖甲汤

组成:青蒿6g,鳖甲15g,细生地12g,知母6g,丹皮9g。

功用:养阴透热。

主治:温病后期,阴液耗伤,邪伏阴分。夜热早凉,热退无汗,舌红苔少,脉细数。

秦艽鳖甲散

组成:柴胡、鳖甲(去裙襕,酥炙,用九肋者)、地骨皮各30g,秦艽、当归、知母各15g。

功用:滋阴养血,清热除蒸。

主治:风劳病。骨蒸盗汗,肌肉消瘦,唇红颊赤,午后潮热,咳嗽困倦,脉象微数。

清骨散

组成:银柴胡5g,胡黄连、秦艽、鳖甲、地骨皮、青蒿、知母各3g,甘草2g。

功用:清虚热,退骨蒸。

主治:阴虚内热,虚劳骨蒸。午后或夜间潮热,肢蒸心烦,嗌干盗汗,舌红少苔,脉细数。

五、祛暑类

凡以祛暑药物为主组成,具有祛除暑邪的作用,用以治疗暑病的一类方剂,统称祛暑剂。

(一) 祛暑清热剂

适用于夏月感受暑热之病,见有身热心烦、汗多口渴等证。常用祛暑清热药如西瓜翠衣、银花、扁豆花、荷叶等为主成方剂,代表方如清络饮。

清 络 饮

组成:鲜荷叶边 6 g,鲜银花 9 g,西瓜翠衣 6 g,鲜扁豆花 6 g,丝瓜皮 6 g,鲜竹叶心 6 g。

功用:清透暑热。

主治:暑热伤肺,邪在气分。身热口渴不甚,但头目不清,昏眩微胀,舌淡红、苔薄白。

(二) 祛暑解表剂

适用于暑气内伏,兼外感风寒,而见恶寒发热、无汗头痛、心烦口渴等证。常用祛暑药配解表药香薷为主成方剂,代表方如新加香薷饮。

新 加 香 薷 饮

组成:香薷 6 g,银花 9 g,鲜扁豆花 9 g,厚朴 6 g,连翘 9 g。

功用:祛暑解表,清热化湿。

主治:暑温初起,复感于寒。发热头痛,恶寒无汗,口渴面赤,胸闷不舒,舌苔白腻,脉浮而数者。

(三) 祛暑利湿剂

适用于感冒挟湿,见有身热烦渴、胸脘痞闷、小便不利等证,治当清暑热利小便为法。代表方如六一散、桂苓甘露散。

六 一 散

组成:滑石 180 g,甘草 30 g。

功用:祛暑利湿。

主治:感受暑湿。身热烦渴,小便不利,或泄泻。

桂 苓 甘 露 饮

组成:茯苓 30 g,甘草 6 g,白术 12 g,泽泻 15 g,官桂 3 g,石膏 30 g,寒水石 30 g,滑石 30 g,猪苓 15 g。

功用:祛暑清热,化气利湿。

主治:中暑受湿。发热头痛,烦渴引饮,小便不利,以及霍乱吐下。

(四) 清暑益气剂

适用于暑热伤气,津液受灼,见有身热烦渴、倦怠少气、汗多脉虚等证。代表方如王氏清暑益气汤,白虎加人参汤。

清暑益气汤

组成:西洋参 5g,石斛 15g,麦冬 9g,黄连 3g,竹叶 6g,荷梗 15g,知母 6g,甘草 3g,粳米 15g,西瓜翠衣 30g。

功用:清暑益气,养阴生津。

主治:暑热气津两伤。身热汗多,口渴心烦,小便短赤,体倦少气,精神不振,脉虚数。

六、温里类

凡能温散里寒,治疗里寒证的药物,称为温里药。温里药性味辛热,能温暖中焦,建运脾胃,散寒止痛;有的药物并有助阳、回阳的作用。适用于里寒证。代表药为附子、干姜、肉桂、吴茱萸、细辛、花椒、荜拨、荜澄茄、丁香、高良姜、小茴香、胡椒等。

凡以温热药为主组成,具有温里助阳、散寒通脉的作用,能除脏腑经络间寒邪,用于治疗阴寒在里的方剂,统称温里剂,属于"八法"中"温法"的范畴。

(一)温中祛寒剂

主治中焦虚寒证。常用干姜、吴茱萸、蜀椒、生姜等配伍补气健脾药组成方剂,代表方剂有理中丸、吴茱萸汤、小建中汤、大建中汤。

理 中 丸

组成:人参 6g,干姜 5g,白术 9g,甘草 6g。

功用:温中祛寒,补气健脾。

主治:

(1) 中焦虚寒,自利不渴,呕吐腹痛,不欲饮食,以及霍乱等。

(2) 阳虚失血。

(3) 小儿慢惊,病后喜唾涎沫,以及胸痹等由中焦虚寒所致者。

吴 茱 萸 汤

组成:吴茱萸 3g,人参 6g,大枣 12 枚,生姜 18g。

功用:温中补虚,降逆止呕。

主治:

(1) 胃中虚寒,食谷欲呕,胸膈满闷,或胃脘痛,吞酸嘈杂。

(2) 厥阴头痛,干呕吐涎沫。

(3) 少阴吐利,手足逆冷,烦躁欲死。

小 建 中 汤

组成:芍药(酒炒)18g,桂枝 9g,炙甘草 6g,生姜 10g,大枣 12 枚,饴糖 30g。

功用:温中补虚,和里缓急。

主治:虚劳里急证。腹中时痛,喜温喜按,舌淡苔白,脉细弦;或心中悸动,虚烦不宁,面色无华,或手足烦热,咽干口燥等。

大 建 中 汤

组成:蜀椒 3g,干姜 4.5g,人参 6g。

功用:温中补虚,降逆止痛。

主治:中阳衰弱,阴寒内盛。心胸中大寒,呕不能食,腹中寒上冲皮起,见有头足、上下痛而不可触近,舌苔白滑,脉细紧,甚则肢厥脉伏,或腹中辘辘有声。

(二)回阳救逆剂

主治阳气衰微,内外俱寒,甚至阴盛格阳或戴阳等证。代表方如四逆汤、回阳救急汤等。

四 逆 汤

组成:附子 5~10g,干姜 6~9g,甘草灸 6g。

功用:回阳救逆。

主治:

(1) 少阴病。症见四肢厥逆,恶寒蜷卧,呕吐不渴,腹痛下利,身衰欲寐,舌苔白滑,脉象微细。

(2) 太阳病误汗亡阳。

回 阳 救 急 汤

组成:熟附子 9g,干姜 5g,肉桂 3g,人参 6g,白术 9g,茯苓 9g,陈皮 6g,炙甘草 5g,五味子 3g,半夏制 9g。

功用:回阳救急,益气生脉。

主治:寒邪直中三阴,真阳衰微证。恶寒蜷卧,四肢厥冷,吐泻腹痛,口不渴,神衰欲寐,或身寒战栗,或指甲口唇发绀,或吐涎沫,舌淡苔白,脉沉微,甚或无脉等。

七、表里双解剂

凡以解表药配合泻下药或清热药、温里药等为主组成,具有表里同治作用,治疗表里同病的方剂,统称表里双解剂。

(一)解表攻里剂

适用于外有表邪,里有实积的证候。临床既有表寒或表热的症状,又有里实之证。

大 柴 胡 汤

组成:柴胡 15g,黄芩 9g,芍药 9g,半夏 9g,生姜 15g,枳实 9g,大枣 12枚,大黄 6g。

功用:和解少阳,内泻热结。

主治:少阳、阳明合病。往来寒热,胸胁苦满,呕不止,郁郁微烦,心下满痛或心下痞硬,大便不解或协热下利,舌苔黄,脉弦数有力。

防 风 通 圣 散

组成:防风、荆芥、连翘、麻黄、薄荷、川芎、当归、白芍、白术、山栀、大黄、芒硝各 15g,

石膏、黄芩、桔梗各 30 g,甘草 60 g,滑石 90 g。

功用:疏风解表,泻热通便。

主治:风热壅盛,表里俱实。憎寒壮热,头目昏眩,目赤筋痛,口苦口干,咽喉不利,胸膈痞满,咳呕喘满,涕唾稠黏,大便泌结,小便赤涩。

(二) 解表清里剂

适用于表证未解,里热已炽的证候。代表方如葛根黄芩黄连汤、石膏汤。

葛根黄芩黄连汤

组成:葛根 15 g,甘草 6 g,黄芩 9 g,黄连 9 g。

功用:解表清热。

主治:外感表证未解,热邪入里。身热,下利臭秽,肛门有灼热感,胸脘烦热,口干作渴,喘而汗出,苔黄脉数。

石 膏 汤

组成:石膏 30 g,黄连、黄柏、黄芩各 6 g,香豉 9 g,栀子 10 枚,麻黄 9 g。

功用:清热解毒,发汗解表。

主治:伤寒里热已炽,表证未解,壮热无汗,身体沉重拘急,鼻干口渴,烦躁不眠,神昏谵语,脉滑数或发斑。

(三) 解表温里剂

适用于外有表证而里有寒象的证候,临床兼见表寒和里寒的证候。代表方如五积散。

五 积 散

组成:白芷、川芎、炙甘草、茯苓、当归、肉桂、芍药、半夏各 90 g,陈皮、枳壳、麻黄各 180 g,苍术 720 g,干姜 120 g,桔梗 360 g,厚朴 120 g。

功用:发表温里,顺气化痰,活血消积。

主治:外感风寒,内伤生冷。身热无汗,头痛身痛,项背拘急,胸满恶食,呕吐腹痛,妇女血气不和,心腹疼痛,月经不调等属于寒性者。

八、补益类

凡以补益药为主组成,具有滋养、补益人体气血阴阳不足,用以治疗各种虚证的方剂,统称补益剂。属于"八法"中的"补法"范围。

(一) 补气类

凡具有补气功能,治疗气虚证的药物,称为补气药。代表药为人参、西洋参、党参、太子参、黄芪、白术、山药、扁豆、甘草、大枣、饴糖、蜂蜜等。补气剂则是治疗脾肺气虚的方剂。适用于肢体倦怠乏力,呼吸短气,动则气促,声低懒言,面色萎白,食欲不振,舌淡苔白,脉弱或虚大,甚或虚热自汗,或脱肛、子宫脱垂等。代表方如四君子汤、参苓白术散、补中益气汤、生脉散等。

四 君 子 汤

组成:人参10g,白术、茯苓各9g,炙甘草6g。
功用:益气健脾。
主治:脾胃气虚。面色萎白,语音低微,四肢无力,食少或便溏,舌质淡,脉细缓。

参 苓 白 术 散

组成:人参1kg,莲子肉500g,薏苡仁500g,细砂仁500g,桔梗500g,白扁豆750g,白茯苓1kg,甘草1kg,白术1kg,山药1kg。
功用:益气健脾,渗湿止泻。
主治:脾虚虚弱。食少,便溏,或泻,或吐,四肢乏力,形体消瘦,胸脘闷胀,面色萎黄,舌淡苔白,质淡红,脉虚缓。

补 中 益 气 汤

组成:黄芪15~20g,炙甘草5g,人参10g,当归10g,橘皮6g,升麻3g,柴胡3g,白术10g。
功用:补中益气,升阳举陷。
主治:
(1) 脾胃气虚。发热,自汗出,渴喜温饮,少气懒言,体倦肢软,大便稀溏,脉洪而虚,舌质淡,苔薄白。
(2) 气虚下陷。脱肛,子宫下垂,久泻,久痢,久疟等,以及清阳下陷诸证。

生脉散(又名生脉饮)

组成:人参10g,麦冬15g,五味子6g。
功用:益气生津,敛阴止汗。
主治:(1) 温热、暑热汗多,耗气伤液证。体倦气短,咽干口渴,脉虚细。
(2) 久咳肺虚,气阴两伤证。呛咳少痰,气短自汗,口干舌燥,苔薄少津,脉虚数或虚细。

(二) 补血类

凡能补血,主要用以治疗血虚证的药物,称为补血药。代表药有:当归、熟地黄、何首乌、白芍、阿胶、龙眼肉等。凡是以补血养血药物组合,用以治疗血虚病证的方剂,统称为补血剂。本类方,多以熟地、当归、芍药、阿胶等品为主要组成部分,代表方如四物汤、归脾汤、当归补血汤等。

四 物 汤

组成:当归10g,川芎8g,白芍12g,熟干地黄12g。
功用:补血调血。
主治:冲任虚损。月水不调,脐腹疼痛,崩中漏下。血瘕块硬,时发疼痛。妊娠胎动不安,血下不止,以及产后恶露不下,结生瘕聚,少腹坚痛,时作寒热。

当归补血汤

组成:黄芪 30 g,当归 6 g。

功用:补气生血。

主治:劳倦内伤,气弱血虚,阳浮外越。肌热面赤,烦渴欲饮,脉洪大而虚,以及妇人经行、产后血虚发热头痛。或疮疡溃后,久不愈合者。

归脾汤

组成:白术 30 g,茯神 30 g,黄芪 30 g,龙眼肉 30 g,酸枣仁 30 g,人参 15 g,木香 15 g,炙甘草 8 g,当归 3 g,远志 3 g。

功用:益气补血,健脾养心。

主治:

(1) 心脾两虚。思虑过度,劳伤心脾,气血不足。心悸怔忡,健忘不眠,盗汗虚热,食少体倦,面色萎黄,舌淡,苔薄白,脉细缓。

(2) 脾不统血。症见便血,以及妇女崩漏,月经超前,量多色淡,或淋漓不止,或带下。

(三) 气血双补剂

是治疗气血俱虚证的方剂。常以补气之人参、黄芪、白术,补血之熟地、当归、芍药等组成方剂,代表方如八珍汤、十全大补汤、人参养荣汤等。

八 珍 汤

组成:当归 10 g,川芎 5 g,白芍 8 g,熟地黄 15 g,人参 3 g,白术 10 g,茯苓 8 g,炙甘草 5 g。

功用:补益气血。

主治:气血两虚。面色苍白或萎黄,头晕目眩,四肢倦怠,气短懒言,心悸怔忡,饮食减退,舌淡苔薄白,脉细虚。

十全大补汤:八珍汤加黄芪、肉桂配成。功用:温补气血。主治:气血不足,虚劳咳嗽,食少遗精,脚膝无力,疮疡不敛,妇女崩漏等。

泰山磐石散

组成:人参 3~5 g,黄芪 15 g,当归 8 g,川续断 3 g,黄芩 5 g,白术 10 g,川芎 4 g,芍药 6 g,熟地黄 10 g,砂仁 4 g,炙甘草 4 g,糯米 5 g。

功用:益气健脾,养血安胎。

主治:妇女妊娠,气血两虚。胎动不安或屡有堕胎宿患,面色淡白,倦怠乏力,不思饮食,舌淡苔薄白,脉滑无力或沉弱。

(四) 补阴类

凡具有滋养阴液、生津润燥等功效,能治阴虚证的药物称为补阴药。代表药有沙参、麦门冬、天门冬、石斛、玉竹、黄精、百合、枸杞子、桑葚、墨旱莲、女贞子、龟板、鳖甲、黑脂麻等。补阴剂是指治疗阴虚证的方剂。常用地黄、麦冬、天冬、龟板、知母等组方,代表方如六味地黄丸、左归丸、大补阴丸、补肺阿胶汤等。

六味地黄丸(原名地黄丸)

组成:熟地黄24g,山茱萸、干山药各12g,泽泻、丹皮、茯苓各9g。

功用:滋阴肝肾。

主治:肝肾阴虚。腰膝酸软,头晕目眩,耳鸣耳聋,盗汗,遗精,以及小儿囟门不合。或虚火上炎而致骨蒸潮热,手足心热,或消渴,或虚火牙痛,口燥咽干,舌红少苔,脉细数。

左归丸

组成:大怀熟地240g,山药120g,枸杞120g,山茱萸120g,川牛膝90g,菟丝子120g,鹿胶120g,龟胶120g。

功用:滋阴补肾。

主治:真阴不足。头目眩晕,腰酸腿软,遗精滑泄,自汗盗汗,口燥咽干,舌光少苔,脉细或数。

大补阴丸

组成:黄柏、知母各120g,熟地、龟板各180g。

功用:滋阴降火。

主治:肝肾阴虚,虚火上炎。骨蒸潮热,盗汗遗精,咳嗽咯血,心烦易怒,足膝疼热或萎软,舌红少苔,尺脉数而有力。

补肺阿胶汤(原名阿胶散,又名补肺散)

组成:阿胶麸炒45g,黍粘子(牛蒡子)7.5g,甘草炙7.5g,马兜铃(焙)15g,杏仁6g,糯米30g。

功用:养阴补肺,镇咳止血。

主治:肺虚热盛。咳嗽气喘,咽喉干燥,咯痰不多,或痰中带血,舌红少苔,脉浮细数。

(五) 补阳类

凡能补助人体的阳气,可以治疗阳虚证的药物称为补阳药,又名助阳药。补阳药多温燥,能伤阴助火,故阴虚火旺者不宜使用。代表药有鹿茸、巴戟天、肉苁蓉、仙茅、淫羊藿、葫芦巴、杜仲、续断、狗脊、骨碎补、补骨脂、益智仁、冬虫夏草、蛤蚧、胡桃肉、紫河车、菟丝子、沙苑子、锁阳、黄狗肾、韭子、阳起石等。补阳剂是治疗肾阳虚证的方剂,代表方如肾气丸、右归丸等。

肾气丸

组成:干地黄240g,山药、山茱萸各120g,泽泻、茯苓、牡丹皮各90g,桂枝、附子各30g。

功用:温补肾阳。

主治：肾阳不足。腰痛脚软，下半身常有冷感，少腹拘急，小便不利，或小便反多，尺脉沉细，舌质淡而胖，苔薄白不燥，以及痰饮、消渴、脚气、转胞等证。

右归丸

组成：大怀熟地 240 g，山茱萸 90 g，山药、枸杞、菟丝子、鹿角胶、杜仲各 120 g，肉桂 60～120 g，当归 90 g，制附子 60～180 g。

功用：温补肾阳，填精补血。

主治：肾阳不足，命门火衰。久病气衰神疲，畏寒肢冷；或阳痿遗精，或阳衰无子，或大便不实，甚则完谷不化；或小便自遗，或腰膝软弱，下肢水肿。

九、安神类

凡具有安定神志功效的药物，称为安神药。代表药有朱砂、磁石、龙骨、琥珀、酸枣仁、柏子仁、远志、合欢皮等。

凡用重镇安神，或滋养安神的药物为主组成，具有安神作用，以治神志不安疾患的方剂，统称安神剂。

（一）重镇安神剂

常用于心阳偏亢之证，症见烦乱、失眠、惊悸、怔忡等。代表方如朱砂安神丸、珍珠母丸、磁朱丸。

朱砂安神丸（又名安神丸）

组成：朱砂 15 g，黄连 8 g，炙甘草 16 g，生地黄 8 g，当归 8 g。

功用：镇心安神，泻火养阴。

主治：心火偏亢，阴血不足。心烦神乱，失眠，多梦，惊悸，怔忡，甚者欲吐不果，胸中自觉懊憹，舌红，脉细数。

珍珠母丸（原名真珠丸）

组成：珍珠母 22.5 g，当归、熟地各 45 g，人参、酸枣仁、柏子仁各 30 g，犀角、茯神、沉香、龙齿各 15 g。

功用：滋阴养血，镇心安神。

主治：阴血不足，肝阳偏亢。神志不宁，入夜少寐，时而惊悸，头目眩晕，脉细弦。

磁朱丸

组成：磁石 60 g，朱砂 30 g，神曲 120 g。

功用：潜阴明目，重镇安神。

主治：心火不济证。视物昏花，耳鸣耳聋，心悸失眠，亦治癫痫。

（二）滋养安神剂

常用于阴血不足、虚阳偏亢之证，症见虚烦少寐、心悸盗汗、梦遗健忘、舌红少苔等。代表方如酸枣仁汤、天王补心丹、甘麦大枣汤。

酸 枣 仁 汤

组成:酸枣仁15~18g,茯苓10g,知母8~10g,川芎3~5g,甘草3g。

功用:养血安神,清热除烦。

主治:虚烦不眠。心悸盗汗,头目眩晕,咽干口燥,脉细弦。

天 王 补 心 丹

组成:生地120g,人参、丹参、元参、白茯苓、五味子、远志、桔梗各15g,当归身、天冬、麦冬、酸枣仁、柏子仁各60g。

功用:滋阴养血,补心安神。

主治:阴亏血少。虚烦少寐,心悸神疲,梦遗健忘,大便干结,口舌生疮,舌红少苔,脉细而数。

甘 麦 大 枣 汤

组成:甘草9g,小麦9~15g,大枣5~7枚。

功用:养心安神,和中缓急,亦补脾气。

主治:脏躁。精神恍惚,常悲伤欲哭,不能自主,睡眠不安,甚则言行失常,呵欠频作,舌红少苔。

十、开窍类

凡具辛香走窜之性,以开窍、醒神为主要功效的药物,称为开窍药。开窍药为救急、治标之品,只宜暂用,不宜久服,以免耗泄元气,并忌用于脱证。代表药有麝香、冰片、苏合香、石菖蒲等。凡以芳香开窍药物为主组成,具有开窍醒神作用,治疗神昏窍闭之证的方剂,统称开窍剂。

(一)凉开剂

适用于温邪热毒内陷心包的热闭证。症见高热,神昏谵语,甚或痉厥等。代表方如安宫牛黄丸、紫雪、至宝丹等。

安 宫 牛 黄 丸

组成:牛黄、郁金、犀角、黄芩、黄连、雄黄、山栀、朱砂各30g,梅片、麝香各7.5g,珍珠15g,金箔为衣。

功用:清热开窍,豁痰解毒。

主治:温热病,热邪内陷心包。痰热壅闭心窍。高热烦躁,神昏谵语,以及中风昏迷,小儿惊厥,属邪热内闭者。

紫 雪

组成:由石膏、寒水石、磁石、滑石各1.5kg,犀角屑、羚羊角屑各150g,木香、沉香各150g,玄参、升麻各500g,甘草240g,丁香30g,朴硝5kg,硝石96g,麝香1.5g,朱砂90g,黄金3.1kg。

功用:清热开窍,镇痉安神。

主治:温热病。热邪内陷心包。高热烦躁,神昏谵语,痉厥,口渴唇焦,尿赤便秘,以及小儿热盛惊厥。

至 宝 丹

组成:生乌犀屑、朱砂、雄黄、生玳瑁屑、琥珀各30 g,麝香研、龙脑研各7.5 g,金箔(半入药,半为衣)、银箔50片、牛黄(研)15 g,安息香45 g。

功用:清热开窍,化浊解毒。

主治:中暑、中风及温病痰热内闭。神昏谵语,身热烦躁,痰盛气粗,舌红苔黄垢腻,脉滑数,以及小儿惊厥属于痰热内闭者。

(二) 温开剂

适用于中风、中寒、痰厥等属于寒闭之证,症见突然昏倒、牙关紧闭、神昏不语、苔白脉迟等。代表方如苏和香丸、紫金锭等。

苏 合 香 丸

组成:白术、青木香、乌犀屑、香附子、朱砂、诃黎勒、白檀香、安息香、沉香、麝香、丁香、荜茇各60 g,龙脑、苏合香油各30 g,熏陆香30 g。

功用:芳香开窍,行气止痛。

主治:中风、中气或感受时行瘴疠之气。突然昏倒,牙关紧闭,不省人事。或中寒气闭,心腹猝痛,甚则昏厥。或痰壅气阻,突然昏倒。

紫金锭(玉枢丹)

组成:山慈菇90 g,红大戟45 g,千金子霜30 g,五倍子90 g,麝香9 g,朱砂、雄黄各30 g。

功用:化痰开窍,辟秽解毒,消肿止痛。

主治:感受秽恶痰浊之邪。脘腹胀闷疼痛,呕吐泄泻,小儿痰厥。外敷疔疮疖肿。

十一、固涩剂

凡以固涩药为主组成,具有收敛固涩的作用,以治气血精津滑脱散失之证的方剂,统称固涩剂。属于"十剂"中"涩可固脱"的范围。

(一) 固表止汗剂

适用于卫气不固之汗证,或阴虚有热之盗汗证。代表方如玉屏风散、牡蛎散。

玉 屏 风 散

组成:防风、黄芪各30 g,白术60 g。

功用:益气固表止汗。

主治:表虚自汗,易感风邪。

牡 蛎 散

组成:黄芪、麻黄根、牡蛎各30g。

功用:固表敛汗。

主治:诸虚不足。身常汗出,夜卧尤甚,久而不止,心悸惊惕,短气烦倦。

(二)敛肺止咳剂

适用于久咳肺虚,气阴耗伤,以致喘促自汗、脉虚数之证。代表方如九仙散。

九 仙 散

组成:人参、款冬花、桑白皮、桔梗、五味子、阿胶、贝母各2g;乌梅、罂粟壳各6g。

功用:敛肺止咳,益气养阴。

主治:久咳不已,肺虚气弱,咳甚则气喘自汗,脉虚数。

(三)涩肠固脱剂

适用于脾肾虚寒所致之泻痢日久、滑脱不禁等病证。代表方如真人养脏汤、四神丸、桃花汤。

真人养脏汤

组成:人参6g,当归9g,白术12g,肉豆蔻12g,肉桂3g,炙甘草6g,白芍15g,木香9g,诃子12g,罂粟壳20g。

功用:涩肠固脱,温补脾肾。

主治:久泻久痢,脾肾虚寒。大便滑脱不禁,腹痛喜按喜温,或下痢赤白,或便脓血,日夜无度,里急后重,脐腹疼痛,倦怠食少。

四 神 丸

组成:肉豆蔻60g,补骨脂120g,五味子60g,吴茱萸30g。

功用:温补脾肾,涩肠止泻。

主治:脾肾虚寒。五更泄泻,不思饮食,或久泻不愈,或腹痛肢冷,神疲乏力。

桃 花 汤

组成:赤石脂30g,干姜9g,粳米30g。

功用:温中涩肠。

主治:久痢不愈,便脓血,色暗不鲜,小便不利,腹痛喜按喜温。

(四)涩精止遗剂

适用于肾虚失藏,精关不固之遗精滑泄;或肾虚不摄,膀胱失约之遗尿尿频。代表方如金锁固精丸、桑螵蛸散、缩泉丸。

金锁固精丸

组成:沙苑蒺藜、芡实、莲须各60g,龙骨、牡蛎各30g。

功用:补肾涩精。

主治:肾虚精亏。遗精滑泄,神疲乏力,腰痛耳鸣。

桑 螵 蛸 散

组成:桑螵蛸、远志、菖蒲、龙骨、人参、茯神、当归、龟甲各30g。

功用:调补心肾,涩精止遗。

主治:心肾两虚。小便频数,或尿如米泔色,心神恍惚,健忘食少,以及遗尿、滑精。

缩 泉 丸

组成:乌药、益智仁等份。

功用:温肾祛寒,缩尿止遗。

主治:下元虚冷,小便频数及小儿遗尿。

(五)固崩止带剂

用于妇人血崩暴注及带下淋漓等证。代表方如固经丸、完带汤。

固 经 丸

组成:黄芩、白芍、龟板各30g,椿根皮21g,黄柏9g,香附7.5g。

功用:滋阴清热,止血固经。

主治:阴虚内热。经行不止,以及崩中漏下,血色暗红,或夹紫黑瘀块,心胸烦热,腹痛溲赤,舌红,脉弦数者。

完 带 汤

组成:白术30g,山药30g,人参6g,白芍15g,车前子9g,苍术9g,甘草3g,陈皮1.5g,黑芥穗1.5g,柴胡1.8g。

功用:补中健脾,化湿止带。

主治:脾虚肝郁,湿浊下注。带下色白或淡黄。清稀无臭,倦怠便溏,舌淡苔白,脉缓或濡弱。

十二、理气剂

凡用以调理气分疾病,能舒畅气机,可使气行通顺的药物,称为理气药。理气药大多气香性温,其味辛、苦,善于行善或泄降,具有调气健脾、行气止痛、顺气降逆、疏肝解郁或破气散结等功效,适用于气机不畅所致的气滞、气逆等证。代表药有橘皮、青皮、枳实、佛手、香橼、枸橘、木香、香附、乌药、沉香、川楝子、荔枝核、青木香、薤白、檀香、刀豆、柿蒂、甘松、娑罗子、八月札、玫瑰花、绿萼梅、九香虫等。

凡以理气药为主,具有行气或降气的作用,以治气滞、气逆病证的方剂,统称理气剂。

(一)行气剂

具有舒畅气机的作用,适用于气机郁滞的病证。代表方如越鞠丸、金铃子散、半夏厚朴汤、枳实薤白桂枝汤、橘核丸、天台乌药散、暖肝煎、厚朴温中汤。

越 鞠 丸

组成：香附、川芎、苍术、神曲、栀子各等份。

功用：行气解郁。

主治：气郁所致胸膈痞闷，脘腹胀痛，嗳腐吞酸，恶心呕吐，饮食不消等症。

金 铃 子 散

组成：金铃子、玄胡索各 30g。

功用：行气疏肝，活血止痛。

主治：肝郁有热。心腹胸胁诸痛，时发时止，口苦，舌红苔黄，脉弦数。

半 夏 厚 朴 汤

组成：半夏 12g，厚朴 9g，茯苓 12g，生姜 9g，苏叶 6g。

功用：行气散结，降逆化痰。

主治：梅核气。咽中如有物阻，咯吐不出，吞咽不下，胸膈满闷，或咳或呕。

枳实薤白桂枝汤

组成：枳实 12g，厚朴 12g，薤白 9g，桂枝 6g，瓜蒌 12g。

功用：通阳散结，祛痰下气。

主治：胸痹。胸满而痛，甚或胸痛彻背，喘息咳唾，短气，气从胁下冲逆，舌苔白腻，脉沉弦或紧。

橘 核 丸

组成：橘核、海藻、昆布、海带、川楝子、桃仁各 30g，木通、厚朴、枳实、木香、延胡索、桂心各 15g。

功用：行气止痛，软坚散结。

主治：寒湿疝气。睾丸肿胀偏坠，或坚硬如石，或痛引脐腹。

天 台 乌 药 散

组成：天台乌药 12g，木香 6g，小茴香 6g，青皮 6g，高良姜 9g，槟榔 9g，川楝子 12g，巴豆 70 粒。

功用：行气疏肝，散寒止痛。

主治：寒凝气滞。小肠疝气。少腹引控睾丸而痛，偏坠肿胀。

暖 肝 煎

组成：当归 6~9g，小茴香 6g，枸杞子 9g，肉桂 3~6g，乌药 6g，沉香 3g，茯苓 6g。

功用：暖肝温肾，行气止痛。

主治：肝肾阴寒。小腹疼痛，疝气等。

厚朴温中汤

组成:厚朴、陈皮各30g,炙甘草、茯苓、草豆蔻仁、木香各15g,干姜2g。
功用:行气温中,燥湿除满。
主治:脾胃伤于寒湿。脘腹胀满或疼痛,不思饮食,四肢倦怠。

(二)降气剂

适用于肺胃气逆不下,以致咳喘、呕吐、嗳气、呕逆等症。代表方有苏子降气汤、定喘汤、旋覆代赭汤、橘皮竹茹汤、丁香柿蒂汤。

苏子降气汤

组成:紫苏子、半夏各9g,当归6g,炙甘草6g,前胡、厚朴各6g,肉桂3g。
功用:降气平喘,祛痰止咳。
主治:下实上虚。痰涎壅盛,咳喘短气,胸膈满闷,活腰疼脚软,或肢体倦怠或水肿,舌苔白滑或白腻等。

定 喘 汤

组成:白果9g,麻黄9g,苏子6g,甘草3g,款冬花9g,杏仁9g,桑白皮9g,黄芩6g,半夏9g。
功用:宣肺降气,祛痰平喘。
主治:风寒外束,痰热内蕴。痰多气急,痰稠色黄,哮喘咳嗽,舌苔黄腻,脉滑数者。

旋覆代赭汤

组成:旋覆花9g,人参6g,生姜10g,代赭石9g,炙甘草6g,半夏9g,大枣4枚。
功用:降逆化痰,益气和胃。
主治:胃气虚弱,痰浊内阻证。心下痞硬,噫气不除。

橘皮竹茹汤

组成:橘皮12g,竹茹12g,生姜9g,甘草6g,人参3g,大枣5枚。
功用:降逆止呃,益气清热。
主治:胃虚有热,气逆不降。呃逆或干呕。

丁香柿蒂汤

组成:丁香6g,柿蒂9g,人参3g,生姜6g。
功用:温中益气,降逆止呃。
主治:胃气虚寒。呃逆不已,胸痞脉迟者。

十三、理血剂

凡以理血药为主组成,具有活血调血或止血作用,以治血瘀或出血证的方剂,统称理血剂。

（一）活血祛瘀剂

适用于蓄血及瘀血证。代表方如桃核承气汤、血府逐瘀汤、复元活血汤、补阳还五汤、温经汤、生化汤、失笑散等。

桃核承气汤

组成：桃仁12g,大黄12g,桂枝6g,炙甘草6g,芒硝6g。

功用：破血下瘀。

主治：下焦蓄血。少腹急结,小便自利,谵语烦渴,至夜发热,甚则其人如狂。

血府逐瘀汤

组成：桃仁12g,红花9g,当归9g,生地9g,川芎5g,赤芍6g,牛膝9g,桔梗6g,柴胡3g,枳壳6g,甘草3g。

功用：活血祛瘀,行气止痛。

主治：胸中血瘀,血行不畅。胸痛,头痛日久,痛如针刺而有定处,或呃逆日久不止,或内热烦闷,或心悸失眠,急躁易怒,入暮潮热,唇暗或两目暗黑,舌暗红或有瘀斑,脉涩或弦紧。

复元活血汤

组成：柴胡15g,瓜蒌根、当归各9g,红花、甘草、穿山甲各6g,酒大黄30g,桃仁9g。

功用：活血祛瘀,疏肝通络。

主治：跌打损伤。瘀血留于胁下,痛不可忍。

失笑散

组成：五灵脂、蒲黄各等份。

功用：活血祛瘀,散结止痛。

主治：瘀血停滞。心腹剧痛,或产后恶露不行,或月经不调、少腹急痛等。

温经汤

组成：吴茱萸9g,当归9g,芍药6g,川芎6g,人参6g,桂枝6g,阿胶9g,牡丹皮6g,生姜6g,甘草6g,半夏6g,麦冬9g。

功用：温经散寒,祛瘀养血。

主治：冲任虚寒,瘀血阻滞。漏下不止,月经不调,或前或后,或逾期不止,或一月再行,或经停不至,见入暮发热,手心烦热,唇口干燥。少腹里急,腹满亦治妇人久不受孕。

生化汤

组成：全当归25,川芎9g,桃仁6g,干姜2g,炙甘草2g。

功用：化瘀生新,温经止痛。

主治：产后血虚受寒,恶露不行,小腹冷痛。

活络效灵丹

组成:当归、丹参各15g,生明乳香、生明没药各15g。

功用:活血祛瘀,通络止痛。

主治:气血凝滞。心腹疼痛,腰痛臂痛,跌打淤肿,内外疮疡。

(二) 止血类

凡以制止体内外出血为主要作用的药物,称为止血药。止血药主要治出血之证。代表药有大蓟、小蓟、地榆、苎麻根、紫珠、白茅根、槐花、侧柏叶、仙鹤草、白芨、棕榈炭、血余炭、三七、茜草、蒲黄、花蕊石、艾叶、灶心土、羊蹄、藕节等。止血剂,适用于血液离经妄行而出现的吐血、衄血、咳血、便血、崩漏等各种出血证。

十灰散

组成:大蓟、小蓟、荷叶、侧柏叶、茅根、茜根、山栀、大黄、牡丹皮、棕榈皮各等份。

功用:凉血止血。

主治:血热妄行。吐血、咯血、嗽血、衄血。

四生丸

组成:生荷叶9g,生艾叶9g,生柏叶12g,生地黄15g。

功用:凉血止血。

主治:血热妄行。吐血、衄血,血色鲜红,口干咽燥,舌红或绛,脉弦数。

咳血方

组成:青黛6g,瓜蒌仁9g,海石9g,栀子9g,生诃子6g。

功用:消火化痰,敛肺止咳。

主治:肝火犯肺。咳嗽痰稠带血,咯吐不爽,心烦易怒,胸胁刺痛,颊赤,便秘,舌红苔黄,脉弦数。

槐花散

组成:槐花12g,侧柏叶12g,荆芥穗6g,枳壳6g。

功用:清肠止血,疏风下气。

主治:肠风(脏毒)下血。便前出血,或便后出血,或粪中带血,以及痔疮出血,血色鲜红或晦暗。

小蓟饮子

组成:生地30g,小蓟15g,滑石15g,木通9g,蒲黄9g,藕节9g,淡竹叶9g,当归6g,栀子9g,炙甘草6g。

功用:凉血止血,利水通淋。

主治:下焦瘀热,而致血淋,尿中带血,小便频数,赤涩热痛,舌红,脉数。

黄 土 汤

组成：甘草、干地黄、白术、附子、阿胶、黄芩各9g,灶心土30g。

功用：温阳健脾,养血止血。

主治：脾阳不足,中焦虚寒。大便下血,先便后血,或吐血、衄血,以及妇人崩漏,血色暗淡,四肢不温,面色萎黄,舌淡苔白,脉沉细无力者。

胶 艾 汤

组成：阿胶9g,川芎6g,艾叶9g,甘草6g,当归9g,芍药12g,干地黄12g。

功用：补血止血,调经安胎。

主治：妇人冲任虚损。崩中漏下,月经过多,淋漓不止,或半产后下血不绝,或妊娠下血,腹中疼痛者。

十四、治风剂

凡是运用辛散祛风或息风止痉的药物为主组成,具有疏散外风或平息内风作用,治疗风病的方剂,统称治风剂。本类方剂分为疏散外风和平息内风两类。

(一) 疏散外风剂

适用于外风所致诸病。代表方如大秦艽汤、消风散、川芎茶调散、牵正散、小活络丹等。

大 秦 艽 汤

组成：秦艽90g,甘草、川芎、当归、白芍各60g,细辛15g,羌活、防风、黄芩各30g,石膏60g,白芷、白术、生地、熟地、白茯苓各30g,独活60g。

功用：祛风清热,养血活血。

主治：风邪初中经络。口眼歪斜,舌强不能言,手足不能运动,风邪散见,不拘一经者。

消 风 散

组成：当归、生地、防风、蝉蜕、知母、苦参、胡麻、荆芥、苍术、牛蒡子、石膏各3g,木通、甘草各1.5g。

功用：疏风养血,清热除湿。

主治：风疹、湿疹。皮肤疹出色红,或遍身云片斑点,瘙痒,抓破后渗出津水,苔白或黄,脉浮数有力。

川 芎 茶 调 散

组成：川芎、荆芥各120g,白芷、羌活、甘草各60g,细辛30g,防风45g,薄荷240g。

功用：疏风止痛。

主治：外感风邪头痛。偏正头痛或巅顶作痛,恶寒发热,目眩鼻塞,舌苔薄白,脉浮者。

牵正散

组成:白附子、僵蚕、全蝎各等份。
功用:祛风,化痰,止痉。
主治:中风,口眼㖞斜。

小活络丹(原名活络丹)

组成:川乌、草乌、地龙、天南星各180g,乳香、没药各66g。
功用:祛风除湿,化痰通络,活血止痛。
主治:风寒湿邪留滞经络之证。肢体筋脉挛痛,麻木拘挛,关节屈伸不利,疼痛游走不定。亦治中风,手足不仁,日久不愈,经络中有湿痰死血,而见腰腿沉重,或腿臂间作痛。

(二) 平息内风剂

适用于内风病证。代表方如大定风珠、地黄饮子。

大定风珠

组成:生白芍18g,阿胶9g,生龟板12g,干地黄18g,麻仁6g,五味子6g,牡蛎12g,麦冬18g,炙甘草12g,鸡子黄2个,鳖甲12g。
功用:滋阴息风。
主治:温病热邪久羁,热灼真阴,或因误用汗、下,重伤阴液。神倦瘛疭,脉气虚弱,舌绛苔少,有时时欲脱之势。

地黄饮子

组成:熟地黄、巴戟天、山茱萸、石斛、肉苁蓉、附子(炮)、五味子、官桂、白茯苓、麦门冬、菖蒲、远志各等份。
功用:滋肾阴,补肾阳,开窍化痰。
主治:瘖痱证。舌强不能言,足废不能用,口干不欲饮,脉沉细弱。

十五、治燥剂

凡具有轻宣燥邪或滋阴润燥作用,以治疗燥证的方剂,统称治燥剂。治燥剂多为滋腻之品,易于助湿碍气,故素体多湿者忌用。

(一) 轻宣润燥剂

适用于外感凉燥或温燥之证。代表方如杏苏散、桑杏汤、清燥救肺汤。

杏苏散

组成:苏叶、杏仁、半夏、茯苓、橘皮、前胡、苦桔梗、枳壳、甘草、生姜各6g,大枣2枚。
功用:清宣凉燥,理肺化痰。
主治:外感凉燥。头微痛,恶寒无汗,咳嗽痰稀,鼻塞咽干,苔白脉弦。

清燥救肺汤

组成:冬桑叶9g,石膏7.5g,人参2g,甘草3g,胡麻仁3g,真阿胶2.4g,麦门冬3.6g,杏仁2g,枇杷叶3g。

功用:清燥润肺。

主治:温燥伤肺。头痛身热,干咳无痰,气逆而喘,咽喉干燥,鼻燥,胸满胁痛,心烦口渴,舌干无苔,脉虚大而数。

桑 杏 汤

组成:桑叶3g,杏仁4.5g,沙参6g,象贝3g,香豉3g,栀皮3g,梨皮3g。

功用:清宣温燥。

主治:外感温燥。邪在肺卫。身不甚热,干咳无痰,咽干口渴,石脉数大。

(二)滋阴润燥剂

适用于脏腑津液不足之内燥证。代表方如养阴清肺汤、麦门冬汤、增液汤等。

养阴清肺汤

组成:大生地6g,麦冬5g,生甘草2g,玄参5g,贝母3g,丹皮3g,薄荷2g,炒白芍3g。

功用:养阴清肺。

主治:白喉。喉间起白如腐,不易拨去,咽喉肿痛,初起发热或不发热,鼻干唇燥,或咳或不咳,呼吸有声,似喘非喘。

麦 门 冬 汤

组成:麦冬60g,半夏9g,人参6g,甘草4g,粳米6g,大枣3枚。

功用:润养肺胃,降逆和中。

主治:

(1)肺阴不足。咳逆上气,咯痰不爽,或咳吐涎沫,口干咽燥,手足心热,舌红少苔,脉虚数。

(2)胃阴不足。气逆呕吐,口渴咽干,舌红少苔,脉虚数。

增 液 汤

组成:玄参30g,麦冬24g,细生地24g。

功用:滋阴清热,润燥通便。

主治:阳明温病,津液不足,大便秘结,或下后二三日,下证复现,脉沉无力者。

十六、祛湿剂

凡以祛湿药物为主组成,具有化湿利水、通淋泄浊作用,治疗水湿病证的一类方剂,统称为祛湿剂。

(一) 燥湿和胃剂

适用于湿浊阻滞,脾胃失和所致的脘腹痞满、嗳气吞酸、呕吐泄泻、食少体倦等。代表方如平胃散、藿香正气散等。

平 胃 散

组成:苍术 15 g,厚朴、陈皮各 9 g,甘草 4 g。

功用:燥湿运脾,行气和胃。

主治:湿滞脾胃证。脘腹胀满,不思饮食,口淡无味,呕吐恶心,嗳气吞酸,肢体沉重,怠惰嗜卧,常多自利,舌苔白腻而厚,脉缓。

藿 香 正 气 散

组成:大腹皮、白芷、紫苏、茯苓各 30 g,半夏曲、白术、陈皮、厚朴、苦桔梗各 60 g,藿香 90 g,炙甘草 75 g。

功用:解表化湿,理气和中。

主治:外感风寒,内伤湿滞。霍乱吐泻,恶寒发热,头痛,胸膈满闷,脘腹疼痛,舌苔白腻,以及山岚瘴疟等。

(二) 清热祛湿剂

适用于湿热外感,或湿热内盛,以及湿热下注所致的暑湿、湿温、黄疸、热淋、痿痹等证。代表方如茵陈蒿汤、三仁汤、八正散等。

茵 陈 蒿 汤

组成:茵陈蒿 30 g,栀子 15 g,大黄 9 g。

功用:清热,利湿,退黄。

主治:湿热黄疸。一身面目俱黄,黄色鲜明,腹微满,口中渴,小便不利,舌苔黄腻,脉沉数者。

三 仁 汤

组成:杏仁 15 g,飞滑石 18 g,白通草 6 g,白蔻仁 6 g,竹叶 6 g,厚朴 6 g,薏苡仁 18 g,半夏 10 g。

功用:宣畅气机,清利湿热。

主治:湿温初起及暑温夹湿,邪在气分。头痛恶寒,身重疼痛,面色淡黄,胸闷不饥,午后身热,苔白不渴,脉弦细而濡。

八 正 散

组成:车前子、瞿麦、扁蓄、滑石、山栀子仁、炙甘草、木通、大黄各 500 g。

功用:清热泻火,利水通淋。

主治:湿热下注。热淋、血淋,小便浑赤,溺时涩痛。淋漓不畅,甚或癃闭不通,小腹急满,口燥咽干,舌苔黄腻,脉滑数。

(三) 利水渗湿类

凡能通利水道、渗泄水湿的药物称利水渗湿药。本类药物,服后能使尿量增多,小便通畅,将体内蓄积的水湿从小便排泄。代表药如茯苓、猪苓、泽泻、薏苡仁、车前子、滑石、木通、通草、金钱草、海金沙、石韦、萆薢、茵陈蒿、地肤子、冬瓜皮、葫芦、赤小豆、泽漆、萹蓄、瞿麦、灯心草、冬葵子等。利水渗湿剂适用于水湿壅盛所致的癃闭、淋浊、水肿、泄泻等证。代表方如五苓散、五皮散等。

五 苓 散

组成:猪苓9g,泽泻15g,白术9g,茯苓9g,桂枝6g。

功用:利水渗湿,温阳化气。

主治:(1) 外有表证,内停水湿。蓄水证。头痛发热,烦渴欲饮,或水入即吐,小便不利;舌苔白,脉浮。

(2) 水湿内停。水肿,泄泻,小便不利,以及霍乱吐泻等证。

(3) 痰饮。脐下动悸,吐涎沫而头眩,或短气而咳者。

五 皮 散

组成:生姜皮、桑白皮、陈橘皮、大腹皮、茯苓皮各9g。

功用:利湿消肿,理气健脾。

主治:脾虚湿盛,皮水。一身悉肿,肢体沉重,心腹胀满,上气喘急,小便不利,以及妊娠水肿等,苔白腻,脉沉缓。

(四) 温化水湿剂

适用于湿从寒化和阳不化水之痰饮、水肿、痹证,以及寒湿脚气等证。代表方如苓桂术甘汤、真武汤等。

苓 桂 术 甘 汤

组成:茯苓12g,桂枝9g,白术6g,甘草6g。

功用:温阳痰饮,健脾利湿。

主治:中阳不足之痰饮病。胸胁支满,目眩心悸,或短气而咳,舌苔白滑,脉弦滑。

真 武 汤

组成:茯苓9g,芍药9g,白术6g,生姜9g,附子1枚。

功用:温阳利水。

主治:(1) 脾肾阳虚,水气内停。小便不利,四肢沉重疼痛,腹痛下利,或肢体水肿,苔白不渴,脉沉。

(2) 太阳病。发汗,汗出不解,其人仍发热,心下悸,头眩,身𣎴动,振振欲扑地。

(五) 祛风胜湿类

凡以祛除风湿、解除痹痛为主要作用的药物,称祛风湿药。本类药物能祛除留着于肌表、经络的风湿,其中部分药还分别具有舒筋、通络、止痛,以及强筋骨等作用。祛风湿剂适用于外感风湿所致的头痛、身痛、腰膝顽麻痹痛,以及脚气足肿等。

羌活胜湿汤

组成:羌活、独活各 6 g,防风、藁本、甘草、川芎各 3 g,蔓荆子 2 g。

功用:祛风胜湿。

主治:风湿在表。肩背部不可回顾,头痛身重,或腰脊疼痛,难以转侧,苔白脉浮。

独活寄生汤

组成:独活 9 g,寄生、杜仲、牛膝、细辛、秦艽、茯苓、肉桂心、防风、川芎、人参、甘草、当归、芍药、干地黄各 6 g。

功用:祛风湿,止痹痛,益肝肾,补气血。

主治:痹证日久,肝肾两虚,气血不足。腰膝疼痛,肢节曲伸不利,或麻木不仁,畏寒喜温,心悸气短,舌淡苔白,脉象细弱。

鸡鸣散

组成:槟榔 15 g,陈皮、木瓜各 9 g,吴茱萸、紫苏各 3 g,桔梗、生姜和皮各 5 g。

功用:行气降浊,宣化寒湿。

主治:湿脚气。足胫肿重无力,麻木冷痛,恶寒发热,或挛急上冲,甚至胸闷泛恶。亦治风湿流注,脚足痛不可忍,筋脉水肿。

十七、祛痰类

凡具有祛痰或消痰作用的药物,称为化痰药。药性偏于温燥者,有温肺祛寒、燥湿化痰之功;药性偏于寒凉者,有清热化痰之功。代表药有半夏、天南星、白附子、白芥子、皂荚、桔梗、旋覆花、白前、前胡、瓜蒌、贝母、天竺黄、竹茹、竹沥、浮海石、海蛤壳、礞石、海藻、昆布、黄药子、胖大海、猪胆汁等。

凡以祛痰药为主组成,具有消除痰饮作用,治疗各种痰病的方剂,统称为祛痰剂。

(一) 燥湿化痰剂

适用于湿痰证。代表方如二陈汤。

二陈汤

组成:半夏、橘红各 15 g,白茯苓 9 g,炙甘草 5 g。

功用:燥湿化痰,理气和中。

主治:湿痰咳嗽。痰多色白易咯,胸膈痞闷,恶心呕吐,肢体困倦,或头眩心悸,舌苔白润,脉滑。

(二) 清热化痰剂

适用于热痰证。代表方如清气化痰丸、小陷胸汤等。

清气化痰丸

组成:陈皮、杏仁、枳实、黄芩、瓜蒌仁、茯苓各 30 g,胆南星、制半夏各 45 g。

功用:清热化痰,理气止咳。

主治:痰热内结。咳嗽痰黄,咯之不爽,胸膈痞满,小便短赤,舌质红,苔黄腻,脉滑数。

小 陷 胸 汤

组成:黄连6g,半夏12g,瓜蒌实30g。

功用:清热化痰,宽胸散结。

主治:痰热互结。胸脘痞闷,按之则痛,或咳痰黄稠,舌苔黄腻,脉滑数。

(三)润燥化痰剂

适用于燥痰证。代表方如贝母瓜蒌散。

贝 母 瓜 蒌 散

组成:贝母5g,瓜蒌3g,花粉、茯苓、橘红、桔梗各2.5g。

功用:润肺清热,理气化痰。

主治:肺燥有痰。咯痰不爽,涩而难出,咽喉干燥,苔白而干等。

(四)温化寒痰剂

适用于寒痰证。代表方如苓甘五味姜辛汤。

苓甘五味姜辛汤

组成:茯苓12g,甘草6g,干姜9g,细辛6g,五味子6g。

功用:温肺化饮。

主治:寒饮内蓄。咳嗽痰多,清稀色白,胸膈不快,舌苔白滑,脉弦滑等。

(五)治风化痰剂

适用于风痰证。代表方如半夏白术天麻汤。

半夏白术天麻汤

组成:半夏9g,天麻、茯苓、橘红各6g,白术15g,甘草4g。

功用:燥湿化痰,平肝息风。

主治:风痰上扰。眩晕头痛,胸闷呕恶,舌苔白腻,脉弦滑等。

十八、消导化积剂

凡以消食化积为主要功效的药物,称为消食药。消食药除能消化饮食积滞外,多数具有开胃和中的作用,其中个别药物尚有运脾之功。代表药有山楂、神曲、麦芽、谷芽、莱菔子、鸡内金。

凡以消导药为主组成,具有消食导滞、化积消痞作用,治疗食积痞块、癥瘕积聚的方剂,统称消导化积剂,属于"八法"中的"消法"。

(一)消食导滞剂

适用于食积为病。代表方如保和丸、枳实导滞丸、健脾丸、枳术丸。

保 和 丸

组成:山楂180g,神曲60g,半夏、茯苓各90g,陈皮、连翘、萝卜子各30g。
功用:消食和胃。
主治:一切食积。脘腹痞满胀痛,嗳腐吞酸,恶食呕逆,或大便泄泻,舌苔厚腻,脉滑等。

枳 实 导 滞 丸

组成:大黄30g,枳实、神曲各15g,茯苓、黄芩、黄连、白术各9g,泽泻6g。
功用:消导化积,清热祛湿。
主治:湿热食积,内阻肠胃。脘腹胀痛,下痢泄泻,或大便秘结,小便短赤,舌苔黄腻,脉沉有力。

枳 术 丸

组成:枳实30g,白术60g。
功用:健脾消痞。
主治:脾虚气滞,饮食停聚,胸脘痞满,不思饮食。

健 脾 丸

组成:白术75g,木香、黄连、甘草各22g,白茯苓60g,人参45g,神曲、陈皮、砂仁、麦芽、山楂、山药、肉豆蔻各30g。
功用:健脾和胃,消食止泻。
主治:脾虚虚弱。饮食内停。食少难消,脘腹痞闷,大便溏薄,苔腻微黄,脉象虚弱。

(二)消痞化积剂

适用于癥积痞块证。代表方如枳实消痞丸、鳖甲煎丸。

枳 实 消 痞 丸

组成:干生姜3g,炙甘草、麦芽曲、白茯苓、白术各6g,半夏曲、人参各9g,厚朴12g,枳实、黄连各15g。
功用:消痞除满,健脾和胃。
主治:脾虚气滞,寒热互结。心下痞满,不欲饮食,倦怠乏力,大便不调。

鳖 甲 煎 丸

组成:鳖甲90g,乌扇、黄芩、鼠妇、干姜、大黄、桂枝、石苇、厚朴、瞿麦、紫葳、阿胶各22.5g,柴胡、蜣螂各45g,芍药、牡丹、䗪虫各37g,蜂窠30g,赤硝90g,桃仁15g,人参、半夏、葶苈各7.5g。
功用:行气活血,祛湿化痰,软坚消癥。
主治:疟疾日久不愈,胁下痞硬有块,结成疟母。以及癥积结于胁下,推之不移,腹中疼痛,肌肉消瘦,饮食减少,时有寒热,女子月经闭止等。

十九、驱虫类

凡以驱除或杀灭寄生虫为其主要作用的药物,称为驱虫药。本类药物主要作用于肠寄生虫病,如蛔虫病、绕虫病、绦虫病、钩虫病等。驱虫药一般应在空腹时服用,使药力较易作用于虫体,以收驱虫之效。本类药物有使君子、苦楝皮、槟榔、南瓜子、雷丸、鹤草芽、鹤虱、榧子、芜荑、贯众等。

凡以驱虫药为主,组合成方,用于治疗人体寄生虫病的方剂,统称驱虫剂。

乌梅丸

组成:乌梅 480 g,细辛 180 g,干姜 300 g,黄连 480 g,当归 120 g,附子 180 g,蜀椒 120 g,桂枝 180 g,人参 180 g,黄檗 180 g。

功用:温脏安蛔。

主治:蛔厥证。心烦呕吐,时发时止,食入吐蛔,手足厥冷,腹痛;又治久痢,久泻。

(1) 理中安蛔汤:功用:温中安蛔。主治:中阳不振,脾虚胃寒,便溏尿清,腹痛肠鸣,四肢不温,舌苔薄白,脉虚缓,蛔虫从口腔吐出,或由大便排出。

2)连梅安蛔汤:功用:清热安蛔。主治:虫积腹痛,不思饮食,食则吐蛔,甚或烦躁,厥逆,且有面赤,口燥,舌红,脉数身热等证。

肥儿丸

组成:神曲 300 g,黄连 300 g,肉豆蔻 150 g,使君子 150 g,麦芽 150 g,槟榔 120 g,木香 60 g。

功用:杀虫消积,健脾清热。

主治:虫积腹痛,消化不良,面黄体瘦,肚腹胀满,发热口臭,大便稀溏。

布袋丸

组成:夜明砂 60 g,芜荑 60 g,使君子 60 g,白茯苓 15 g,白术 15 g,人参 15 g,甘草 15 g,芦荟 15 g。

功用:驱蛔消疳,补养脾胃。

主治:小儿虫疳。体热面黄,肢细腹大,发焦目暗等证。

化虫丸

组成:胡粉 1 500 g,鹤虱 1 500 g,槟榔 1 500 g,苦楝根 1 500 g,白矾 370 g。

功用:驱杀肠中诸虫。

主治:肠中诸虫。发作时腹中疼痛,往来上下,其痛甚剧,呕吐清水,或吐蛔虫。

伐木丸(又名木矾丸)

组成:茅山苍术 600 g,黄酒面曲 120 g,皂矾 300 g。

功用:消积,燥湿,泻肝,驱虫。

主治:黄肿病(多见于钩虫病)。面色萎黄,水肿,心悸,气促,肢倦无力。

二十、涌吐类

凡以促使呕吐为主要作用的药物,叫涌吐药,又称催吐药。涌吐药作用强烈,大多具有毒性,且呕吐是剧烈的动作,可以影响内脏,如使用不当,能令患者产生不良后果。在使用涌吐药时,还当注意用量、用法和解救。代表药有瓜蒂、常山、胆矾、藜芦等。

凡以涌吐药为主组成,具有涌吐痰涎、宿食、毒物等作用。以治疗痰厥、食积、误食毒物的方剂,统称为涌吐剂,属"八法"中的吐法。

瓜 蒂 散

组成:瓜蒂1g,赤小豆1g。
功用:涌吐痰涎宿食。
主治:痰涎宿食,壅滞胸脘。胸中痞鞕,懊憹不安,气上咽喉不得息,寸脉微浮者。

救 急 稀 涎 散

组成:猪牙皂角15g,白矾30g。
功用:开关涌吐。
主治:中风闭证,痰涎壅盛,喉中痰声漉漉,气闭不通,心神瞀闷,四肢不收,或倒仆不省,或口角似歪,脉滑实有力者。亦治喉痹。

盐 汤 探 吐 方

组成:食盐。
功用:涌吐宿食。
主治:宿食停滞不消,或干霍乱,欲吐不得吐,欲泻不得泻,心烦满。

(陆静波 沈永红)

第四章 诊法

诊法,是指中医收集临床资料、诊察疾病的基本方法,包括望诊、闻诊、问诊、切诊四个方面,简称"四诊"。望诊,是运用视觉观察患者全身和局部的情况;闻诊,是听患者的声音和闻其气味的变化;问诊,是询问患者(或家属)了解疾病发生和发展经过、目前症状及其他与疾病有关的情况;切诊,是按患者的脉搏和触按患者的肌肤、脘腹、四肢,以诊察病情的方法。

诊法理论是在长期的医疗实践中逐步形成和发展起来的。中医学认为人体是一个有机的整体,局部的病变可以影响全身,内脏的病变可从五官、四肢等反映到体表,即所谓"有诸内者必形诸外"。医生通过目察、耳闻、鼻嗅、口问和触摸按压等"以内测外"的诊察方法,收集疾病显现在各个方面的症状和体征,可以了解到疾病的病因、性质、部位及其内在联系,从而为辨证论治提供依据。

望、闻、问、切四诊虽各具独特的作用,但它们之间相互联系、相互补充、相互参合而不可分割,在临床运用时,必须"四诊合参"、"四诊并用",缺一不可。

第一节 望 诊

望诊,是医生运用视觉观察患者的神色、形态、局部表现、舌象、分泌物和排泄物色与质的变化等来诊察病情的方法。望诊的主要内容有:望神、望色、望形态、望头颈五官、望皮肤、望舌、望分泌物及排泄物、望小儿指纹等。

一、望神色

(一) 望神

望神就是观察人体生命活动的外在表现,即观察人的精神和功能状态。

神是生命活动的总称,其概念有广义和狭义之分。广义的神,是指整个人体生命活动的外在表现;狭义的神,乃指人的精神活动。望神应包括这两方面的内容。神是以精气为物质基础的一种功能,是五脏所生之外荣。望神可以了解五脏精气的盛衰和病情轻重与预后。望神应重点观察患者的精神、意识、面目表情、形体动作、反应能力等,尤应重视眼神的变化。

1. **得神** 又称有神,是精充气足神旺的表现;在病中,则虽病而正气未伤,是病轻的表现,预后良好。

得神的表现是:神志清楚,语言清晰,面色荣润含蓄,表情丰富自然;目光明亮,精彩内含;反应灵敏,动作灵活,体态自如;呼吸平稳,肌肉不削。

2. 失神　又称无神,是精损气亏神衰的表现。病至此,已属重笃,预后不良。

失神的表现是:精神萎靡,言语不清,或神昏谵语,循衣摸床,撮空理线,或卒倒而目闭口开;面色晦暗,表情淡漠或呆板;目暗睛迷,蝉神呆滞;反应迟钝,动作失灵,强迫体位;呼吸气微或喘;周身大肉已脱。

3. 假神　是垂危患者出现的精神暂时好转的假象,是临终的预兆,并非佳兆。

假神的表现是:久病重病之人,本已失神,但突然精神转佳,目光转亮,言语不休,想见亲人;或病至语声低微断续,忽而响亮起来;或原来面色晦暗,突然颧赤如妆;或本来毫无食欲,忽然食欲增强。

假神与病情好转的区别在于:假神的出现比较突然,其"好转"与整个病情不相符,只是局部的和暂时的。由无神转为有神,是整个病情的好转,有一个逐渐变化的过程。

假神之所以出现,是由于精气衰竭已极,阴不敛阳,阳虚无所依附而外越,以致暴露出一时"好转"的假象。这是阴阳即将离绝的危候,古人比做"残灯复明"、"回光返照"。

4. 神气不足　是轻度失神的表现,与失神状态只是程度上的区别。它介于有神和无神之间,常见于虚证患者,所以更为多见。

神气不足的临床表现是:精神不振,健忘困倦,声低懒言,怠惰乏力,动作迟缓等等。多属心脾两亏,或肾阳不足。

5. 神志异常　也是失神的一种表现,但与精气衰竭的失神有本质上的不同。一般包括烦躁不安,以及癫、狂、痫等。这些都是由特殊的病机和发病规律所决定的,其失神表现并不一定意味着病情的严重性。

烦躁不安,即指心中烦热不安、手足躁扰不宁的症状。烦与躁不同,烦为自觉症状,如烦恼;躁为他觉症状,如躁狂、躁动等。多与心经有火有关。可见于邪热内郁、痰火扰心、阴虚火旺等证。

癫病表现为淡漠寡言,闷闷不乐,精神痴呆,喃喃自语,或哭笑无常,多由痰气郁结、阻蔽神明所致,亦有神不守舍、心脾两虚者。

狂病多表现为疯狂怒骂,打人毁物,妄行不休,少卧不饥,甚则登高而歌,弃衣而走。多因肝郁化火、痰火上扰神明所致。

痫病表现为突然昏倒,口吐涎沫,四肢抽搐,醒后如常。多由肝风挟痰,上窜蒙蔽清窍,或属痰火扰心,引动肝风。

(二) 望色

望色就是医者观察患者面部颜色与光泽的一种望诊方法。颜色就是色调变化,光泽则是明度变化。古人把颜色分为五种,即青、赤、黄、白、黑,称为五色诊。五色诊的部位既有面部,又包括全身,所以有面部五色诊和全身五色诊称望色,但由于五色的变化,在面部表现最明显,因此,常以望面色来阐述五色诊的内容。

望面色要注意识别常色与病色。

1. 常色　是人在正常生理状态时的面部色泽。常色又有主色、客色之分。

(1) 主色:所谓主色,是指人终身不改变的基本肤色、面色。由于民族、禀赋、体质不同,每个人的肤色不完全一致。我国人民属于黄色人种,一般肤色都呈微黄,所以古人微黄为正色。在此基础上,有些人可有略白、较黑、稍红等差异。

(2) 客色:人与自然环境相应,由于生活条件的变动,人的面色、肤色也相应变化叫做客色。例如,随四时、昼夜、阴晴等天时的变化,面色亦相应改变。再如,由于年龄、饮食、起居、寒暖、情绪等变化,也可引起面色变化,也属于客色。

总之,常色有主色、客色之分,其共同特征是:明亮润泽、隐然含蓄。

2. 病色　病色是指疾病过程中出现的异常色泽。

病色的特点是晦暗、暴露。晦暗,即面部皮肤枯槁晦暗而无光泽,是肺腑精气已衰,胃气不能上荣的表现。暴露,即某种面色异常明显地显露于外,是病色外现或真脏色外露的表现。

根据患者面部五色变化反映出来,提示病情轻重与预后吉凶。其中名润光泽而含蓄为善色,表示病情较轻,预后较佳;晦暗枯槁而显露为恶色,表示病情较重,预后欠佳。病色可分为赤、白、黄、青、黑五种,分别见于不同脏腑和不同性质的疾病。《灵枢五色》认为:以五色分属于五脏,其对应关系是"青为肝、赤为心、白为肺、黄为脾、黑为肾",以五色反映疾病的不同性质,则"青黑为痛,黄赤为热,白为寒"。这种根据人面部五色变化以诊察疾病的方法,即五色主病,或称"五色诊"。现分述如下。

(1) 白色:主虚证、寒证、失血证。白为阳虚气血不足的表现。凡阳气虚衰,气血运行乏力;或耗气失血,经脉气血不充,或寒凝经脉,气血不能上荣,颜色兼呈白色。面色白而虚浮,多为阳气虚;面淡白而消瘦,为营血亏虚;若急性病突然面色苍白,伴冷汗淋漓,多为阳气暴脱。

(2) 黄色:主虚证、湿证。黄色为脾虚不运、水湿内蕴的表现。面色淡黄,枯槁无泽,多为脾胃虚弱、气血不足的萎黄证;面黄而虚浮,多为脾气虚衰、湿邪内阻所致。面目一身尽黄属黄疸,黄而鲜明如橘皮色,为湿热熏蒸的阳黄;黄而晦暗如烟熏,为寒湿郁阻的阴黄。

(3) 赤色:主热证,赤色为血液充盈皮肤脉络的表现。满面通红,为外感发热或脏腑阳盛之实热证;两颧潮红娇嫩,为阴虚阳亢之虚热证。

(4) 青色:主寒证、痛证、瘀血、惊风。青色为气血不通、经脉瘀阻的表象。面色苍白而青,多属寒邪外袭,或阴寒内盛;面色青灰,口唇发绀,伴心胸闷痛或刺痛,为心阳不振,心血瘀阻;小儿鼻柱、眉间及口唇四周发绀,常见惊风或惊风先兆。

(5) 黑色:主肾虚证、水饮证、瘀血证。黑色为肾阳衰微、阴寒水盛、气血凝滞现象。面色或周身熏黑,多为肾阳衰微;面黑而干焦,多为肾阴亏虚;色黑而肌肤甲错,为有瘀血;眼眶黑为肾虚或有水饮。

二、望形态

望形态是指通过观察患者的形体与动态,来诊断疾病的一种方法。

(一) 望形体

望形体既望人体的宏观外貌,包括身体的强弱胖瘦、体型特征、躯干四肢、皮肉筋骨等。人的形体组织内合五脏,故望形体可以测知内脏精气的盛衰。内盛则外强,内衰则外弱。

人的形体有壮、弱、肥、瘦之分。凡形体强壮者,多表现为骨骼粗大、胸廓宽厚、肌肉强健、皮肤润泽,反映脏腑精气充实,虽然有病,但正气尚充,预后多佳。凡形体衰弱者,多表现为骨骼细小、胸廓狭窄、肌肉消瘦、皮肤干涩,反映脏腑精气不足,体弱易病,若病则预后较差。肥而食少为形盛气虚,多肤白无华、少气乏力、精神不振,这类患者还常因阳虚水湿不化而聚湿生痰,故有"肥人多湿"之说。如瘦而食少为脾胃虚弱。形体消瘦,皮肤干燥不荣,并常伴有两颧发红、潮热盗汗、五心烦热等证者,多属阴血不足、内有虚火之证,故又有"瘦人多火"之说。其严重者,消瘦若达到"大肉脱失"的程度,卧床不起,则是脏腑精气衰竭的危象。

(二) 望动态

正常的姿态是舒适自然,运动自如,反应灵敏,行住坐卧各随所愿,皆得其中。在疾病中,由于阴阳气血的盛衰,姿态也随之出现异常变化,不同的疾病产生不同的病态。望姿态,主要是观察患者的动静姿态、异常动作及与疾病有关的体位变化。如患者睑、面、唇、指(趾)不时颤动,在外感病中,多是发痉的预兆;在内伤杂病中,多是血虚阴亏、经脉失养。

四肢抽搐或拘挛,项背强直,角弓反张,属于痉病,常见于肝风内动之热极生风、小儿高热惊厥、温病热入营血,也常见于气血不足筋脉失养。此外,痫证、破伤风、狂犬病等,亦致动风发痉。战栗常见于疟疾发作,或外感邪正相争欲作战汗之兆。手足软弱无力,行动不灵而无痛,是为痿证。关节肿大或痛,以致肢体行动困难,是为痹证。四肢不用,麻木不仁,或拘挛,或痿软,皆为瘫痪。若卒然昏倒,而呼吸自续,多为厥证。

痛证也有特殊姿态。以手护腹,行则前倾,弯腰屈背,多为腹痛,以手护腰,腰背板直,转动艰难,不得俯仰,多为腰腿痛;行走之际,突然停步,以手护心,不敢行动,多为真心痛。蹙额捧头,多为头痛。如患者畏缩多衣,必恶寒喜暖,非表寒即里寒;患者常欲揭衣被,则知其恶热喜冷,非表热即里热。伏首畏光,多为目疾;仰首喜光,多为热病,阳证多欲寒,欲得见人;阴证则欲得温,欲闭户独处,恶闻人声。

从坐形来看,坐而喜伏,多为肺虚少气;坐而喜仰,多属肺实气逆;但坐不得卧,卧则气逆,多为咳喘肺胀,或为水饮停于胸腹。但卧不耐坐,坐则神疲或昏眩,多为气血双亏或脱血夺气。坐而不欲起者,多为阳气虚。坐卧不安是烦躁之征,或腹满胀痛之故。

从卧式来看,卧时常向外,身轻能自转侧,为阳证、热证、实证;反之,卧时喜向里,身重不能转侧,多为阴证、寒证、虚证;若病重至不能自己翻身转侧时,多是气血衰败已极,预后不良。蜷卧成团者,多为阳虚畏寒,或有剧痛;反之,仰面伸足而卧,则为阳证热盛而恶热。

三、望五官

五官的功能,渊源于五脏,观五官形色的变化,可测知五官的病变。

(一) 望目

目为肝之窍,但五脏六腑之精气皆上注于目。其中目眦血络属心,白睛属肺,黑睛属肝,瞳子属肾,睛胞属脾。望目应注意观察眼神、外形、颜色及动态等变化。目赤红肿,迎风流泪,多属肝火或肝经风热;目眦红赤为心火,淡白为气血亏虚;眼胞赤烂为湿热;白睛黄发为黄疸之征;眼睑浮肿,为水湿内停;目果凹陷,是阴液耗损所致;瞳仁散大,为肾精枯竭;小儿睡而露睛,多为脾虚气血不足之象;两目上视、斜视,均为肝风内动。

(二)望耳

耳主要反应肾与肝胆的情况,望耳应注意耳轮色泽、形态及分泌物的变化。耳轮清瘦、色淡白为正气虚;耳轮干枯,甚则焦黑多为肾精不足、肾水亏极之象;耳道流脓,多为肝胆湿热。

(三)望鼻

鼻主要反应肺的情况,望鼻主要是审察鼻之颜色、外形及其分泌物等变化。鼻流清涕,多为外感风寒;鼻流浊涕,多为外感风热;久流浊涕而有腥臭味者,多为"鼻渊";鼻翼扇动,呼吸喘促,初病多为肺热,久病为肺肾虚衰。

(四)望口唇

口唇主要反映脾胃的情况。应观察口唇色泽、形态及润燥变化。正常口唇红润而有光泽。唇色淡白为血虚;口唇发绀,多为血瘀;唇色深红而干为实热;唇深红而干焦为热极伤津;口唇糜烂,多为脾胃湿热;口唇燥裂,多为燥热伤津;口角流涎,多属脾虚湿盛或胃中有热;口角歪斜,多为中风。

(五)望齿龈

齿为骨之余,龈为胃之络。齿与龈的望诊,主要观察其色泽、形态和润枯情况。凡牙齿干燥,多为胃热伤津;齿燥如枯骨,多是肾阴枯涸;龈色淡白,多属血虚不荣;牙龈红肿,多属胃火上炎;龈肉萎缩而色淡,多是胃阴不足或肾气亏虚。睡中介齿,为胃热或虫积;牙齿松动稀疏、齿龈外露,多为肾虚或虚火上炎。

(六)望喉咙

咽喉主要反应肺、胃的情况。应注意观察喉咙的色泽和形态的变化。咽喉红肿而痛,为肺胃有热,如兼有黄白脓点甚或溃烂,为肺胃热盛;咽喉嫩红、肿痛不甚,多属肾水不足、阴虚火旺;咽喉腐点成片、色呈灰白、不易拭去、重剥出血者为白喉。

四、望躯体

躯体部的望诊包括颈项、胸、腹、腰、背及前后二阴的诊察。

(一)望颈项部

颈项是连接头部和躯干的部分,其前部称为颈,后部称为项。颈项部的望诊,应注意外形和动态变化。

1. **外形变化** 颈前颌下结喉之处,有肿物和瘤,可随吞咽移动,皮色不变也不疼痛,缠绵难消,且不溃破,为颈瘿,俗称"大脖子"。颈侧颌下,肿块如垒,累累如串珠,皮色不变,初觉疼痛,谓之瘰疬(俗称"疬子颈")。

2. **动态变化** 如颈项软弱无力,谓之项软。后项强直,前俯及左右转动困难者,称为项强。如睡醒之后,项强不便,称为落枕。颈项强直、角弓反张,多为肝风内动。

（二）望胸部

膈膜以上、锁骨以下的躯干部谓之胸。望胸部要注意外形变化。

正常人胸部外形两侧对称，呼吸时活动自如。如小儿胸廓向前向外突起，变成畸形，称为鸡胸，多因先天不足，后天失调，骨骼失于充养。若胸似桶状、咳喘、羸瘦者，是风邪痰热、壅滞肺气所致。患者肋间饱胀，咳则引痛，常见于饮停胸胁之悬饮证。如肋部硬块突起，连如串珠，是佝偻病，因肾精不足，骨质不坚，骨软变形。乳房局部红肿，甚至溃破流脓的，是乳痈，多因肝失疏泄、乳汁不畅、乳络壅滞而成。

（三）望腹部

膈膜以下、骨盆以上的躯干是腹部。腹部望诊主要诊察腹部形态变化。如腹皮绷急、胀大如鼓者，称为膨胀。其中，立、卧位腹部均高起、按之不坚者为气臌。

若立位腹部膨胀，卧位则平坦，摊向身侧的，属水臌。患者腹部凹陷如舟者，称腹凹，多见于久病之人，脾胃元气大亏，或新病阴津耗损，不充形体。脐眼突出，皮色光亮者谓之脐突，又称脐疝。

（四）望背部

由项至腰的躯干后部称为背。望背部主要观察其形态变化。

如脊骨后突、背部凸起的称为龟背，常因小儿时期，先天不足、后天失养、骨失充、脊柱变革所致。若患者病中头项强直、腰背向前弯曲、反折如弓状者，称为角弓反张，常见于破伤风或痉病。痈、疽、疮、毒，生于脊背部位的统称"发背"，多因火毒凝滞肌腠而成。

（五）望腰部

季肋以下、髂嵴以上的躯干后部谓之腰。望腰部主要观察其形态变化。

如腰部疼痛、转侧不利者，称为腰部拘急，可因寒湿外侵、经气不畅，或外伤闪挫、血脉凝滞所致。腰部皮肤生有水疱，如带状簇生、累累如珠的，叫缠腰火丹（带状疱疹）。

（六）望前阴

前阴又称"下阴"，是男女外生殖器及尿道的总称。前阴有生殖和排尿的作用。

1. **阴囊** 阴囊肿大不痒不痛，皮泽透明的，是水疝；阴囊肿大，疼痛不硬的是㿗疝；阴囊内有肿物，卧则入腹，起则下坠，名为狐疝。

2. **阴茎** 阴茎萎软、缩入小腹的是阴缩，内因阳气亏虚、外感寒凝经脉而成。如阴茎硬结、破溃流脓者，常见于梅毒内陷、毒向外攻之下疳证。

3. **女阴** 妇女阴中突物如梨状，称阴挺。因中气不足、产后劳累、升提乏力，致胞宫下坠阴户之外。

（七）望后阴

后阴即肛门，又称"魄门"，有排大便的作用。后阴望诊要注意脱肛、痔瘘和肛裂。

肛门上段直肠脱出肛外，名为脱肛。肛门内外之周围有物突出、肛周疼痛，甚至便时出血者，是为痔疮。其生于肛门之外者，称外痔；生于肛门之内者，叫内痔；内外皆有，叫混合痔。若痔疮溃烂、日久不愈，在肛周发生瘘管，管道或长或短，或有分支或通入直肠，叫肛瘘。肛门有裂口、疼痛、便时流血，称肛裂。

五、望四肢

四肢,是两下肢和两上肢的总称。望四肢主要是诊察手足、掌腕、指趾等部位的形态色泽变化。

(一)望手足

手足拘急、屈伸不利者,多因寒凝经脉。其中,屈而不伸者,是筋脉挛急;伸而不屈的,是关节强直。手足抽搐常见于邪热亢盛、肝风内动之痉病;扬手掷足,是内热亢盛、热扰心神。手足振摇不定,是气血俱虚、肝筋失养、虚风内动的表现。四肢肌肉萎缩,多因脾气亏虚、营血不足、四肢失荣之故。半身不遂是瘫痪病。足痿不行,称下痿证。胫肿或跗肿指压留痕,都是水肿之证。足膝肿大而股胫瘦削,是"鹤膝风"。

(二)望掌腕

掌心皮肤燥裂、疼痛,迭起脱屑,称鹅掌风。

(三)望指趾

手指挛急、不能伸直者,是"鸡爪风"。指趾关节肿大变形、屈伸不便,多系风湿久凝、肝肾亏虚所致。足趾皮肤紫黑、溃流败水,肉色不鲜,味臭痛剧,为脱疽。

六、望皮肤

皮肤属一身之表,为机体御邪之屏障,内合于肺,为气血所荣。肺腑病变,可通过经络反映于肌表皮肤。望皮肤应注意色泽形态的变化和斑疹的鉴别。

(一)形色变化

皮肤大片红肿、色赤如丹者,名"丹毒",多为实热火毒之气所致;皮肤面目具黄者,多为黄疸;皮肤发绀者,常见于中毒;皮肤干瘪枯槁者多为津液耗伤;皮肤虚浮肿胀、按之凹陷,多属水湿泛滥;皮肤粗糙如鱼鳞,抚之涩手者,称肌肤甲错,常见于血瘀证。

(二)斑疹

斑疹是指出现于肌肤表面的红(或紫)涩片状或点状的皮疹。其点大成片、平摊于皮下、摸之不碍手者谓"斑";点小如粟、高出皮肤、摸之碍手者为"疹"。一般来说,疹轻斑重,斑疹同见则更重。望斑疹要辨清外感和内伤。

1. **外感热病斑疹** 多由外感邪热郁于肺胃不能外泄、内逼营血所致。由肌肉出者为斑,由血络外溢者为疹。斑疹布点稀少、色红热身,先胸腹出现,后延及四肢,同时热退神清,是热邪透泄的佳兆,属轻证、顺证。若布点稠密、色深红或紫黑,且先四肢出现,后延及胸腹,伴高热不退、神志昏迷,为热毒深重、正不胜邪,是重证、逆证。若斑疹色黑而晦滞焦枯,是热毒痼结、正气衰亡之危候。

2. **内伤杂病斑疹** 一般多属血热,如见斑色暗紫,其形较大,时出时陷者,则为气虚不能摄血或挟有瘀血之证候。

七、望舌

望舌,即舌诊,是中医望诊中具有特色的诊断方法,也是中医诊断疾病的重要依据之一。望舌主要是观察舌质和舌苔的变化。舌质,是舌的肌肉经络组织,又称舌体;舌苔,是舌面上附着的苔状物,由胃气上蒸而成。正常的舌象可概括为淡红舌,薄白苔,即舌质淡红明润,胖瘦适中,柔软灵活,舌苔薄白均匀,干湿适中,不黏不腻,揩之不去。

(一) 舌与脏腑经络的关系

舌与内脏的联系,主要是通过经脉的循行来实现的。据《内经》记载,心、肝、脾、肾等脏和膀胱、三焦、胃等腑均通过经脉、经别或经筋与舌直接联系。至于肺、小肠、大肠、胆等,虽与舌无直接联系,但手足太阴相配,手足太阳相配,手足少阳相配,手足阳明相配,故肺、小肠、胆、大肠之经气,亦可间接通于舌。所以说,舌不仅是心之苗窍、脾之外候,而且是五脏六腑之外候。在生理上,脏腑的精气可通过经脉联系上达于舌,发挥其营养舌体并维持舌的正常功能活动。在病理上,脏腑的病变,也必须影响精气的变化而反映于舌。

从生物全息律的观点来看,任何局部都近似于整体的缩影,舌也不例外,故前人有舌体应内脏部位之说。其基本规律是:上以候上,中以候中,下以候下。具体划分法有下列 3 种。

1. 以脏腑分属诊舌部位　心肺居上,故以舌尖主心肺;脾胃居中,故以舌中部主脾胃;肾位于下,故以舌根部来主肾;肝胆居躯体之侧,故以舌边主肝胆,左边属肝,右边属胆。这种说法,一般用于内伤杂病。

2. 以三焦分属诊舌部位　以三焦位置上下次序来分属诊舌部位,舌尖主上焦,舌中部主中焦,舌根部主下焦。这种分法多用于外感病变。

3. 以胃脘分属诊舌部位　以舌尖部主上脘、舌中部主中脘、舌根部主下脘。这种分法,常用于胃肠病变。

以舌的各部分候脏腑,这是目前研究生物全息律的课题之一,虽说法不一,但都有参考价值,临床诊断上,可结合舌质舌苔的诊察加以验证,但必四诊合参,综合判断,不可过于机械拘泥。

(二) 望舌的方法及注意事项

1. 姿势　患者应自然伸舌,充分暴露舌体,舌面要平展,不可卷缩,也不能用力过大。

2. 光线　望诊时采用充足的自然光为好,灯光下望舌,容易失真。

3. 顺序　医生应循舌尖、舌中、舌根、两旁顺序察看,先看舌苔,后看舌质。

4. 饮食、用药等　饮食对舌象影响也很大。某些药物、食物可以影响舌象,出现染色假苔。某些药物可以使舌面着色,如橄榄、乌梅可使舌苔染黑;枇杷、黄连可使舌苔染黄;饮水可使舌苔湿润;进食、漱口影响舌苔厚薄;刺激性食物使舌质变红等。这些都是因外界干扰导致的一时性虚假舌质或舌苔,与患者就诊时的病变并无直接联系,不能反应病变的本质。

因此,临床遇到舌的苔质与病情不符,或舌苔突然发生变化时,应注意询问患者近期尤其是就诊前一段时间内的饮食、服药等情况。

(三) 望舌的意义

1. 判断正气盛衰　通过舌质颜色、舌形、动态变化,判断脏腑虚实、气血的盛衰,津液的盈亏。

2. 分辨病位的深浅　舌苔的厚薄,部分反映病位的深浅。苔薄多主邪气在表,病轻邪浅;苔厚者多为邪入脏腑,病情深重。

3. 区别病邪的性质　舌质舌苔的颜色,反映病邪的性质,舌质红、苔黄为热证,舌质淡、苔白为寒证。

4. 推断病情的进退　舌苔由薄渐厚为病势渐增;舌苔由厚变薄,为正气渐复。舌苔从有苔到剥苔,是胃的气阴不足、正气渐衰的表现,提示病情恶化;舌苔剥落之后,复生薄白苔,乃邪去正胜、胃气渐复,提示病情好转。

(四) 望舌质

望舌质主要观察舌质颜色和舌体形态的变化,从而推测脏腑气血的盛衰。

1. 望舌色

(1) 淡白舌:舌色较正常浅淡,主虚证、寒证,多见于阳气衰弱、气血不足之象。淡白湿润、舌体胖嫩者,多为阳虚寒湿;淡白不泽,或舌体瘦薄者,多属气血两虚。

(2) 红舌:舌色较正常深,主热证。舌鲜红或起芒刺,或兼黄厚苔者,多属实热证;舌鲜红而少苔,或有裂纹,或光红无苔者,多为虚热证。

(3) 绛舌:舌深红为绛舌。绛舌主病有外感和内伤之分:外感热病见绛舌,为邪热已深入营血;内伤杂病见绛舌少苔、无苔或有裂纹,多属阴虚火旺,常见于久病、重病之人。若舌色绛红,舌面光如镜者,为胃津消亡;舌色绛红而干枯者,为肾阴枯涸。

(4) 紫舌:舌质青紫,或舌上有青紫色斑块、斑点,称为青紫舌。主瘀血、热证、寒证。舌色紫暗或见瘀斑,多为气滞血瘀。舌绛紫而干枯少津者,为邪热炽盛,耗伤阴液,血脉淤滞;舌淡紫或青紫滋润者,多为阴寒内盛,或寒凝血瘀。

2. 望舌形　主要观察舌质的老、嫩、胖大、瘦薄、裂纹、齿痕、芒刺等变化。

(1) 老嫩:老指舌质纹理粗糙、形色坚敛苍老者,主实证、热证;嫩指舌苔纹理细腻、形色浮胖娇嫩者,主虚证、寒证。

(2) 胖大:舌体肥大肿胀,称胖大舌,多因水湿痰饮阻滞所致。舌淡白肥嫩、舌苔白滑,为气虚或脾肾阳虚;舌红而胖大,为心脾胃热盛。

(3) 瘦薄:舌体瘦小而薄者,称为瘦薄舌,多为气血阴液不足、不能充盈舌体所致。舌体瘦小而薄者,主气血两虚;舌体红绛瘦薄者,主阴虚火旺。

(4) 裂纹:舌面上有各种形状的裂沟者,称裂纹舌,主阴血亏损不能荣润舌面。舌红绛而有裂纹,为热盛伤阴或阴虚液涸;舌淡白而有裂纹,为血虚不润。

(5) 齿痕:舌边见齿印者,为齿痕舌,多因舌体胖大而受齿缘压所致。常见胖大舌同见,多属脾虚水湿内停。

(6) 芒刺:舌乳头增生、肥大、高起如刺,摸之棘手,称为芒刺舌,主邪热内盛。舌边芒刺为肝胆火盛,舌中芒刺为胃肠热甚,舌尖芒刺为心火上炎。

3. 望舌态

(1) 强硬:舌体板硬强直,运动不灵活,以致言语謇涩,称为强硬舌,或称"舌强"。舌质深红而强硬、神志不清者,多属热入心包;舌红干而强硬,为热盛伤津;舌强不语,口眼㖞斜,常为中风先兆;舌体胖苔厚腻而强硬者,为痰湿内阻。

(2) 痿软:舌体软弱、屈伸无力者称为痿软舌,表示病情较重。久病舌淡而痿,是气血两虚;舌绛而痿,是阴亏已极;新病舌干红而痿者为热灸津伤。

(3) 震颤:舌体震颤抖动、不能自主者,称为震颤舌。舌质红绛而震颤者,为热极生风。舌质淡白而震颤者,属血虚生风。

(4) 歪斜:舌体偏歪于一侧,多为中风,或中风先兆。

(5) 吐弄:舌伸出口外者为吐舌,舌微露出口又立即回收,或不时舔口唇四周者,称为弄舌,皆因心脾二经有热所致,或是动风先兆,或是小儿智能发育不全。

(五) 望舌苔

舌苔是舌面上所产生的一层苔状物,它能反映胃气的强弱及病邪的性质、病情的轻重、病邪的深浅。病理性舌苔是胃气夹邪气上蒸而成。舌苔的观察先注意苔色的变化,然后注意苔质的厚薄、润燥、腐腻。

1. 望苔色

(1) 白苔:主表证、寒证。苔白薄者,多为表证;苔白厚者,多为寒证;苔白腻者,多属湿浊或食积;苔白如积粉,为暑湿内蕴,可见于湿寒证。

(2) 黄苔:主里证、热证。苔淡黄为热轻,深黄为热重,焦黄为里热盛极。黄燥而生黑刺,或有裂纹为积热已深,津液耗损;黄厚而干为胃热伤津;黄厚而腻为脾胃湿热,或肠胃积滞;外感病苔由白转黄,为表邪入里化热之证。

(3) 灰苔:主里热甚,或里寒甚。舌现灰苔,是病情加重的表现。灰苔而滑润,为寒湿内阻或痰饮内停;苔灰而干燥,舌质红绛,为热炽津伤或阴虚火旺。

(4) 黑苔:主里热极证。黑苔是灰苔的进一步发展,反映病情极度严重。苔黑而滑润,为阳虚寒盛;苔黑而燥,甚有芒刺,多为里热炽盛,热极津枯。苔黑坚敛而起刺,多为津枯液涸;舌中黑燥或黑刺,可见于阳明腑实证。

2. 望苔质

(1) 厚薄:主要反映病邪之深浅。透过舌苔能隐约见到舌体者为薄苔,不能见舌体者为厚苔。苔薄多主邪气在表,病轻邪浅;苔厚者多为邪入肺腑,病较深重。舌苔由薄渐厚,为病势渐增;由厚变薄,为正气渐复。

(2) 润燥:反映津液盈亏。苔润为津液未伤,舌面水分过多,称为润苔,主阳虚阴盛、水湿内停;苔燥多为热盛伤津、阴液亏虚。

(3) 腐腻:主要反映体内湿浊情况。苔质颗粒粗大、疏松而厚、形如豆腐渣堆积舌面,易于剥落者,称为腐苔,多因实热蒸化脾胃湿浊所致,常见于食积胃肠或痰浊内蕴者。苔质颗粒细腻致密,上面如罩一层油腻状黏液,刮之难去,称为腻苔,多为湿浊内蕴、阳气被遏所致,常见于痰饮、湿温等病证。

(4) 剥脱:舌面的苔状物部分或全部剥落,称剥脱苔,多由正气虚弱、胃之气阴两伤所致。观察舌苔的剥落及变化,不仅能测知胃气、胃阴之存亡,亦可了解邪气盛衰、判断疾病的预后。若舌苔剥落不全,剥落处光滑无苔,称花剥苔,为胃之气阴两伤;若舌苔骤然全部退去,舌面光滑如镜,称光剥苔,又叫"镜面舌",是胃阴枯竭、胃气大伤的表现;舌苔不规则大片脱落、边缘舌苔界限清楚、形似地图,称地图苔,为胃之气阴两伤。

3. 舌质与舌苔的综合诊察 疾病的发展过程,是一个复杂的整体性变化过程,因此在分别掌握舌质、舌苔的基本变化及其主病时,还应同时分析舌质和舌苔的相互关系。一般认为察舌质重在辨正气的虚实,当然也包括邪气的性质;察舌苔重在辨邪气的浅深与性质，当然也包括胃气之存亡。从两者的联系而言，必须合参才认识全面，无论两者单独变化还是同时变化，都应综合诊察。在一般情况下，舌质与舌苔变化是一致的，其主病往往是各自主病的综合。如里实热证，多见舌红苔黄而干；里虚寒证多舌淡苔白而润。这是学习舌诊的执简驭繁的要领，但是也有两者变化不一致的时候，故更需四诊合参，综合评判。如苔白虽主寒主湿，但若红绛舌兼白干苔，则属燥热伤津，由于燥气化火迅速，苔色尚未转黄，便已入营；再如白厚积粉苔，亦主邪热炽盛，并不主寒；灰黑苔可属热证，亦可属寒证，须结合舌质润燥来辨。有时两者主病是矛盾的，但亦需合看。如红绛色白滑腻苔，在外感属营分有热，气分有湿；在内伤为阴虚火旺，又有痰浊食积。可见学习时须分别掌握，运用时必综合诊察。

八、望分泌物与排泄物

排泄物与分泌物包括痰、涎、涕、唾、泪及二便、经、带、汗液、脓液和呕吐物等。观察其形、色、质、量的变化，有助于了解脏腑、阴阳的病理变化。一般来说，排泄物及分泌物色白清晰者，多为寒证、虚证；色黄稠黏者，多属热证、实证。

（一）望痰涎

痰涎是机体水液代谢障碍的病理产物，其形成主要与脾肺两脏功能失常关系密切，故古人说："脾为生痰之源，肺为贮痰之器。"但是与他脏也有关系。临床上分为有形之痰与无形之痰两类，这里所指的是咳唾而出的有形之痰涎。痰黄黏稠、坚而成块者，属热痰，因热邪煎熬津液所致。痰白而清稀，或有灰黑点者，属寒痰。因寒伤阳气，气不化津、湿聚，而为痰。痰白滑而量多，易咯出者，属湿痰。因脾虚不运、水湿不化，聚而成痰，而滑利易出，痰少而黏，难于咳出者，属燥痰。因燥邪伤肺，痰中带血，或咳吐鲜血者，为热伤肺络。口常流稀涎者，多为脾胃阳虚证。口常流黏涎者，多属脾蕴湿热。

（二）望呕吐物

胃中之物上逆自口而出为呕吐物。胃气以降为顺，或胃气上逆，使胃内容物随之反上出口，则成呕吐。由于致呕的原因不同，故呕吐物的性状及伴随症状亦因之而异。若呕吐物清稀无臭，多是寒呕，多由脾胃虚寒或寒邪犯胃所致。呕吐物酸臭秽浊，多为热呕。因邪热犯胃、胃有实热所致。呕吐痰涎清水、量多，多是痰饮内阻于胃；呕吐未消化的食物，腐酸味臭，多属食积。若呕吐频发频止，呕吐不化食物而少有酸腐，为肝气犯胃所致。若呕吐黄绿苦水，因肝胆郁热或肝胆湿热所致。呕吐鲜血或紫暗有块，夹杂食物残渣，多因胃有积热或肝火犯胃，或素有瘀血所致。

（三）望大便

望大便，主要是察大便的颜色、便质、便量。大便色黄，呈条状，干湿适中，便后舒适者，是正常大便；大便清稀，完谷不化，或如鸭溏者，多属寒泻；大便色黄稀清如糜有恶臭者，属热泻；大便色白，多属脾虚或黄疸；大便燥结者，多属实热证；大便干结如羊屎，排出困难，或多日不便而不甚痛苦者为阴血亏虚。大便如黏冻而夹有脓血且兼腹痛、里急后重者，是痢疾。便黑如柏油，是胃络出血。小儿便绿，多为消化不良的征象。大便下血，有两种情况，如先血后便，血色鲜红的，是近血，多见于痔疮出血；若先便后血，血色褐黯的，是远血，多见于胃肠病。

（四）望小便

观察小便要注意颜色、尿质和尿量的变化。正常小便颜色淡黄,清净不浊,尿后有舒适感。如小便清长量多,伴有形寒肢冷,多属寒证;小便短赤量少,尿量灼热疼痛,多属热证;尿浑如膏脂或有滑腻之物,多是膏淋;尿有砂石,小便困难而痛,为石淋;尿中带血,为尿血,多属下焦热盛,热伤血络;尿血,伴有排尿困难而灼热刺痛者,是血淋;尿混浊如米泔水,形体日瘦多为脾肾虚损。

九、望小儿指纹

观察小儿示指桡侧浮露可见之络脉称为望指纹。该络脉由手太阴肺经分支而来,因此,望小儿指纹与诊寸口脉的原理一致。望指纹适用于3岁以内的小儿。

（一）观察部位及方法

小儿指纹络脉分为风、气、命三关。即示指第一节为风关,第二节为气关,第三节为命关,合称三关。观察时,医生用左手握住小儿示指,以右手大拇指轻推其示指内侧脉络,一般由命关向气关、风关方向连推数次,使指纹呈现,边推边诊察指纹的色泽、浮沉和出现的部位,以明确疾病的性质、病情轻重和邪正盛衰情况。

（二）观察内容及意义

正常小儿指纹色泽红黄相兼,隐现于风关之内。指纹观察有以下内容和意义:

(1) 浮沉:浮沉分表里。指纹浮现明显者,主病在表,指纹沉隐不明显者,主病在里。

(2) 色泽:红紫辨寒热。指纹色鲜红,多属外感风寒证;色紫红,多主热证;色青主风证、痛证;色紫黑为邪热深重或气滞血瘀。

(3) 淡滞:淡滞定虚实。指纹色淡主虚证,多为气血不足;指纹色郁滞是病邪滞留,营卫阻遏之象,常见于痰湿、食滞、邪热郁结。

(4) 部位:三关测轻重。指纹显于风关之内,表示邪浅而病轻;指纹显至气关,表示病情较重;指纹延伸至命关着,表示病情更重,可能危及生命,故曰命关。若指纹一直延伸至夹端,称"透关射甲",主病情凶险,预后不佳。

望小儿指纹是中医诊断特色之一,为儿科独特的诊断方法。但在临床应用时,还必须与其他诊断方法相结合,才能作出全面正确的判断。

第二节 闻 诊

闻诊包括听声音和嗅气味两个方面的内容,是医者通过听觉和嗅觉了解由病体发出的各种异常声音和气味,以诊察病情。听声音是指诊察患者的语言、呼吸、咳嗽、呃逆、嗳气等各种声响;嗅气味是指患者口气、体气及排泄物的气味。

闻诊也是一种不可缺少的诊察方法,是医者获得客观体征的一个重要途径。

一、听声音

听声音,主要是听患者言语气息的高低、强弱、清浊、缓急等变化,以及咳嗽、呕吐、呃逆、嗳气等声响的异常,以分辨病情的寒热虚实。

(一)正常声音

健康的声音,虽有个体差异,但发声自然、音调和畅、刚柔相济,此为正常声音的共同特点。由于人们性别、年龄、身体等形质禀赋之不同,正常人的声音亦各不相同,男性多声低而浊,女性多声高而清,儿童则声音尖利清脆,老人则声音浑厚低沉。

声音与情志的变化也有关系。如怒时发声忿厉而急;悲哀则发声悲惨而断续等。这些因一时感情触动而发的声音,也属于正常范围,与疾病无关。

(二)病变声音

病变声音,指疾病反映于声音上的变化。一般来说,在正常生理变化范围和个体差异以外的声音,均属病变声音。

1. **发声异常** 在患病时,若语声高亢宏亮,多言而躁动,多属实证、热证;若感受风、寒、湿诸邪,声音常兼重浊;若语声低微无力,少言而沉静,多属虚证、寒证或邪去正伤之证。

(1) 音哑与失音:语声低而清楚称音哑,发音不出称失音。临床发病往往先见音哑,病情继续发展则见失音,故两者病因病机基本相同,当先辨虚实。新病多属实证,因外感风寒或风热袭肺,或因痰浊壅肺、肺失清肃所致;久病多属虚证,因精气内伤、肺肾阴虚、虚火灼金所致。

(2) 鼻鼾:鼻鼾是指气道不利时发出的异常呼吸声。正常人在熟睡时亦可见鼾声。若鼾声不绝、昏睡不醒,多见于高热神昏或中风入脏之危证。

(3) 呻吟、惊呼:呻吟是因痛苦而发出的声音。呻吟不止是身痛不适。由于出乎意料的刺激而突然发出喊叫声,称惊呼。骤发剧痛或惊恐常令人发出惊呼。小儿阵发惊呼、声尖惊恐,多是肝风内动、扰乱心神之惊风证。

2. **语言异常** "言为心声",故语言异常多属心的病变。一般来说,沉默寡言者,多属虚证、寒证;烦躁多言者,多属实证、热证。语声低微,时断时续者,多属虚证;语声高亢有力者,多属实证。

(1) 狂言癫语:狂言癫语都是患者神志错乱、意识思维障碍所出现的语无伦次。

狂言表现为骂詈歌笑无常、胡言乱语、喧扰妄动、烦躁不安等,主要见于狂证,俗称"武痴"、"发疯"。患者情绪处于极度兴奋状态,属阳证、热证。多因痰火扰心、肝胆郁火所致。

癫语表现为语无伦次,自言自语或默默不语,哭笑无常,精神恍惚,不欲见人。主要见于癫证,俗称"文痴"患者精神抑郁不振,属阴证。多因痰浊郁闭或心脾两虚所致。

(2) 独语与错语:独语和错语是患者在神志清醒、意识思维迟钝时出现的语言异常,以老年人或久病之人多见,为心之气血亏虚、心神失养、思维迟钝所致,多见于虚证患者。

独语表现为独自说话,喃喃不休,首尾不续,见人便止。多因心之气血不足、心神失养,或因痰浊内盛、上蒙心窍、神明被扰所致。

错语表现为语言颠倒错乱,或言后自知说错,不能自主,又称为"语言颠倒"、"语言错乱"。多因肝郁气滞、痰浊内阻、心脾两虚所致。

（3）谵语与郑声：谵语与郑声均是患者在神志昏迷或朦胧时，出现的语言异常，为病情垂危、失神状态的表现。谵语多因邪气太盛、扰动心神所致，而郑声多是正气大伤、心神失养所致。

谵语表现为神志不清，胡言乱语，声高有力，往往伴有身热烦躁等，多属实证、热证。尤以急性外感热病多见。

郑声表现为神志昏沉，语言重复，低微无力，时断时续。多因心气大伤、神无所依而致。属虚证。

3. 呼吸异常与咳嗽　是肺病常见的症状。肺主呼吸，肺功能正常则呼吸均匀，不出现咳嗽、咯痰等症状。当外邪侵袭或其他脏腑病变影响于肺，就会使肺气不利而出现呼吸异常和咳嗽。

（1）呼吸异常：主要表现为喘、哮、上气、短气、气微、气粗等现象。

1）喘：又称"气喘"，是指呼吸急促困难，甚至张口抬肩、鼻翼扇动、端坐呼吸、不能平卧的现象。可见于多种急、慢性肺脏疾病。

喘在临床辨证时，要首先区分虚实。实喘的特点是发病急骤，呼吸困难，声高息涌气粗，唯以呼出为快，甚则仰首目突，脉数有力，多因外邪袭肺或痰浊阻肺所致。虚喘的特点是发病缓慢、呼吸短促，似不相接续，但得引一长息为快，活动后喘促更甚，气怯声低，形体虚弱，倦怠乏力，脉微弱，多因肺之气阴两虚，或肾不纳气所致。

2）哮：以呼吸急促、喉中痰鸣如哨为特征。多反复发作、不易痊愈。往往在季节转换、气候变动突然时复发，哮证要注意区别寒热。寒哮又称"冷哮"，多在冬春季节，遇冷而作。因阳虚痰饮内停，或寒饮阻肺所致。热哮，则常在夏秋季节、气候燥热时发作，因阴虚火旺或热痰阻肺所致。

3）上气：以呼吸气急、呼多吸少为特点，可兼有气息短促、面目水肿，为肺气不利、气逆于喉间所致，有虚证和实证之分。实证，以痰饮阻肺或外邪袭肺多见。虚证以阴虚火旺多见。

4）短气：以呼吸短促、不相接续为特点，其症似虚喘而不抬肩，似呻吟而不无痛楚。多因肺气不足所致。此外，若胸中停饮也可见短气，为水饮阻滞胸中气机、肺气不利而致。

5）少气：以呼吸微弱、语声低微无力为特点。患者多伴有倦怠懒言、面色不华，谈话时自觉气不足以言，常深吸一口气后再继续说话，为全身阳气不足之象。

6）气粗、气微：指患者呼吸时鼻中气息粗糙或微弱，气息粗糙多属实证，为外感六淫之邪或痰浊内盛、气机不利所致；气息微弱多属虚证，为肺肾气虚所致。

（2）咳嗽：是肺病中最常见的症状，是肺失肃降、肺气上逆的表现。"咳"是指有声无痰，"嗽"是指有痰无声，"咳嗽"为有声有痰。现在，临床上并不区分，统称为"咳嗽"。咳嗽一症，首当鉴别外感内伤。一般说来，外感咳嗽，起病较急，病程较短，必兼表证，多属实证；内伤咳嗽，起病缓慢，病程较长或反复发作，以虚证居多，咳嗽之辨证，要注意咳声的特点，如咳声紧闷，多属寒湿、咳声清脆多属燥热等。如咳嗽昼甚夜轻者，常为热为燥；夜甚昼轻者，多为肺肾阴亏。若无力作咳，咳声低微者，多属肺气虚。此外，对咳嗽的诊断，还须参考痰的色、量等不同表现和兼见症状，以鉴别寒热虚实。

临床上还常见顿咳和犬吠样咳嗽。

顿咳又称为"百日咳",其特点是咳嗽阵作、咳声连续,是痉挛性发作,咳剧气逆则涕泪俱出,甚至呕吐,阵咳后伴有怪叫,其声如"鹭鸶鸣"。顿咳以5岁以下的小儿多见,多发于冬春季节,其病程较长,不易速愈。多因风邪与伏痰搏结、郁而化热、阻遏气道所致。一般地说,初病多属实,久病多属虚,痰多为实,痰少为虚,咳剧有力为实,咳缓声怯为虚。实证顿咳多因风寒犯肺或痰热阻肺所致。虚证顿咳多见肺脾气虚。白喉病则咳声如犬吠,干咳阵作,为疫毒内传,里热炽盛而成。

4. 呕吐、嗳气与呃逆　均属胃气上逆所致,因病邪影响的部位不同,而见呕吐、嗳气与呃逆等不同表现。

(1) 呕吐:又可分呕吐、干呕。有声有物称为呕;有物无声称为吐,如吐酸水、吐苦水等;干呕是指欲吐而无物有声,或仅呕出少量涎沫。临床统称为呕吐。由于导致胃气上逆的原因不同,故呕吐的声响形态亦有区别,从而可辨病证的寒、热、虚、实,如吐势徐缓、声音微弱者,多属虚寒呕吐;而吐势较急、声音响亮者,多为实热呕吐。虚证呕吐多因脾胃阳虚和胃阴不足所致;实证呕吐多是邪气犯胃、浊气上逆所致。多见于食滞胃脘、外邪犯胃、痰饮内阻、肝气犯胃等证。

(2) 嗳气:俗称"打饱嗝",是气从胃中上逆出咽喉时发出的声音。饱食之后偶有嗳气不属病态。嗳气亦当分虚实。虚证嗳气,其声多低弱无力,多因脾胃虚弱所致。实证嗳气,其声多高亢有力,嗳后腹满得减,多为食滞胃脘、肝气犯胃、寒邪客胃而致。

(3) 呃逆:俗称"打咯忒",是胃气上逆,从咽部冲出,发出的一种不由自主的冲击声,为胃气上逆、横膈拘挛所致。呃逆临床需分虚、实、寒、热,一般呃声高亢、音响有力的多属实、属热;呃声低沉、气弱无力的多属虚、属寒。实证往往发病较急,多因寒邪直中脾胃或肝火犯胃所致。虚证多因脾肾阳衰或胃阴不足所致。正常人在刚进食后,或遇风寒,或进食过快均可见呃逆,往往是暂时的,大多能自愈。

5. 叹息　又称"太息",是指患者自觉胸中憋闷而长嘘气,嘘后胸中略舒的一种表现。是因气机不畅所致。以肝郁和气虚多见。

二、嗅气味

嗅气味,主要是嗅患者病体、排出物、病室等的异常气味。以了解病情,判断疾病的寒热虚实。

(一) 病体气味

1. 口臭　是指患者张口时,口中发出臭秽之气。多见于口腔本身的病变或胃肠有热之人。口腔疾病致口臭的,可见于牙疳、龋齿或口腔不洁等。胃肠有热致口臭的,多见于胃火上炎、宿食内停或脾胃湿热之证。

2. 汗气　因引起出汗的原因不同,汗液的气味也不同。外感六淫邪气,如风邪袭表,或卫阳不足,肌表不固,汗出多无气味。气分实热壅盛,或久病阴虚火旺之人,汗出量多而有酸腐之气。痹证若风湿之邪久羁肌表化热,也可汗出色黄而带有特殊的臭气。阴水患者若出汗伴有"尿臊气"则是病情转危的险候。

3. 鼻臭　是指鼻腔呼气时有臭秽气味。其因有三:一是鼻涕,如鼻流黄浊黏稠腥臭之涕、缠绵难愈、反复发作,是鼻渊。二是鼻部溃烂,如梅毒、疠风或癌肿可致鼻部溃烂,而产生臭秽之气。三是内脏病变,如鼻呼出之气带有"烂苹果味",是消渴病之重症。若呼气带有"尿臊气",则多见于阴水患者,是病情垂危的险症。

4. 身臭 身体有疮疡溃烂流脓水或有狐臭、漏液等均可致身臭。

(二)排出物气味

排出物的气味,患者也能自己感觉到。因此,对于排出物如痰涎、大小便、妇人经带等的异常气味,通过问诊可以得知。一般而言,湿热或热邪致病,其排出物多混浊而有臭秽、难闻的气味;寒邪或寒湿邪气致病,其排出物多清稀而无特殊气味。

呕吐物气味臭秽,多因胃热炽盛;若呕吐物气味酸腐,呈完谷不化之状,则为宿食内停。

呕吐物腥臭,挟有脓血,可见于胃痈;若呕吐物为清稀痰涎,无臭气或腥气为脾胃有寒。

嗳气酸腐,多因胃脘热盛或宿食停滞于胃而化热。嗳气无臭多因肝气犯胃或寒邪客胃所致。

小便臊臭,其色黄混浊,属实热证;若小便清长,微有腥臊或无特殊气味,属虚证、寒证。

大便恶臭,黄色稀便或赤白脓血,为大肠湿热内盛。小儿大便酸臭,伴有不消化食物,为食积内停。大便溏泻,其气腥者为脾胃虚寒。

矢气败卵味,多因暴饮暴食、食滞中焦或肠中有宿屎内停所致。矢气连连、声响不臭,多属肝郁气滞、腑气不畅。月经或产后恶露臭秽,因热邪侵袭胞宫。带下气臭秽、色黄,为湿热下注。带下气腥、色白,为寒湿下注。

(三)病室气味

病室的气味由病体本身及其排出物等发出。瘟疫病开始即有臭气触人,轻则盈于床帐,重的充满一室。室内有血腥味,多是失血证;室内有腐臭气味,多有溃腐疮疡;室内有尸臭气味,是脏腑败坏;室内有尿臊气,多见于水肿病晚期;室内有烂苹果气味,多见于消渴病。

第三节 问 诊

问诊是医生通过询问患者或陪诊者以了解病情、病史的诊察方法。问诊的目的在于充分收集其他三诊无法取得的与辨证关系密切的资料。如疾病发生的时间、地点、原因或诱因以及治疗的经过、自觉症状、既往健康情况等。这些常是辨证中不可缺少的重要证据,掌握了这些情况就有利于对疾病的病因、病位、病性作出正确的判断。

问诊首先抓住主诉,围绕主要症状,深入细致的询问病情,既要突出重点,又要全面了解。问诊的范围要广泛,问诊时要做到准确、简要而无遗漏,应当遵循以下原则。

1. 确定主诉 围绕主诉进行询问。问诊时,应首先明确患者的主诉是什么。因为主诉反映的都是疾病的主要矛盾。抓住了主诉,就是抓住了主要矛盾,然后围绕主要矛盾进行分析归纳,初步得出所有可能出现的疾病诊断,再进一步围绕可能的疾病诊断询问,以便帮助最终得出确定的临床诊断或印象诊断。

2. **问辨结合**　边问边辨。一边问,一边对患者或陪诊者的回答加以分析辨证,并采取类比的方法,与相似证中的各个方面加以对比,缺少哪些情况的证据就再进一步询问哪些方面,可以使问诊的目的明确,做到详而不繁,简而不漏,搜集的资料全面准确。问诊结束时,医生的头脑中就可形成一个初步印象诊断或结论。

临床问诊时,为了达到预期的目的,还应注意以下几点:

(1) 医生要注意力集中,抛去其他杂念,认真询问,不可敷衍了事。

(2) 医生态度要和蔼可亲,语言要通俗易懂,不用医学术语去问,以取得患者的信任和合作,必要时启发患者回答,但要避免暗示,以求病情真实。

(3) 医生要注意患者的心理活动,帮助患者解除精神负担,树立起战胜疾病的信心,不要给患者的精神带来不良影响。

(4) 对于危重患者,要以抢救为先,急则治标,对症治疗,不要先求确诊再行治疗,以免延误时机,造成医疗事故。

问诊的内容主要包括:一般项目、主诉和病史、现在症状等。

一、问一般项目

问一般项目,包括姓名、性别、年龄、民族、职业、婚否、籍贯、现单位、现住址等。询问和记录一般项目,可以加强医患联系,同时也可作为诊断疾病的参考。性别不同,则疾病不一。男子可有遗精、早泄、阳痿等病;妇女可有经、带、胎、产等病。年龄不同,发病亦多有不同,如麻疹、水痘、百日咳等病多见于小儿。同一疾病,因年龄不同而有虚实差异。一般来说,青壮年气血充足,患病多实证;老年人气血衰,患病多虚证。问职业可帮助了解某些病的病因,如水中作业,易中湿邪,还可了解某些职业病,如铅中毒、矽毒等。问其婚否,女子已婚可了解有无妊娠、妊娠病及生产史,男子已婚可有男性性功能衰退与过亢等病。问籍贯、住址可以了解地方病。以上这些都是诊断及治疗上的重要参考资料。

二、问主诉和病史

(一) 主诉

主诉是患者就诊时陈述其感受最明显或最痛苦的主要症状及其持续的时间。主诉通常是患者就诊的主要原因,也是疾病的主要矛盾。准确的主诉可以帮助医生判断疾病的大致类别、病情的轻重缓急。

主诉包括不同时间出现的几个症状时,则应按其症状发生的先后顺序排列。一般主诉所包含的症状只能是一个或两三个,不能过多。记录主诉时,文字要准确、简洁明了,不能烦琐、笼统、含糊其辞;不能使用正式病名作为主诉;不能记录疾病演变过程。

(二) 现病史

现病史包括:疾病(主诉所述的疾病)从起病之初到就诊时病情演变与诊察治疗的全部过程,以及就诊时的全部自觉症状。

1. **起病情况**　要询问起病的环境与时间,自觉有否明显的起病原因或诱因,是否有传染病接触史,起病的轻重缓急,疾病初起的症状及其部位、性质、持续时间及程度等。

病情演变过程：要按时间顺序询问从起病到就诊时病情发展变化的主要情况，症状的性质、部位、程度有无明显变化，其变化有无规律性，影响变化的原因或诱因是否存在，病情演变有无规律性。

诊察治疗过程：要询问起病之初到就诊前的整个过程中所作过的诊断与治疗情况。疾病初起曾到何处就医？作过何种检查？检查结果如何？诊为何病？作何治疗？服用何药物，以及剂量、用法、时间、效果如何？有否出现其他不良反应等。以上都应重点扼要地加以记录。

2. 现在症状　要询问这次就诊的全部自觉症状，这是问诊的主要内容，将另列于后详述。现病史，是整个疾病史的主要组成部分，了解现病史，可以帮助医生分析病情、摸索疾病的规律，对确定诊断提供依据方面有着重要意义。问发病时间，往往可以判断目前疾病的性质是属表还是属里，是属实，还是属虚。问发病原因或诱因，常可推测致病的病因与疾病的性质，如寒热湿燥等。有传染病接触史，常可为某些传染病的诊断提供依据，如白喉、麻疹、痢疾等。问清疾病的演变过程，可以了解邪正斗争的情况。对机体正气的盛衰、预后的良恶等情况作出初步的判断。问清疾病的诊察治疗过程，可为目前疾病诊断提供依据，并进一步提供线索，也是决定治疗的重要参考。

（三）既往、生活、家族史

1. 既往史　包括既往健康状况，曾患过何种主要疾病（不包括主诉中所陈述的疾病），其诊治的主要情况，现在是否痊愈，或留有何种后遗症，是否患过传染病。有无药物或其他过敏史。对小儿还应注意询问既往预防接种情况。既往的健康与患病情况常常与现患疾病有一定的联系，可作为诊断现有疾病的参考。

2. 生活史　包括患者的生活习惯、经历、饮食嗜好、劳逸起居、工作情况等。生活经历，应询问出生地、居住地及时间较长的生活地区，尤其是注意有地方病或传染病流行的地区。还应询问精神状况如何，是否受到过较大精神刺激。并问其生活习惯、饮食嗜好、有无烟酒等其他嗜好。妇女应询问月经及生育史。工作劳逸，应询问劳动性质、强度、作息时间是否正常等。

生活史中的生活经历、习惯、工作情况等社会因素对患者的疾病都可能有一定的影响，分析这些情况可为辨证论治提供一定的依据。饮食的嗜欲，常可导致脏气的偏胜偏衰；精神状态的变化，常常是引起某些情志病的原因。过劳易伤肾，久逸易伤脾，起居失常，多扰动于心而出现各自的疾病反应。

3. 家族史　是指患者直系亲属或者血缘关系较近的旁系亲属的患病情况，有否传染性疾病或遗传性疾病。许多传染病的发生与生活密切接触有关，如肺痨病等。有些遗传性疾病则与血缘关系密切，如杨梅性病等。或近血缘结婚，而出现的体质衰弱、精神痴呆症等。

三、问现在症状

问现在症状，是指询问患者就诊时的全部症状。

症状是疾病的反映，是临床辨证的主要根据。通过问诊掌握患者的现在症状，可以了解疾病目前的主要矛盾，并围绕主要矛盾进行辨证，从而揭示疾病的本质，对疾病作出确切的判断。因此，问现在症状是问诊中重要的一环。为求问得全面准确，无遗漏，一般是以张景岳《十问歌》为顺序,即是:"一问寒热二问汗,三问头身四问便,五问饮食六问胸,七聋八渴俱当辨,九问旧病十问因,再兼服药参机变;妇女尤必问经期,迟速闭崩皆可见;再添片语告儿科,天花麻疹全占验。"

(一)问寒热

凡患者主观感觉怕冷,虽加衣服或近火取暖仍觉寒冷者,称为恶寒;患者身寒怕冷,加衣被或近火取暖即可缓解者,称为畏寒。发热除指体温高于正常者外,还包括患者体温正常而自觉全身或局部发热的主观感觉。寒与热是临床常见症状,问诊时应注意询问患者有无寒与热的感觉,两者是单独存在还是同时并见,还要注意询问寒热症状的轻重程度、出现的时间、持续时间的长短、临床表现特点及其兼症等。临床常见的寒热症状有以下4种情况:

1. 恶寒发热　恶寒与发热感觉并存称恶寒发热。它是外感表证的主要症状之一。

出现恶寒发热症状的病理变化,是外感表证初起,外邪与卫阳之气相争的反应。外邪束表,郁遏卫阳,肌表失煦故恶寒。卫阳失宣,郁而发热。如果感受寒邪,可导致束表遏阳之势加重,恶寒症状显著;感受热邪,助阳而致阳盛,发热症状显著。

询问寒热的轻重不同表现,常可推断感受外邪的性质。如恶寒重,发热轻,多属外感风寒的表寒证;发热重,恶寒轻,多属外感风热的表热证;恶寒、发热,并有恶风、自汗、脉浮缓,多外感表虚证;恶寒发热,兼有头痛、身痛、无汗、脉浮紧是外感表实证。有时根据寒热的轻重程度,亦可推测邪正盛衰。一般地说,邪轻正盛,恶寒发热皆轻;邪盛正实,恶寒发热皆重;邪盛正虚,恶寒重,发热轻。

2. 但寒不热　患者只感觉怕冷而无发热者,称但寒不热,多属里寒证。根据患者怕冷感觉的不同特点,临床又分别称为恶风、恶寒、寒战、畏寒等。

(1)恶风:是患者遇风则有怕风战抖的感觉,避风则缓。多为外感风邪所致。恶风还可见于素体肺卫气虚肌表不固者。

(2)恶寒:是患者时时觉冷,虽加衣覆被近火取暖仍不能解其寒。多为外感病初起,卫气不能外达,肌表失其温煦而恶寒。此时虽加及衣火,仍不能使肌体的阳气宣达于表,故得温而寒冷感无明显缓解。可见于多种外感病的初期阶段,病性多属于实。

(3)寒战:患者恶寒的同时伴有战栗者,称为寒战,是恶寒之甚。其病机、病性与恶寒同。

(4)畏寒:是患者自觉怕冷,但加衣被近火取暖可以缓解,称为畏寒。机体内伤久病,阳气虚于内。或寒邪过盛,直中于里损伤阳气,温煦肌表无力而出现怕冷的感觉。

3. 但热不寒　患者只发热而不恶寒或反恶热,多属里热证。高热不退为壮热,多因里热炽盛;轻微发热为微热,多见于某些内伤病和温热病后期;按时发热或按时热甚为潮热。潮热有不同的类型:日晡潮热者,多为阳明腑实证;午后潮热,入夜加重,兼见五心烦热或骨蒸痨热者,多为阴虚;午后热盛,身热不扬者,可见于湿温病;身热夜甚者,也可见温热病热入营血。

4. 寒热往来　患者恶寒与发热交替发作,其寒时自觉寒而不热,其热时自觉热而不寒。界线分明,一日一发或一日数发,可见于少阳病、温病及疟疾。

外邪侵入机体,在由表入里的过程中,邪气停留于半表半里之间,既不能完全入里,正气又不能抗邪外出,此时邪气不太盛,正气亦未衰,正邪相争处于相持阶段,正胜邪弱则热,邪胜正衰则寒,一胜一负,一进一退,故见寒热往来。

(二) 问汗

汗是津液所化生的,在体内为津液,经阳气蒸发从腠理外泄于肌表则为汗液。

正常人在过劳、运动剧烈、环境或饮食过热、情绪紧张等情况下皆可以出汗,这属于正常现象。发生疾病时,各种因素影响了汗的生成与调节,可引起异常出汗。发病时出汗也有两重性:一方面出汗可以排出致病的邪气,促进机体恢复健康,是机体抗邪的正常反应;另一方面汗为津液所生,过度的出汗可以耗伤津液,导致阴阳失衡的严重后果。问汗时要询问患者有无出汗,出汗的时间、部位,汗量有多少,出汗的特点、主要兼症以及出汗后症状的变化。

1. **表证辨汗** 表证无汗,多为外感风寒表实证;表证有汗,多为表虚证或外感风热。
2. **里证辨汗** 汗出不已,动则加重者为自汗,多为气虚或阳虚;身大热而大汗出,多为里热炽盛,迫津外泄;睡时汗出,醒则汗止者为盗汗,多属阴虚内热;大汗淋漓,伴有脉微肢冷、神疲气弱者,多为亡阳之证;半身汗出者,多为一侧经络闭阻,可因痰湿或风湿阻滞,或中风偏枯所致。

(三) 问疼痛

问疼痛,应询问疼痛的部位、性质、程度和持续时间。

1. **疼痛性质** 疼如针刺甚或刀割为刺痛,多属瘀血;疼而有胀感为胀痛,多为气滞;疼痛不距,但绵绵不休为隐痛,多为精血亏虚,或阳虚有寒;痛有冷感而喜暖为冷痛,多为寒邪阻络或阳虚;疼痛并有沉重感为重痛,多因湿邪阻遏气血所制;痛有灼热感而喜凉为灼痛,多为阴虚或阳热抗盛所致。新病,疼痛剧烈,拒按,属实证疼痛;久病,疼痛较轻,喜按,属虚证疼痛。
2. **疼痛部位**

(1) 头痛:由于经脉在头部的循行部位不同,根据头痛的不同部位,可以判别病在何经。一般来说,痛连项背,为病在太阳经;痛在前额或连及眉棱骨,为病在阳明经;痛在两颞或太阳穴附近,为病在少阳经;痛在颠顶,牵引头角,为厥阴经病。

(2) 胸痛:多为心肺之病。胸痛而憋闷,痛引肩背者,为胸痹,多由胸阳不振、气虚血瘀所致。若胸痛彻背,面青唇紫者,是心脉痹阻的"真心痛";胸痛身热、喘促鼻扇者,为肺有实热;胸痛身热,咳吐脓血臭痰者,多为肺痈。

(3) 胁痛:多与肝胆病有关。胁肋胀痛、身目发黄者,多为肝胆湿热。胁肋胀痛、善太息易怒者,为肝气郁结。胁部刺痛,多属瘀血。

(4) 脘腹痛:其病多在脾胃。一般脘腹痛喜暖为寒,喜凉为热,拒按为实,喜按为虚,即可因热结、寒凝、气滞、血瘀、食积、虫积而发,也可由气虚、血虚、阳虚所致。

(5) 腰痛:多见于肾的病变。腰痛绵绵、酸软乏力,多为肾虚;腰痛遇冷或阴雨天加重,多为寒湿所致;腰痛如针刺、固定不移、难于转侧者,多为血瘀。

(6) 四肢痛:多见于痹证。寒邪偏盛、剧痛喜暖者,为湿痹(痛痹)。风邪偏盛、疼痛部位游走者,为风痹(行痹)。湿邪偏盛、痛有重着者,为湿痹(着痹)。热邪偏盛、红肿疼痛者,为热痹。足跟或胫膝酸痛者,多为肾虚。

(7) 周身痛:新病乍起者,多为实证,以感受风寒湿邪者居多。久并不愈者,多为虚证,—气血亏虚、经气不利常见。

(四) 问饮食与口味

饮食口味是脾胃功能的反映。问清饮食多少,可了解脾胃的盛衰;问口味的变异,可知病情的寒热虚实。

1. 口渴与饮水　口渴与否,反映人体津液的盈亏和输布情况。不渴表示津液未伤,津液输布正常。口渴为津液已伤,或气化不利;渴喜冷饮为热盛伤津;渴喜热饮为寒湿内停,气化受阻;渴不多饮,或水入即吐者,可见与痰饮水湿内停,或湿热内困,水津不能上承;多饮多尿者,多见于消渴。

2. 食欲与食量　久病纳呆,属脾胃气虚。新病纳呆,多为食积。食欲亢进者,多为胃火炽盛;伴有多饮多尿者,多见于消渴病;饥不欲食,多为胃阴不足;咽食油腻,胁胀呕恶,可见于肝胆湿热、横逆犯胃;厌食脘胀,嗳腐吞酸,多为食停胃脘;喜热食或食后常感饱胀,多是脾胃虚寒;小儿嗜食异物,如泥土、纸张、生米等,可见虫积、疳积证。

3. 口味　口苦多为肝胆湿热,或胃热胃火;口甜多见于脾蕴湿热;口腻多见于脾胃湿阻;口臭多见于胃火炽盛,或肠胃积滞;口酸多见于肝胃不和;口淡多见于脾虚停湿;口咸多见于肾虚;口腥多见于肺胃血络损伤,咯血呕血。

(五) 问二便

主要询问排便的次数、时间及排便的感觉和伴随症状等。问清二便情况,可判断疾病的寒热虚实。

1. 大便

(1) 便秘:大便干燥,次数减少,排便困难,称为便秘。新病、腹胀满闷、大便燥结或发热口渴者,多为实证、热症;久病、年老体弱、孕中产后,多为气虚推动无力或阴血亏虚肠燥所致。

(2) 泄泻:大便次数增多,一日数次,便质稀溏或如水状,称为泄泻。泄泻暴发,大便臭秽,腹痛肠鸣,肛门灼热,多为湿热泄泻;泻如稀水,色淡黄而味腥臭,多为寒湿泄泻;大便酸臭多沫,泻后痛减,多为食积;长期黎明前腹痛腹泻,称"五更泻",为脾肾阳虚所致。

(3) 便血:便色鲜红,称近血,多属实热;便色黑如柏油,称远血,多属瘀血。

(4) 排便感异常

1) 肛门灼热:是指排便时肛门有烧灼感。其病机由大肠湿热蕴结而致。可见于湿热泄泻、暑湿泄泻等证。

2) 排便不爽:即腹痛且排便不通畅爽快,而有滞涩难尽之感。多由肠道气机不畅所致。可见于肝郁犯脾、伤食泄泻、湿热蕴结等证。

3) 里急后重:即腹痛窘迫,时时欲泻,肛门重坠,便出不爽。紧急而不可耐,称里急;排便时,便量极少,肛门重坠,便出不爽,或欲便又无,称后重,两者合而称之里急后重。是痢疾病证中的一个主症。多因湿热之邪内阻、肠道气滞所致。

4) 滑泻失禁:即久泻不愈,大便不能控制,呈滑出之状,又称"滑泻"。多因久病体虚、脾肾阳虚衰、肛门失约而致。可见于脾阳虚衰、肾阳虚衰,或脾肾阳衰等证。

5) 肛门气坠:即肛门有重坠向下之感,甚则肛欲脱出。多因脾气虚衰、中气下陷而致。多见于中气下陷证。

2. 小便　健康人在一般情况下,一昼夜排尿量为1000～1800毫升,尿次白天3～5次,夜间0～1次。排尿次数、尿量,可受饮水、气温、出汗、年龄等因素的影响而略有不同。受疾病的影响若机体的津液营血不足、气化功能失常、水饮停留等,即可使排尿次数、尿量及排尿时的感觉出现异常情况。

(1) 尿量异常:是指昼夜尿量过多或过少,超出正常范围。

1) 尿量增多:多因寒凝气机,水气不化,或肾阳虚衰,阳不化气,水液外泄而量多。可见于虚寒证,肾阳虚证及消渴病中。

2) 尿量减少:可因机体津液亏乏,尿液化源不足或尿道阻滞或阳气虚衰,气化无权,水湿不能下入膀胱而泛溢于肌肤而致。可见于实热证、汗吐下证、水肿病及癃闭、淋证等病证之中。

(2) 排尿次数异常

1) 排尿次数增多:又叫小便频数,总由膀胱气化功能失职而致。多见于下焦湿热、下焦虚寒、肾气不固等证。

2) 排尿次数减少:可见于癃闭,在排尿异常中介绍。

(3) 排尿异常:是指排尿感觉和排尿过程发生变化,并出现异常情况,如尿痛、癃闭、尿失禁、遗尿、尿闭等。

1) 小便涩痛:即排尿不畅,且伴有急迫灼热疼痛感,多为湿热流入膀胱、灼伤经脉、气机不畅而致,可见于淋证。

2) 癃闭:小便不畅,点滴而出为癃,小便不通,点滴不出为闭,一般多统称为癃闭。病机有虚有实。实者多为湿热蕴结、肝气郁结或瘀血、结石阻塞尿道而致;虚者多为年老气虚、肾阳虚衰、膀胱气化不利而致。

3) 余沥不尽:即小便后点滴不禁。多为肾气不固所致。

4) 小便失禁:是指小便不能随意识控制而自行遗出。多为肾气不足、下元不固;下焦虚寒、膀胱失煦、不能制约水液而致。若患者神志昏迷,而小便自遗,则病情危重。

5) 遗尿:是指睡眠中小便自行排出,俗称尿床。多见于儿童。其基本病机为膀胱失于约束。可见于肾阴、肾阳不足、脾虚气陷等证。

(六) 问睡眠

睡眠与人体气血阴阳的盛衰密切相关。凡阴阳失调、气血亏虚及病邪侵扰,皆可扰乱睡眠的生理规律而出现睡眠失常。临床上常见失眠与嗜睡两种表现。

1. 失眠　经常不易入睡,或睡而易醒,不能再睡,甚至彻夜不眠者,称为失眠,又称不寐,常伴有多梦。失眠有虚实之分:虚证有心脾两虚、心肾不交、心阴亏损等,多由心血不足、心神失养,或阴虚火旺、内扰心神所致;实证有心火亢盛、痰热扰心、肝郁化火、宿食停滞等,可由邪气内扰,或气机失调,或痰热食滞等所致。

2. 嗜睡　睡意浓深,不分昼夜,时时欲睡,呼之即醒,醒之欲寐,称为嗜睡,也称多寐。嗜睡总的病机是阳虚阴盛。临床多见于痰湿困脾、清阳不升;中气不足、脾失健运;阳气衰微;或温病热入心包等。

(七) 问经、带

经,带,胎,产是妇女特有的生理现象。妇女患者除常规问诊内容外,还须询问婚否、月经、白带、妊娠、产育等情况。

1. 月经　主要询问月经周期、经期、经量、经色、经质、末次月经以及有无痛经等。

(1) 经期经量异常：正常月经周期一般为28天左右，经期3～5天，经色为暗红或紫红，经量50～100ml，经质不稀不稠，无血凝块，无特殊气味。

若月经周期提前8～9天以上，且连续2个月者，称为月经先期。经色深红，质稠、量多者，属血热，为邪热迫血妄行所致；经色淡红，质稀，量少者，为气虚不能摄血所致。

若月经周期延后8～9天以上，且连续2个月者，称为月经后期。经色淡红，质稀、量少者，属血虚，为血少经血不能按时满溢所致；经色紫暗有块，量少，为寒凝血瘀，因寒邪阻滞经脉所致。

经期错乱不定者，称月经先后无定期，多属肝郁；若经量少而色淡，兼神疲乏力者，属心脾气虚。

(2) 经行异常：临床常见的经行异常有痛经、经闭和崩漏等。

1) 痛经：经前小腹胀痛，经前或经后痛减者，多为实证；经后小腹隐痛，兼见腰酸者，多为虚证；经行小腹冷痛、得热痛减者，属寒证。

2) 经闭：月经停止3个月以上者，称为闭经。多由气虚血少、血海空虚，或血瘀不通，或寒凝经脉，或痰湿阻滞等所致。

3) 崩漏：指不在行经期间，不规则的阴道出血。一般来势急、出血量多的称崩，来势缓、出血量少的称漏。凡崩漏血色深红有块、腹痛者多属热证；无块无痛者为冲任虚损，或中气下陷，脾不统血。

2. 带下　健康妇女阴道内排出少量无色、质稠、无臭的分泌物，称为白带。对于带下，主要了解色、量、质、气味等情况。若分泌过多，连绵如带者，即为带下病。带下色白、量多，质清稀，无臭气者，多属脾肾阳虚、寒湿下注；带下色黄、量多，质黏稠且臭秽者，多属湿热下注；带下色红、黏稠，或赤白相兼，微臭者，多属肝经郁热。

(八) 问小儿

小儿科俗称"哑科"，主要询问其家属。问小儿，应了解小儿出生前后的情况，是否患过麻疹、水痘等，是否预防接种，以及喂养、发育情况和父母兄妹的健康状况与有无遗传性疾病等。关于起病原因，应问有无惊吓、感寒、伤食等。

第四节　切　诊

切诊包括脉诊和按诊两部分内容，脉诊是按脉搏；按诊是在患者身躯上一定的部位进行触、摸、按压，以了解疾病的内在变化或体表反应，从而获得辨证资料的一种诊断方法。

一、脉诊

脉诊，是医者以指腹按一定部位的脉搏诊察脉象。通过诊脉，体察患者不同的脉象，以了解病情，诊断疾病。它是中医学一种独特的诊断疾病的方法。

（一）脉象形成的原理

脉象即脉动应指的形象。心主血脉，包括血和脉两个方面，脉为血之府，心与脉相连，心脏有规律的搏动，推动血液在脉管内运行，脉管也随之产生有节律的搏动（因而形成脉搏故能心动应指，脉动应指，心脏有规律的搏动）和血液在管内运行均由宗气所推动。血液循行脉管之中，流布全身，环周不息，除心脏的主导作用外，还必须有各脏器的协调配合，肺朝百脉，即是循行全身的血脉，均汇聚于肺，且肺主气，通过肺气的敷布，血液才能布散全身；脾胃为气血生化之源，脾主统血；肝藏血，主疏泄，调节循环血量；肾藏精，精化气，是人体阳气的根本，各脏腑组织功能活动的原动力，且精可以化生血，是生成血液的物质基础之一。因此脉象的形成，与脏腑气血密切相关。

（二）脉诊的临床意义

脉象的形成，既然和脏腑气血关系十分密切，那么，气血脏腑发生病变、血脉运行受到影响，脉象就有变化，故通过诊察脉象的变化，可以判断疾病的病位、性质、邪正盛衰与推断疾病的进退预后。

1. 判断疾病的病位、性质和邪正盛衰　疾病的表现尽管极其复杂，但从病位的浅深来说，不在表便在里，而脉象的浮沉，常足以反映病位的浅深。脉浮，病位多在表；脉沉，病位多在里。疾病的性质可分寒证与热证，脉象的迟数，可反映疾病的性质，如迟脉多主寒证，数脉多主热证。邪正斗争的消长，产生虚实的病理变化，而脉象的有力无力，能反映疾病的虚实证候。脉虚弱无力，是正气不足的虚证；脉实有力，是邪气亢盛的实证。

2. 推断疾病的进退预后　脉诊对于推断疾病的进退预后，有一定的临床意义。如久病脉见缓和，是胃气渐复，病退向愈之兆；久病气虚、虚劳、失血，久泄久痢而见洪脉，则多属邪盛正衰危候。

外感热病，热势渐退，脉象出现缓和，是将愈之候；若脉急疾，烦躁（则病也），如战汗，汗出脉静，热退身凉，为病退向愈；若脉急疾，烦躁为病进危候。

（三）诊脉的部位

诊脉的部位，有遍诊法、三部诊法和寸口诊法。遍诊法见于《素问·三部九候论》，切脉的部位有头、手、足三部，三部诊法见于汉代张仲景所著的《伤寒杂病论》。三部，即人迎（颈侧动脉），寸口，趺阳（足背动脉）。以上两种诊脉的部位，后世已少采用，自晋以来，普遍选用的切脉部位是寸口。

寸口又称脉口、气口，其位置在腕后桡动脉搏动处，诊脉独取寸口的理论依据是：寸口为手太阴肺经之动脉，为气血会聚之处，而五脏六腑十二经脉气血的运行皆起于肺而止于肺，故脏腑气血之病变可反映于寸口。另外，手太阴肺经起于中焦，与脾经同属太阴，与脾胃之气相通，而脾胃为后天之本，气血生化之源，故脏腑气血之盛衰都可反映于寸口，所以独取寸口可以诊察全身的病变。

寸口分寸、关、尺三部，以高骨（桡骨茎突）为标志，其稍内方的部位为关，关前（腕端）为寸，关后（肘端）为尺。两手各分寸、关、尺三部，共六部脉。寸、关、尺三部可分浮、中、沉三候，是寸口诊法的三部九候。

寸关尺分候脏腑，历代医家说法不一，目前多以下列为准：

左寸可候：心与膻中　　右寸可候：肺与胸中

左关可候:肝胆与膈　　右关可候:脾与胃
左尺可候:肾与小腹　　右尺可候:肾与小腹

(四) 诊脉方法和注意事项

1. **时间**　诊脉的时间最好是清晨,因为清晨患者不受饮食、活动等各种因素的影响,体内外环境都比较安静,气血经脉处于少受干扰的状态,故容易鉴别病脉。但也不是说其他时间不能诊脉。

总的来说,诊脉时要求有一个安静的内外环境。诊脉之前,先让患者休息片刻,使气血平静,医生也要平心静气,然后开始诊脉。诊室也要保持安静。在特殊的情况下应随时随地诊察患者而不必拘泥于这些条件。

2. **体位**　要让患者取坐位或正卧位,手臂平放和心脏近于同一水平,直腕仰掌,并在腕关节背垫上布枕,这样可使气血运行无阻,以反映机体的真正脉象。

3. **指法**　医者和患者侧向坐,用左手按诊患者的右手,用右手按诊患者的左手。诊脉下指时,首先用中指按在掌后高骨内侧关脉位置,接着用示指按在关前的寸脉位置,无名指按在关后尺脉位置。位置放准之后,三指应呈弓形,指头平齐,以指腹接触脉体。布指的疏密要和患者的身长相适应,身高臂长者,布指宜疏,身矮臂短者,布指宜密,总以适度为宜。三指平布同时用力按脉,称为总按。为了重点体会某一部脉象,也可用一指单按其中一部脉象,如要重点体会寸脉时,微微提起中指和无名指,诊关脉则微提示指和无名指,诊尺脉则微提示指和中指。临床上总按、单按常配合使用,这样对比的诊脉方法,颇为实用。单按分候寸口三部,以察病在何经何脏,总按以审五脏六腑的病变。

诊小儿脉可用"一指(拇指)定关法",而不细分三部,因小儿寸口部短,不容三指定寸关尺。

4. **举按寻**　这是诊脉时运用指力的轻重和挪移,以探索脉象的一种手法。持脉之要有三,就是举、按、寻。用轻指力按在皮肤上叫举,又叫浮取或轻取;用重指力按在筋骨间,叫按,又称沉取或重取;指力不轻不重,还可亦轻亦重,以委曲求之叫寻。因此诊脉必须注意举、按、寻之间的脉象变化。此外,当三部脉有独异时,还必须逐渐挪移指位,内外推寻。寻者寻找之意,不是中取。

5. **平息**　一呼一吸称一息,诊脉时,医者的呼吸要自然均匀,用一呼一吸的时间去计算患者脉搏的至数,如正常脉象及病理性脉象之迟、数、缓、疾等脉,均以息计,今天有秒表对诊脉有一定的帮助,但平息的意义还不止如此。平是平调的意思,要求医者在诊脉时,思想集中,全神贯注。因此,平息除了以"息"计脉之外,还要做到虚心而静,全神贯注。

6. **五十动**　每次诊脉,必满五十动。即每次按脉时间、每侧脉搏跳动不应少于五十次。其意义有二:一为了解五十动中无促、结、代脉,防止漏诊;二为说明诊脉不能草率从事,必须以辨清脉象为目的。如果第一个五十动仍辨不清楚,可延至第二个或第三个五十动。总之,每次诊脉时间,以2~3分钟为宜。

(五) 正常脉象

正常脉象古称平脉,是健康无病之人的脉象。正常脉象的形态是三部有脉,一息四至(闰以太息五至,相当72~80次/分),不浮不沉,不大不小,从容和缓,柔和有力,节律一致,尺脉沉取有一定力量,并随地理活动和气候环境的不同而有相应的正常变化。

1. 正常脉象有胃、神、根三个特点

(1) 有胃:有胃气的脉象,古人说法很多,总的来说,正常脉象不浮不沉、不快不慢、从容和缓,节律一致便是有胃气。即使是病脉,无论浮沉迟数,但有徐和之象者,便是有胃气。脉有胃气,则为平脉;脉少胃气,则为病变;脉无胃气,则属真脏脉,或为难治或不治之征象,故脉有无胃气对判断疾病凶吉预后有重要的意义。

(2) 有神:有神的脉象形态,即脉来柔和。如见弦实之脉,弦实之中仍带有柔和之象;微弱之脉,微弱之中不至于完全无力者都叫有脉神。神之盛衰,对判断疾病的预后有一定的意义。但必须结合声、色、形三者,才能作出正确的结论。脉之有胃、有神,都是具有冲和之象,有胃即有神,所以在临床上胃与神的诊法一样。

(3) 有根:三部脉沉取有力,或尺脉沉取有力,就是有根的脉象形态。或病中肾气犹存,先天之本未绝,尺脉沉取尚可见,便是有生机。若脉浮大散乱,按之则无,则为无根之脉,为元气离散,标志病情危笃。

2. 正常脉象随人体内外因素的影响而有相应的生理性变化

(1) 四时气候:由于受气候的影响,平脉有春弦、夏洪、秋浮、冬沉的变化。此因人与天地相应,人体受自然界四时气候变化的影响,生理功能也相应地变化,故正常人四时平脉也有所不同。

(2) 地理环境:地理环境也能影响脉象,如南方地处低下、气候偏温、空气湿润、人体肌腠缓疏,故脉多细软或略数;北方地势高、空气干燥、气候偏寒、人体肌腠紧缩,故脉多表现沉实。

(3) 性别:妇女脉象较男子濡弱而略快,妇女婚后妊娠,脉常见滑数而冲和。

(4) 年龄:年龄越小,脉搏越快,婴儿每分钟脉搏 120～140 次;五六岁的幼儿,每分钟脉搏 90～110 次;年龄渐长则脉象渐和缓。青年体壮脉搏有力;老人气血虚弱,精力渐衰,脉搏较弱。

(5) 体格:身躯高大的人,脉的显现部位较长;矮小的人,脉的显现部位较短;瘦人肌肉薄,脉常浮;肥胖的人,皮下脂肪厚,脉常沉。凡常见六脉沉细等同,而无病象的叫做六阴脉;六脉常见洪大等同,而无病象的,叫做六阳脉。

(6) 情志:一时性的精神刺激,脉象也发生变化,如喜则伤心而脉缓,怒则伤肝而脉急,惊则气乱而脉动等。此说明情志变化能引起脉象的变化,但当情志恢复平静之后,脉象也就恢复正常。

(7) 劳逸:剧烈运动或远行,脉多急疾;入入睡之后,脉多迟缓;脑力劳动之人,脉多弱于体力劳动者。

(8) 饮食:饭后、酒后脉多数而有力;饥饿时稍缓而无力。

此外,有一些人,脉不见于寸口,而从尺部斜向手背,称斜飞脉;若脉出现于寸口的背侧,则称反关脉,还有出现于腕部其他位置者,都是生理特异脉位,是桡动脉解剖位置的变异,不属病脉。

(六) 病理性脉象

疾病反映于脉象的变化,叫做病脉。一般来说,除了正常生理变化范围以及个体生理特异之外的脉象,均为各病脉。

脉象是通过位、数、形、势等四方面来体察。位即脉之部位,是指在皮肤下的深度而言。脉位分浮沉,浅显于皮下者为浮脉,深沉于筋骨者为沉脉。数即至数,是指脉动的速率,脉数分迟数,一息不足四至为迟,一息五、六至为数。形即形态,包括脉管的粗细及其特殊形象,指下予以辨形,如芤脉似葱管、动脉似豆等。势即脉动的气势或力量,以辨虚实。如脉来势大,有力为实;脉动势小,无力为虚等。

在二十八病脉中,有单一脉与复合脉之别。有的脉在位、数、形、势方面仅有单一的变化,如浮脉、沉脉表现为脉位的变化,迟脉、数脉表现为至数的变化。这种单方面变化而形成的脉象,称单一脉。许多脉象要从位数形势多方面综合体察,才能进行区别。如弱脉由虚沉小三脉合成,牢脉由沉、实、大、弦、长五脉合成,浮大有力势猛为洪脉等,这种由两个或两个以上方面的变化而形成的脉象,称复合脉。单一脉往往不能全面反映疾病的本质,而复合脉则可以从多方面反映疾病的情况,除了上述二十八脉之外,还常出现数种脉象并见的相兼脉,如浮紧、浮缓、沉细、滑数等。

1. 脉象分类与主病

(1) 浮脉类:浮脉类的脉象,有浮、洪、濡、散、芤、革六脉。因其脉位浅,浮取即得,故归于一类。

1) 浮脉

【脉象】轻取即得,重按稍减而不空,举之泛泛而有余,如水上漂木。

【主病】表证、虚证。

【脉理】浮脉主表,反映病邪在经络肌表部位,邪袭肌腠,卫阳奋起抵抗,脉气鼓动于外,脉应指而浮,故浮而有力。内伤久病体虚、阳气不能潜藏而浮越于外,亦有见浮脉者,必浮大而无力。

2) 洪脉

【脉象】洪脉极大,状若波涛汹涌,来盛去衰。

【主病】里热证。

【脉理】洪脉的形成,由阳气有余、气壅火亢、内热充斥,致使脉道扩张、气盛血涌,故脉见洪象。若久病气虚或虚劳、失血、久泄等病证而出现洪脉,是正虚邪盛的危险证候或为阴液枯竭,孤阳独亢或虚阳亡脱。此时,浮取洪盛,沉取无力无神。

3) 濡脉

【脉象】浮而细软,如帛在水中。

【主病】虚证,湿证。

【脉理】濡脉在主诸虚,若为精血两伤、阴虚不能维阳,故脉浮软;精血不充,则脉细;若为气虚阳衰,虚阳不敛,脉也浮软,浮而细软,则为濡脉。若湿邪阻压脉道,亦见濡脉。

4) 散脉

【脉象】浮散无根,至数不齐。如杨花散漫之象。

【主病】元气离散。

【脉理】散脉主元气离散、脏腑之气将绝的危重证候。因心力衰竭、阴阳不敛、阳气离散,故脉来浮散而不紧,稍用重力则按不着,漫无根蒂;阴衰阳消,心气不能维系血液运行,故脉来时快时慢,至数不齐。

5) 芤脉

【脉象】浮大中空,如按葱管。

【主病】失血,伤阴。

【脉理】芤脉多见于失血伤阴之证,故芤脉的出现与阴血亡失、脉管失充有关,因突然失血过多、血量骤然减少、营血不足,无以充脉,或津液大伤、血不得充,血失阴伤则阳气无所附而浮越于外,因而形成浮大中空之芤脉。

6）革脉

【脉象】浮而搏指,中空外坚,如按鼓皮。

【主病】亡血、失精、半产、漏下。

【脉理】革脉为弦芤相合之脉,由于精血内虚、气无所附而浮越于外,如之阴寒之气收束,因而成外强中空之象。

(2) 沉脉类:其脉象有沉、伏、弱、牢四脉。脉位较深,重按乃得,故同归于一类。

1）沉脉

【脉象】轻取不应,重按乃得,如石沉水底。

【主病】里证。亦可见于无病之正常人。

【脉理】病邪在里,正气相搏于内,气血内困,故脉沉而有力,为里实证;若脏腑虚弱,阳气衰微,气血不足,无力统运营气于表,则脉沉而无力,为里虚证。

2）伏脉

【脉象】重手推筋按骨始得,甚则伏而不见。

【主病】邪闭,厥证,痛极。

【脉理】因邪气内伏、脉气不能宣通、脉道潜伏不显而出现伏脉;若阳气衰微欲绝、不能鼓动血脉亦见伏脉。前者多见于实邪暴病,后者多见于久病正衰。

3）弱脉

【脉象】极软而沉细。

【主病】气血阴阳俱虚证。

【脉理】阴血不足,不能充盈脉道,阳衰气少,无力鼓动,推动血行,故脉来沉而细软,而形成弱脉。

4）牢脉

【脉象】沉按实大弦长,坚牢不移。

【主病】阴寒凝结,内实坚积。

【脉理】牢脉之形成,是由于病气牢固、阴寒内积、阳气沉潜于下,故脉来沉而实大弦长,坚牢不移。牢脉主实有气血之分,癥瘕有形肿块,是实在血分;无形痞结,是实在气分。若牢脉见于失血、阴虚等病证,是阴血暴亡之危候。

(3) 迟脉类:其脉象有迟、缓、涩、结四脉。脉动较慢,一息不足四到五至,故同归于一类。

1）迟脉

【脉象】脉来迟慢,一息不足四至（相当于每分钟脉搏60次以下）。

【主病】寒证。迟而有力为寒痛冷积,迟而无力为虚寒。久经锻炼的运动员,脉迟而有力,则不属病脉。

【脉理】迟脉主寒证,由于阳气不足,鼓动血行无力,故脉来一息不足四至。若阴寒冷积阻滞、阳失健运、血行不畅,脉迟而有力。因阳虚而寒者,脉多迟而无力。邪热结聚、阻滞气血运行,也见迟脉,但必迟而有力,按之必实,迟脉不可概认为寒证,当脉症合参。

2）缓脉

【脉象】一息四至,来去怠缓。

【主病】湿证,脾胃虚弱。

【脉理】湿邪黏滞,气机为湿邪所困；脾胃虚弱、气血乏源,气血不足以充盈鼓动,故缓脉见怠缓；平缓之脉,是为气血充足,百脉通畅。若病中脉转缓和,是正气恢复之证。

3）涩脉

【脉象】迟细而短,往来艰涩,极不流利,如轻刀刮竹。

【主病】精血亏少,气滞血瘀,挟痰,挟食。

【脉理】精伤血少津亏,不能濡养经脉,血行不畅,脉气往来艰涩,故脉涩而无力；气滞血瘀、痰、食胶固,气机不畅,血行受阻,则脉涩而有力。

4）结脉

【脉象】脉来缓,时而一止,止无定数。

【主病】阴盛气结,寒痰血瘀,癥瘕积聚。

【脉理】阴盛气机郁结,阳气受阻,血行瘀滞,故脉来缓怠,脉气不相顺接,时一止,止后复来,止无定数,常见于寒痰血瘀所致的心脉瘀阻证。结脉见于虚证,多为久病虚劳、气血衰、脉气不继,故断而时一止,气血续则脉复来,止无定数。

(4) 数脉类：其脉象有数、疾、促、动四脉。脉动较快,一息超过五至,故同归一类。

1）数脉

【脉象】一息脉来五至以上。

【主病】热证。有力为实热,无力为虚热。

【脉理】邪热内盛,气血运行加速,故见数脉。因邪热盛、正气不虚、正邪交争剧烈,故脉数而有力,主实热证。若久病耗伤阴液、阴虚内热,则脉虽数而无力。若脉显浮数、重按无根,是虚阳外越之危候。

2）疾脉

【脉象】脉来急疾,一息七、八至。

【主病】阳极阴竭,元阳将脱。

【脉理】实热证阳亢无制、真阴垂危,故脉来急疾而按之益坚；若阴液枯竭,阳气外越欲脱,则脉疾而无力。

3）促脉

【脉象】脉来数,时而一止,止无定数。

【主病】阳热亢盛,气血痰食郁滞。

【脉理】阳热盛极,或气血痰饮,宿食郁滞化热,正邪相搏,血行急速,故脉来急数。邪气阻滞,阴不和阳,脉气不续,故时一止,止后复来,指下有力,止无定数。促脉亦可见于虚证,若元阴亏损,则数中一止,止无定数,必促而无力,为虚脱之象。

4）动脉

【脉象】脉形如豆,厥厥动摇,滑数有力。

【主病】痛证、惊证。妇女妊娠反应期可出现动脉,这对临床诊断早孕,有一定价值。

【脉理】动脉是阴阳相搏、升降失和,使其气血冲动,故脉道随气血冲动而呈动脉。痛则阴阳不和、气血不通;惊则气血紊乱,心突跳,故脉亦应之而突跳,故痛与惊可见动脉。

(5) 虚脉类:其脉象有虚、细、微、代、短五脉,脉动应指无力,故归于一类。

1) 虚脉

【脉象】三部脉会之无力,按之空虚。

【主病】虚证。

【脉理】气虚不足以运其血,故脉来无力;血虚不足充盈脉道,故按之空虚。由于气虚不敛而外张、血虚气无所附而外浮,脉道松弛,故脉形大而势软。

2) 细脉

【脉象】脉细如线,但应指明显。

【主病】气血两虚,诸虚劳损,湿证。

【脉理】细为气血两虚所致,营血亏虚不能充盈脉道,气不足则无力鼓动血液运行,故脉体细小而无力。湿邪阻压脉道,伤人阳气也见细脉。

3) 微脉

【脉象】极细极软,按之欲绝,似有若无。

【主病】阴阳气血诸虚,阳气衰微。

【脉理】阳气衰微,无力鼓动,血微则无以充脉道,故见微脉。浮以候阳,轻取之似无为阳气衰。沉以候阴,重取之似无是阴气竭。久病正气损失,气血被耗,正气殆尽,故久病脉微,为气将绝之兆;新病脉微,是阳气暴脱,亦可见于阳虚邪微者。

4) 代脉

【脉象】脉来时见一止,止有定数,良久方来。

【主病】脏气衰微,风证,痛证。

【脉理】脏气衰微,气血亏损,以致脉气不能衔接而歇止,不能自还,良久复动。风证、痛证见代脉,因邪气所犯,阻于经脉,致脉气阻滞,不相衔接为实证。

代脉亦可见于妊娠初期的孕妇,因五脏精气聚于胞宫,以养胎元,脉气一时不相接续,故见代脉。然非妊娠必见之脉,仅见于母体素弱,脏气不充,更加恶阻,气血尽以养胎,脉气暂不接续所致。

5) 短脉

【脉象】首尾俱短,不能满部。

【主病】气病。有力为气滞,无力为气虚。

【脉理】气虚不足以帅血,则脉动不及尺寸本部,脉来短而无力。亦有因气郁血瘀或痰滞食积,阻碍脉道,以致脉气不伸而见短脉,但必短而有力,故短脉不可概作不足之脉,应注意其有力无力。

(6) 实脉类:其脉象有实、滑、弦、紧、长等五脉,脉动应指有力,故归于一类。

1) 实脉

【脉象】三部脉举按均有力。

【主病】实证。

【脉理】邪气亢盛而正气不虚,邪正相搏,气血壅盛,脉道紧满,故脉来应指坚实有力。平人亦可见实脉,这是正气充足、脏腑功能良好的表现。平人实脉应是静而和缓,与主病之实脉躁而坚硬不同。

2) 滑脉

【脉象】往来流利,如珠走盘,应指圆滑。

【主病】痰饮、食积、实热。

【脉理】邪气壅盛于内,正气不衰,气实血涌,故脉往来甚为流利,应指圆滑。若滑脉见于平人,必滑而和缓,总由气血充盛,气充则脉流畅,血盛则脉道充盈,故脉来滑而和缓。妇女妊娠见滑脉,是气血充盛而调和的表现。

3) 弦脉

【脉象】端直以长,如按琴弦。

【主病】肝胆病,痰饮,痛证,疟疾。

【脉理】弦是脉气紧张的表现。肝主流泄,调物气机,以柔和为贵,若邪气滞肝、疏泄失常、气郁不利则见弦脉。诸痛、痰饮,气机阻滞、阴阳不和、脉气因而紧张,故脉弦。疟邪为病,伏于半表半里、少阳枢机不利而见弦脉。虚劳内伤、中气不足、肝病染脾,亦觉见弦脉。若弦而细劲,如循刀刃,便是胃气全无,病多难治。

4) 紧脉

【脉象】脉来绷急,状若牵绳转索。

【主病】寒证、痛证。

【脉理】寒邪侵袭人体,与正气相搏,以致脉道紧张而拘急,故见紧脉。诸痛而见紧脉,也是寒邪积滞与正气激搏之缘故。

5) 长脉

【脉象】首尾端长,超过本位。

【主病】肝阳有余,火热邪毒等有余之证。

【脉理】健康人正气充足,百脉畅通无损,气机升降调畅,脉来长而和缓;若肝阳有余,阳盛内热,邪气方盛,充斥脉道,加上邪正相搏,脉来长而硬直,或有兼脉,为病脉。

2. 相兼脉与主病　相兼脉是指数种脉象并见的脉象。徐灵胎称之为合脉,有二合脉、三合脉、四合脉之分。

相兼脉象的主病,往往等于各个脉所主病的总和,如浮为表,数为热,浮数主表热,以此类推。现将常见的相兼脉及主病列于下。

(1) 相兼脉:浮紧。主病:表寒,风痹。

(2) 相兼脉:浮缓。主病:伤寒表虚证。

(3) 相兼脉:浮数。主病:表热。

(4) 相兼脉:浮滑。主病:风痰,表证挟痰。

(5) 相兼脉:沉迟。主病:里寒。

(6) 相兼脉:弦数。主病:肝热,肝火。

(7) 相兼脉:滑数。主病:痰热,内热食积。

(8) 相兼脉:洪数。主病:气分热盛。

(9) 相兼脉:沉弦。主病:肝郁气滞,水饮内停。

(10) 相兼脉:沉涩。主病:血瘀。

(11) 相兼脉:弦细。主病:肝肾阴虚,肝郁脾虚。

(12) 相兼脉:沉缓。主病:脾虚,水湿停留。

(13) 相兼脉:沉细。主病:阴虚,血虚。

(14) 相兼脉:弦滑数。主病:肝火挟痰,痰火内蕴。

(15) 相兼脉:沉细数。主病:阴虚,血虚有热。

(16) 相兼脉:弦紧。主病:寒痛,寒滞肝脉。

(七) 诊小儿脉

诊小儿脉,与成人有所不同,因小儿寸口部位狭小,难分寸关尺三部。此外,小儿临诊时容易惊哭,惊则气乱,脉气亦乱,故难于掌握。后世医家多以一指总候三部。操作方法是医生用左手握小儿手,再用右手大拇指按小儿掌后高骨脉上,分三部以定息数。对四岁以上的小儿,则以高骨中线为关,以一指向侧滚转寻三部;七八岁可以挪动拇指诊三部;九至十岁以上,可以次第下指依寸关尺三部诊脉;十六岁则按成人三部诊脉进行。

小儿脉象主病,以浮、沉、迟、数定表、里、寒、热,入以有力无力定虚实,不详求二十八脉。还需指出,小儿肾气未充,脉气止于中候,不论脉体素浮素沉,重按多不见,若重按乃见,便与成人的牢实脉同论。

二、按诊

按诊,就是医者用手直接触摸、按压患者体表某些部位,以了解局部的异常变化,从而推断疾病的部位、性质和病情的轻重等情况的一种诊病方法。

(一) 按诊的方法和意义

1. 方法

(1) 体位:按诊时患者取坐位或仰卧位。一般按胸腹时,患者须采取仰卧位,全身放松,两腿伸直,两手放在身旁。医生站在患者右侧,右手或双手对患者进行切按。在切按腹内肿块或腹肌紧张度时,可再令患者屈起双膝,使腹肌松弛,便于切按。

(2) 手法:按诊的手法大致可分触、摸、推、按四类。触是以手指或手掌轻轻接触患者局部,如额部和四肢皮肤等,以了解凉、热、润、燥等情况。摸是以手抚摸局部,如肿胀部位等,以探明局部的感觉情况及肿物的形态、大小等。推是以手稍用力在患者局部作前后或左右移动,以探测肿物的移动度和局部同周围组织的关系等情况。按是以手按压局部,如胸腹或肿物部位,以了解深部有无压痛,肿块的形态、质地、肿胀的程度、性质等等。在临床上,各种手法是综合运用的,常常是先触摸,后推按,由轻到重,由浅入深,逐层了解病变的情况。

按诊时,医者要体贴患者,手法要轻巧,要避免突然暴力,冷天要事先把手暖和后再行检查。一般先触摸、后按压,指力由轻到重、由浅入深,同时要嘱咐患者主动配合,随时反映自己的感觉,还要边检查边观察患者的表情变化以了解其痛苦所在。按诊时要认真仔细,不放过一个与疾病有关的部位。

2. 意义 按诊是切诊的一部分,是四诊中不可忽略的一环。它在望、闻、问的基础上,更进一步地深入探明疾病的部位和性质等情况。对于胸腹部的疼痛、肿胀、痰饮、症块等病变,通过触按,更可以充实诊断与辨证所必需的资料。

(二) 按诊的内容

按诊的应用范围较广。临床上以按肌肤、按手足、按胸腹、按腧穴等为常用,兹分述如下。

1. 按肌肤　是为了探明全身肌表的寒热、润燥以及肿胀等情况。

凡阳气盛的身多热,阳气衰的身多寒。

按肌肤不仅能从冷暖以知寒热,更可从热的甚微而分表里虚实。凡身热初按甚热,久按热反转轻的,是热在表;若久按其热反甚,热自内向外蒸发者,为热在里。

肌肤濡软而喜按者,为虚证;患处硬痛拒按者,为实证。轻按即痛者,病在表浅;重按方痛者,病在深部。

皮肤干燥者,尚未出汗或津液不足;干瘪者,津液不足;湿润者,身已汗出或津液未伤。皮肤甲错者,伤阴或内有干血。

按压肿胀,可以辨别水肿和气肿。按之凹陷,放手即留手印,不能即起的,为水肿;按之凹陷,举手即起的,为气肿。

2. 按手足　主要在探明寒热,以判断病证性质属虚属实,在内在外,以及预后。凡疾病初起、手足俱冷的,是阳虚寒盛,属寒证;手足俱热的,多为阳盛热炽,属热证。

诊手足寒热,还可以辨别外感病或内伤病。手足的背部较热的,为外感发热;手足心较热的,为内伤发热。此外,还有以手心热与额上热的互诊来分别表热或里热的方法。额上热甚于手心热的,为表热;手心热甚于额上热的,为里热。这一诊法有参考意义。

3. 按胸腹　胸腹各部位的划分如下:膈上为胸、膈下为腹。侧胸部从腋下至十一、十二肋骨的区域为胁。腹部剑突下方位置称为心下,胃脘相当于上腹部,大腹为脐上部位,小腹在脐下,少腹即小腹之两侧。

按胸腹就是根据病情的需要,有目的地对胸前区、胁肋部和腹部进行触摸、按压,必要时进行叩击,以了解其局部的病变情况。

胸腹按诊的内容,又可分为按虚里、按胸胁和按腹部三部分。

(1) 按虚里:虚里位于左乳下心尖搏动处,为诸脉所宗。探索虚里搏动的情况,可以了解宗气的强弱,病之虚实,预后之吉凶。古人对此至为重视。

虚里按之应手,动而不紧,缓而不急,为健康之征。其动微弱无力,为不及,是宗气内虚。若动而应衣,为太过,是宗气外泄之象。若按之弹手,洪大而搏,属于危重的证候。

若见于孕妇胎前产后或痨瘵病者尤忌,应当提高警惕。至于惊恐、大怒或剧烈运动后,虚里脉动虽高,但静息片刻即平复如常者,是生理现象。如果其动已绝,它处脉搏也停止的,便是死候。虚里按诊对于指下无脉、欲决死生的证候,诊断意义颇大。

(2) 按胸胁:前胸高起,按之气喘者,为肺脏证。胸胁按之胀痛者,可能是痰热气结或水饮内停。

肝脏位于右胁内,上界在锁骨中线处平第五肋,下界与右肋弓下缘一致,故在肋下一般不能扪及。若扪及肿大之肝脏,或软或硬,多属气滞血瘀,若表面凹凸不平,则要警惕肝癌。右肋胀痛、摸之热感、手不可按者,为肝痈。疟疾日久,胁下出现肿块,称为疟母。

(3) 按腹部:按腹部主要了解凉热、软硬度,以及胀满、肿块、压痛等情况,以协助疾病的诊断与辨证。

辨凉热:通过探测腹部的凉热,可以辨别病的寒热虚实。腹壁冷,喜暖手按扶者,属虚寒证;腹壁灼热、喜冷物按放者,属实热证。

辨疼痛:凡腹痛,喜按者属虚,拒按者属实;按之局部灼热,痛不可忍者,为内痈。

辨腹胀:腹部胀满。按之有充实感觉、有压痛、叩之声音重浊的,为实满;腹部膨满,但按之不实、无压痛、叩之作空声的,为气胀,多属虚满。

腹部高度胀大,如鼓之状者,称为臌胀。它是一种严重的病证,可分水臌与气臌。以手分置腹之两侧,一手轻拍,另一手可触到波动感。同时,按之如囊裹水,且腹壁有凹痕者,为水臌;以手叩之如鼓,无波动感,按之亦无凹痕者,为气臌。另外,有些高度肥胖的人,亦见腹大如臌,但按之柔软,且无脐突及其他重病症象,当与臌胀鉴别。

辨痞满:痞满是自觉心下或胃脘部痞塞不适和胀满的一种症状。按之柔软,无压痛者,属虚证;按之较硬,有抵抗压痛者,为实证。脘部按之有形而胀痛,推之漉漉有声者,为胃中有水饮。

辨肿块:肿块的按诊要注意其大小、形态、硬度、压痛等情况。

积聚是指腹内的结块,或胀或痛的一种病证。但积和聚不同。痛有定处,按之有形而不移的为积,病属血分;痛无定处,按之无形聚散不定的为聚,病属气分。

左小腹作痛,按之累累有硬块者,肠中有宿粪。右小腹作痛,按之疼痛,有包块应手者,为肠痈。

腹中虫块,按诊有三大特征:一是形如筋结,久按会转移;二是细心诊察,觉指下如蚯蚓蠕动;三是腹壁凹凸不平,按之起伏聚散,往来不定。

4. 按腧穴 是按压身体上某些特定穴位,通过这些穴位的变化与反应,来推断内脏的某些疾病。

腧穴的变化主要是出现压痛及敏感反应,或是出现结节或条索状物。据临床报道,肺病患者,有些可在肺俞穴摸到结节,有些在中府穴出现压痛。肝病患者可出现肝俞或期门穴压痛。胃病在胃俞和足三里有压痛。肠痈阑尾穴有压痛。

(徐 萍)

第五章 辨 证

"辨证"就是运用中医学理论,将望、闻、问、切等诊断方法所收集的资料、自觉症状和阳性体征,通过分析综合,去粗取精,去伪存真,辨清疾病的原因、性质、部位、发展阶段及邪正之间的关系,最后概括并判断疾病属于何"证"。辨证过程不仅是中医学认识和诊断疾病的方法,也是护理评估、护理诊断及提出护理问题的过程。"施护"就是根据辨证所得的结果,确定相应的护理方法及具体的护理措施。辨证施护的过程,即是认识疾病和护理疾病的过程。辨证是确定治疗原则的前提和依据,施护是护理疾病的具体手段和方法。施护的效果又是检验辨证正确与否的标志。

"证"与"症"、"病"的区别:

证,是证候,是机体在疾病发展过程中某一个阶段的病理性概括。它既不是症状,也不是病名,是中医学特有的诊断学概念。它概括了发病各方面的因素与条件,确定了病变的部位、病因、性质及邪正的关系,反映疾病某一个阶段病理变化的本质。

症,是一个一个的症状,如头痛、恶心、脉数等,都可称为症。症是辨证及诊断疾病的主要依据。任何疾病的发生、发展变化要通过若干症状反映出来,但只是现象,不是本质,必须通过分析、辨证才能认识疾病本质。

病,是对疾病全过程基本矛盾的概括,病可以包括证,某一疾病可出现若干证候,某一证候也可出现在多种疾病之中,如清代医家徐灵胎说:"证之总者为之病,而一病总有数证。"

中医的辨证方法很多,如八纲辨证、病因辨证、气血津液辨证、脏腑辨证、经络辨证、六经辨证、卫气营血辨证与三焦辨证等。其中八纲辨证是各种辨证的总纲;病因辨证着重从病因角度去辨别证候,是外感病辨证的基础;六经辨证是《伤寒论》辨证论治的纲领;卫气营血辨证和三焦辨证是外感病中"温病"的辨证方法;经络辨证、气血津液辨证及脏腑辨证适应于各科杂病辨证。这些辨证方法各有特点,对不同辨证的诊断各有侧重,但又是相互联系和相互补充的,临床应综合运用。本章要点是八纲辨证,脏腑辨证。

第一节 八 纲 辨 证

八纲,即表、里、寒、热、虚、实、阴、阳。它是将四诊所获得的各种疾病资料,进行综合分析,从而辨别病变位置的浅深、病情性质的寒热、病证类别的阴阳、邪正斗争的盛衰,以作为辨证纲领的方法,称为八纲辨证。八纲是从各种具体证候的个性中抽象出来的带有普遍规律的共性,即任何一种疾病,从大体病位的深浅来说,可分表证与里证;从疾病的性质,可分寒证与热证;从邪正的盛衰,邪盛为实证,正虚为虚证;从疾病的类别来说,可分为阴证与阳证两大类。因此,疾病的病理变化及其病症表现尽管极为复杂,但运用八纲对病情进行辨别归类,则可起到执简驭繁的作用,所以八纲是辨证纲领。

一、表里辨证

表里是辨别病位外内和病势浅深的两个纲领。狭义的表里,是指身体的皮毛、肌腠、经络为外;脏腑、骨髓为内。外有病属表,内有病属里。表里辨证,适用于外感病,可察知病情的轻重浅深及病理变化的趋势。表证病浅而轻,里证病深而重,表邪入里为病进,里邪出表为病退。

(一) 表证

表证是六淫等邪气经皮毛、口鼻侵入机体所产生的证候。表证主要见于外感疾病初期阶段,具有起病急、病情较轻、病程较短的特点,见鼻塞、流清涕、喷嚏、咽喉痒痛、微咳等症,或以恶寒(或恶风)发热、头身疼痛、脉浮、苔薄白为主要表现。

(二) 里证

里证是指病变部位在脏腑所致的证候。里证的成因有三种情况:一是表证不解,病邪内传,形成里证;二是外邪直接入里,侵犯脏腑等部位;三是情志内伤、饮食劳倦等因素,直接损伤脏腑。里证与表证相对而言,范围非常广泛,可以说凡不是表证的特定证候,一般都可属于里证的范畴。里证多见于外感病的中、后期阶段或内伤疾病之中。里证病位广泛、症状繁多,常以或寒或热,或虚或实的形式出现,可详见脏腑辨证内容。

(三) 半表半里证

指病邪由表内传,尚未入里;或里邪透表,尚未至于表,邪正相搏于表里之间,称为半表半里证。病症表现为寒热往来、胸胁苦满、心烦喜呕、不欲食饮、口苦咽干、脉弦等,其中尤以寒热往来为半表半里证的特征性热型,与邪正相争有关,正不胜邪则恶寒,正胜于邪则发热。

(四) 表里同病(表里夹杂)

表里同病是指表证和里证在同一个时期出现,常见的有三种情况:一是初病即见表证又见里证;二是发病时仅有表证,以后由于病邪入里而见里证,但表证未解,也称为表里同病;三是本病未愈,又兼标病,如原有内伤,又感外邪,或先有外感,又伤饮食等,也属表里同病。

(五) 表证与里证的关系

1. **表里同证**　指表证和里证同时在某一患者身上出现。如患者既有发热、恶寒、无汗等表证,又有腹痛、便秘、小便色黄等里证,称为表里同证。多因表证未解,邪热入里;或表里同时感受外邪而发病。

2. **表里出入**　表里证在一定的条件下可互相转化,即病邪由表入里而转化为里证,或由里出表从外而解,称为表里出入。前者属证候转化,后者乃邪气外达。表邪入里,表示病势加重；里邪出表，反映邪有出路，病势减轻。

（1）表邪入里：凡病表证，表邪不解，内传入里，称为表邪入里。多因机体抗邪能力低下，或邪气过盛，或失于治疗护理等因素所致。如患者本有恶寒发热，舌淡苔白，脉浮紧，为表寒证；若恶寒已去，不寒反而恶热，并见口渴欲饮、便于尿赤、舌红苔黄等症状，则已转变为里热证。因此，在对表证的治疗护理中，应密切观察患者的寒热、口渴、舌苔、脉象等病情变化，及时采取相应的措施，以防表邪入里，加重病情。

（2）里邪入表：某些里证的病邪由里透达于外，称为里邪出表。是治疗与护理得当、机体抗邪能力强盛的结果。如内热烦躁，胸闷咳逆，继而汗出热退，或疹点外透，病情逐渐减轻，便是病邪由里达表的征象。

（六）表证与里证的鉴别要点（表 5-1）

表 5-1 表证与里证的鉴别

证候	寒热	病程	舌象	脉象
表证	发热恶风寒	新病、短	多无异常	浮
里证	热不寒或寒不热	久病、长	多有异常	沉

二、寒热辨证

寒热证是辨别疾病性质的两个纲领，寒证和热证与机体阴阳的偏盛、偏衰有关；阴盛或阳虚则表现为寒证；阳盛或阴虚则表现为热证。《素问·阴阳应象大论》："阳盛则热，阳虚则寒"，《素问·调经论》："阳虚则外寒，阴虚则内热"。

（一）寒证

阴盛可表现为寒的证候，阳虚亦可表现为寒的证候，故寒证有实寒证、虚寒证之分。感受外界寒邪，或过服生冷寒冷所致、起病急骤、体质壮实者，多为实寒证；因内伤久病、阳气耗伤而阴寒偏胜者，多为虚寒证，即阳虚证。主要病证表现有形寒肢冷，口淡不渴，肢冷蜷卧，喜暖喜热，痰、涎、涕清稀，小便清长，大便稀溏，面色㿠白，舌淡苔白而润，脉紧或迟等。

（二）热证

阳盛可表现为热的证候，阴虚亦可表现为热的证候，故热证有实热证、虚热证之分。火热阳邪侵袭，或食用辛辣温热之品，或体内阳热之气过盛所致，病势急而形体壮者，多为实证；因内伤久病，阴液耗损而阳偏胜者，多为虚热证，即阴虚。主要病证表现有恶热喜冷，口渴而喜冷饮，面红目赤，烦躁不宁，痰与涕色黄稠，小便短黄，大便秘结，舌红苔黄，干燥少津，脉数等。

（三）寒证与热证的关系

1. **寒热错杂** 寒证与热证同时并存，称为寒热错杂，常见以下几种情况。

（1）上热下寒：是指患者在同一时间内，表现为上部有热、下部有寒的证候。如患者胸中烦热、频繁欲吐，同时并见腹部冷痛喜按、大便稀薄等，是胃热肠寒证的表现。

（2）上寒下热：是指患者在同一时间内，表现为上部有寒、下部有热的证候。如胃脘冷痛、呕吐清稀，同时并见小便短赤、大便燥结等，是中焦有寒、下焦有热的表现。

（3）表寒里热：是指患者在同一时间内，表有寒，里有热，如既有满腹痛、烦躁、口渴饮冷、尿赤便秘等食积内热的表现，又复感风寒而见恶寒、发热、无汗、身痛等寒邪束表的征象。

（4）表热里寒：是指患者在同一时间内，表有热，里有寒，如平素阳虚之人，又感风热之邪，表现为既有畏寒肢冷、小便清长、大便溏薄等脾肾阳虚证，又有发热、头痛、咽喉肿痛等外感风热证。

2. 寒热转换 在一定情况下，寒证和热证的性质发生相反的转化，出现寒证化热、热证化寒的情况。

（1）寒证化热：即寒证转化为热证，病本寒证，后出现热证，而寒证消失，多因治疗不当，过服温燥药物，寒邪从阳化热所致。表现如寒湿痹证，初为关节冷痛、重着、麻木，病程日久，转而患处红肿灼痛，并伴有身热、舌红、苔黄等。

（2）热证化寒：即热证转化寒证，病本热证，后出现寒证，热证消失。若邪热炽盛，或因失治误治，以致邪气过盛，正不胜邪，功能衰败，阳气散失，则会转化为虚寒证，甚至表现为亡阳的证候。如患者高热，面红目赤，口渴，舌红，苔黄，脉洪数，为里热炽盛；若患者大汗不止，气随汗泄，则出现体温骤降，面色苍白，四肢厥冷，脉微欲绝等亡阳虚寒之象。

3. 寒热真假 在一般情况下，疾病本质与症状是一致的，但在疾病危重阶段，可出现寒热真假的证候。如寒极似热（真寒假热）、热极似寒（真热假寒）等，应认真观察，根据其本质，去伪存真，辨证施护。

（1）真热假寒：指内有真热外见假寒的症状，多因阳热内盛、格阴于外而成，又称"阳盛格阴"。临床可见手足厥逆、脉沉，似属寒证，但肢冷身热不畏寒反畏热，烦渴喜冷饮，咽干，小便短赤，大便燥结，舌质红，苔黄而干等热象。护理时应以寒凉护理法为原则，以寒护寒，临床称"寒因寒用"。

（2）真寒假热：指内有真寒而外见假热的症状，多因阴寒内盛、格阳于外，阴阳寒热格拒而成，又称"阴盛格阳"。临床可见：身热面红、口渴、脉大，似属热证，但身热反欲近衣被，口渴喜热饮，四肢厥冷，下利清谷，小便清长等寒象。护理时应以温热护理法为原则，以热护热，临床称"热因热用"。

（四）寒证与热证的鉴别要点（表5-2）

表5-2 寒证与热证的鉴别

证候	寒热	四肢	面色	口渴	小便	大便	舌象	脉象
寒证	怕冷	清凉	苍白	不渴	清长	稀溏	舌淡苔白润	迟
热证	发热	燥热	红赤	口渴饮冷	短赤	秘结	舌红苔黄干	数

三、虚实辨证

虚实证是辨别正气强弱和邪气盛衰的两个纲领。实主要指邪气盛实，虚主要指正气不足。《素问·通评虚实论》："邪气盛则实，精气夺则虚。"实证宜攻邪，虚证宜扶正，虚实辨证是在治法上确定扶正或者祛邪的依据。

(一)实证

实证是对人体感受外邪或疾病过程中阴阳气血失调,体内病理产物蓄积所形成的各种临床证候的概括。因此,风邪、寒邪、暑邪、湿邪、热邪、疫毒为病;痰、饮、水气、食积、虫积、气滞、血瘀、脓等病理改变,一般都属实证的范畴。实证为主的病证以邪气充盛或脏腑功能活动亢盛或脏腑功能失调,以致痰饮、水湿、瘀血等病理产物停留在体内所致。但正气尚未虚衰,有充分的抗邪能力,故邪正斗争一般较为剧烈,而表现为有余、强烈、停聚等特点。如发热,精神兴奋,声高气粗,腹胀痛拒按,大便秘结,里急后重,小便短赤涩痛,舌苔厚腻,脉实而有力。

(二)虚证

虚证是指人体正气不足、脏腑功能衰退所产生的各种虚弱证候的概括。人体正气包括阳气、阴液、精、血、津液、营、卫等,故阳虚,气虚,血虚,津液亏虚,精髓亏虚,营虚、卫气虚等,都属于虚证的范畴。根据正气虚损的程度不同,临床又有不足,如亏虚,虚弱,虚衰,亡脱之类模糊定量的描述。虚证的形成,可以由先天禀赋不足导致,但主要是由后天失调和疾病耗损所产生。如饮食失调、营血生化之源不足;思虑太过、悲哀卒恐、过度劳倦等,耗伤气血营阴;房事不节,耗损肾精元气;久病失治误治,损伤正气;大吐、大泻、大汗、出血、失精等致阴液气血耗损等,均可形成虚证。还有精神委靡,身倦乏力,形体消瘦,自汗,盗汗,五心烦热,舌淡苔白,脉弱。临床证候多有气虚、血虚、阴虚、阳虚的区分。

1. 气虚证 是指机体或脏腑功能减退所产生的证候。病症表现有面白无华,少气懒言,语声低微,倦怠乏力,自汗,动则诸症加剧,舌质淡,脉虚弱。

2. 血虚证 是指血液不足,不能濡养脏腑、经脉所产生的证候。病症表现有面色苍白或萎黄,头晕眼花,心悸失眠,手足麻木,妇女经闭或量少,舌质淡,脉细无力。

3. 阳虚证 是指机体阳气不足所产生的证候。病症表现有形寒肢冷,面色㿠白,神疲乏力,自汗,口淡不渴,小便清长,大便稀薄,舌质淡苔白,脉弱。

4. 阴虚证 是指机体阴液亏损所产生的证候。病症表现有午后潮热,盗汗,颧红,咽干,手足心热,小便短赤,舌红少苔,脉细数。

5. 气虚、血虚、阳虚、阴虚鉴别要点(表5-3)

表5-3 气虚、血虚、阴虚、阳虚鉴别

分类	共同证候	不同证候
气虚	面色白或萎黄,精神委靡,身疲乏力,声低懒言,自汗,纳少,舌淡胖,脉无力	气短,乏力,动则气急等症明显,脉虚无力
阳虚		畏寒,形寒肢冷,小便清长,下利清谷,脉迟
血虚	消瘦,头晕,目眩,失眠,心悸,脉细	面色苍白无华或萎黄,手足麻木,口唇指甲淡白,舌质淡,脉细弱无力
阴虚		低热或潮热,颧红,五心烦热,口干,咽燥,盗汗,舌红绛,质型瘦薄或有裂纹,无苔或少苔,脉细数

(三)虚证与实证的相互关系

1. 虚实错杂 临床常见虚证中夹有实证,实证中夹有虚证以及虚实并见。虚证夹实多见于虚证深重,拖延日久,正气大伤,余邪未尽;或素体大虚,复感外邪的患者;特点是以正虚为主,实邪为次;护理治疗以扶正为主,兼清余邪。实证夹虚;多见于实证过程中正气受损或素体虚弱新感外邪的患者;特点是以实邪为主,正虚为次。护理治疗"扶正不留邪,祛邪不伤正"和"急则治标"、"缓则治本"、"标本兼治"等原则。

2. **虚实并重** 多见于正虚与邪实均十分明显,病情较重,迁延日久,正气大伤,而实邪未减或原来正气甚虚、复感较重邪气的患者;特点是正虚与邪实并重;护理治疗两者并用。

3. **虚实转化** 在疾病发展过程中,由于正邪相争的变化,在一定的条件下,虚证和实证相互转化。治疗与护理,应认真观察病情,分析邪正盛衰的关系及其相互转化情况,辨清当前证候的虚实,分别采取"虚则补之"、"实则泻之"的原则。

(1) 实证转虚:因虚致实,或实证由于失治或误治,以致病程迁延,病邪久留而耗伤正气,逐渐转化为虚证。如患实热痢、腹痛、里急后重的患者,若失治或误治,日久不愈,转化成滑泄脱肛的久痢,即为由实转虚。

(2) 因虚致实:病本虚证,因脏腑功能失调、代谢障碍,以致痰、食、血、水等凝结阻滞而转化为实证。若病本心脾气虚,症见心悸心慌,神疲体倦,突然心痛不止,胸闷气短,多因气虚运血无力,致气虚血瘀、心脉瘀阻而形成实证。

4. **虚实真假** 是指虚证和实证发展到一定程度,往往会出现以下与疾病本质相反的假象,真虚假实或真实假虚。辨证时,应仔细观察、分析疾病的临床表现,去伪存真、详辨真假。

(1) 真虚假实:是指本质为虚证,反见某些盛实现象的证候,称为真虚假实证,即所谓的"至虚有盛证候"。如腹满胀痛、呼吸短促、大便闭塞等,似属实证,腹满胀痛时而缓解,且不拒按,触之无包块;虽喘促但气短息弱;虽大便闭塞而腹部不甚硬满。同时还伴有神疲乏力、面色萎黄或淡白,以及舌淡胖嫩、脉虚弱等症。

(2) 真实假虚:疾病本质为实证,反见某些虚羸现象的证候,称为真实假虚证,即所谓的"大实有羸症状"。如神情淡漠、倦怠懒言、脉象沉细等,似属虚证,虽默默无语而语则声高气粗;虽倦怠无力而动之却舒;虽脉沉细但按之有力。

(四)虚证与实证的鉴别要点(表 5-4)

表 5-4 虚证与实证的鉴别

证候	病程	体质	形态	小便	大便	舌象	脉象
虚证	久病	虚弱	倦怠乏力,气弱懒言	清长	稀溏	舌嫩苔少	无力
实证	新病	壮实	精神兴奋,声高气粗	短赤	秘结	舌老苔厚	有力

四、阴阳辨证

阴阳是辨别疾病性质的一对纲领,又是八纲辨证的总纲。《素问·阴阳应象大论》:"善诊者,察色按脉,先别阴阳。"由于阴、阳分别代表事物相互对立的两个方面,临床上有里证、寒证、虚证多属于阴证;表证、热证、实证多属于阳证。因而阴阳辨证是基本的辨证大法。

(一)阴证

凡见抑制、沉静、衰退、晦暗等表现的,以及症状于内的、向下的、性质为阴邪致病、病情变化较慢等,可归属为阴证。阴证是指体内阳气虚衰或寒邪凝滞所产生的证候,其证属寒、属虚,机体反应多呈衰退的表现。临床症状多见精神委靡,面色苍白,畏寒肢冷,气短声低,口不渴,大便溏,小便清长,舌质淡而胖嫩苔白,脉沉迟弱等。

1. 阴虚证 是指体内津液精血等阴液亏少而无以制阳,滋润、濡养等作用减退所表现的虚热证候,属虚证、热证的性质。阴虚证的病症表现,以形体消瘦、口燥咽干、潮热颧红、五心烦热、盗汗、小便短黄、大便干结、舌红少津少苔、脉细数等为证候特征,并具有病程长、病势缓等虚证的特点。

2. 亡阴证 是指体内阴液大量耗损、阴液衰竭而产生的危重证候。临床症状多见汗出而黏、呼吸短促、身灼肢温、烦躁不安、恶热、口渴欲饮、皮肤皱瘪、小便极少、面色潮红、舌质红而干、脉细数无力等为证候特点。

(二) 阳证

凡见兴奋、躁动、亢进、明亮等表现的,以及症状于外的、向上的,性质为阳邪致病、病情变化较快等,一般都可归属为阳证。阳证是指体内若邪炽盛或阳气亢盛所产生的证候。其证属热、属实。机体反应多呈亢盛的表现。临床症状多见身热面赤,烦躁,气短声高,口渴而喜冷饮,呼吸气短,大便秘结,小便短赤,舌质红绛、苔黄,脉洪滑实等。

1. 阳虚证 是指体内阳气亏损、推动、温煦、蒸腾、气化等作用减退所表现的虚寒证候。属虚证、寒证的性质。阳虚证的病症表现,以经常畏冷,四肢不温,口淡不渴,或渴喜热饮,可有自汗,小便清长或尿少水肿,大便溏薄,面色白,舌淡胖,苔白滑,脉沉迟(或为细数)为常见证候,并可兼有神疲、乏力、气短等气虚的证候。阳虚证多见于病久体弱者,病势一般较缓。

2. 亡阳证 是指体内阳气严重耗损且表现出阳气欲脱而产生的危重证候。临床症状多见冷汗淋漓,神情淡漠,肌肤不温,手足厥冷,气息微弱,面色苍白,舌淡而润,脉微欲绝等为证候特点。

亡阴与亡阳为临床危险证候,两者可以相互转化,亡阴可致亡阳,亡阳之后亦可出现亡阴,最后阴阳互竭。护理时应争分夺秒,积极救护,让患者平卧,就地抢救,尽量不要搬动,并严密观察患者生命体征、神志、脉象等变化,积极治疗护理,以挽救患者生命。

(三) 阴证与阳证的鉴别要点(表 5-5)

表 5-5 阴证与阳证的鉴别

证候	病变	形态	面色	口渴	小便	大便	舌象	脉象
阴证	慢	畏寒肢冷,气短声低	苍白	口不渴	清长	稀溏	舌胖嫩、苔白	沉、迟、弱
阳证	快	烦躁身热,气粗声高	赤红	口渴而喜冷饮	短赤	秘结	舌红绛、苔黄	洪、滑、实

(四) 亡阴证与亡阳证的鉴别要点(表 5-6)

表 5-6 亡阴证与亡阳证的鉴别

证候	神志	面色	四肢	呼吸	口渴	汗	舌象	脉象
亡阴证	燥扰不宁	潮红	温和	喘息气短	口渴	汗热	红干	细数疾
亡阳证	神志昏迷	苍白	厥冷	气息微弱	不渴	汗冷	淡润	微欲绝

五、八纲辨证之间的相互转化关系

八纲辨证虽然每一纲领都有特指的内容,但它们之间又是互相联系不能截然分割的,如表里与寒热、虚实相联系,寒热与虚实、表里相联系,虚实又与表里、寒热相联系。表证就有表寒、表热、表虚、表实之分,还有表热里寒、表实里虚、表寒里热、表虚里实等错综复杂的关系。表证如此,里证、寒证、热证、虚证、实证也如此。在一定条件下,又可相互转化,如表转里、寒转热、实转虚、阴转阳等,所以八纲辨证,必须灵活运用。既要掌握八纲各自不同的证候特点,又要注意八纲之间的相兼、转化、夹杂、真假,才能对疾病作出全面正确的判断。

八纲辨证施护是中医治疗疾病过程中的重要组成部分,它体现在中医护理内涵的各个方面。如在观察病情时,要以整体观念为指导思想,从而获得可靠、全面的临床资料,以指导正确的施护。因为人是一个有机的整体,人体某一局部区域内的病理变化,往往与全身表里、虚实、寒热、阴阳的盛衰有关。因此,通过全面观察患者的表情、语言、气息、神态以及舌苔、脉象等外在变化,了解和判断病证的相互转化关系,进而制定和实施因人、因时、因地制宜的护理措施:同是一个发热患者,气候、环境不同而护理措施亦不相同。在夏天,对地处南方的患者要防止出汗过多,因此,无论在药物或饮食上都应避免过用辛温之物,以防伤津耗液;冬天,地处北方的患者汗液不易发泄,所以护理上应助其出汗,汤药宜热服,服药后为患者加衣盖被,以促出汗,使热从汗解。施护体现在情志护理方面,对处于不同情志状态的患者采取相应的护理对策,喜、怒、忧、思、悲、恐、惊七种情志活动,是人体对外界刺激的各种反应,若情志过极,可以导致阴阳失衡、脏腑功能紊乱,产生各种不同的疾病,而七情之间又存在着互相制约的关系。如《内经》云:"恐胜喜"、"悲胜怒"、"怒胜思"、"喜胜忧"、"思胜恐"。因此,临床上对某些以情志失调为主因所引起的疾病,可激发一种情志来制约另一种情志,"以情制情",以调整不正常的情志活动,达到心理治疗作用。在饮食护理方面,根据不同病证,配食疗药膳。《内经》云:"虚则补之,食以随之,谷肉苹果,食养尽之。"合理营养,谨和五味,做好患者及家属的饮食指导,也是八纲辨证施护的重要内容。

第二节 脏腑辨证

脏腑辨证,是运用脏象和病因、病机学说等理论,在认识脏腑生理功能和病理特点的基础上,将四诊所收集的症状、体征及有关病情资料,进行综合分析,从而辨明病变的原因、性质、部位及邪正盛衰情况,为临床治疗提供依据的辨证施护方法。它是其他多种辨证的基石,是辨证体系中的重要组成部分。简而言之,即以脏腑为纲,对疾病进行辨证。

一、心与小肠病辨证

心与小肠通过经脉互为络属构成表里关系。心位于胸中,心包络护卫于外。其主要生理功能是主血脉,主神志;心开窍于舌,外合脉,其华在面。心的病变主要表现为主血脉及主神志功能失常,常见症状有心悸、怔忡、心痛、心烦、失眠、多梦、健忘、神昏、谵语、发狂、脉结代等。此外,舌疮、舌痛等也常是心病的症状。小肠的主要功能是受盛化物,泌别清浊,其病变主要表现在清浊不分、转输障碍方面。表现有小便失常、肠鸣泄泻、腹痛喜温喜按;小肠的病证主要是由于心火下移于小肠,导致小肠实热等。

心的病证有虚实之分。虚证多由思考劳神太过,或先天不足,脏器虚弱,或久病伤心等因素,导致心气、心阳虚,推动温煦功能减弱,或心血虚、心阴虚而心神失养所致;实证主要由痰阻、火扰、瘀血、气滞、寒凝等因素引起,常见心火亢盛、心脉瘀阻、痰蒙心包、痰火扰心等证。

(一) 心血虚证

是指由于心血亏虚、不能濡养心脏所表现的证候。

【病因】多因脾虚生血之源亏乏,或失血过多,或久病失养,或劳心耗血所致。

【病症表现】心悸,头晕,失眠,多梦,健忘,面色淡白或萎黄,唇舌色淡,脉细弱。

【临证分析】心血不足,心失所养,心动失常,故见心悸;血不养心,心神不安,则见失眠多梦;血虚不上荣于头面,故见头晕,健忘,面色淡白或萎黄,唇舌色淡;血少脉道失充,故脉细无力。本证以心悸、失眠及血虚证为审证要点。

【治疗原则】治宜养血安神。

(二) 心阴虚证

是指由于心阴亏损、虚火内扰所表现的证候。

【病因】多因思虑太多,暗耗心阴,或因热病后期,耗伤阴液,或肝肾等脏阴亏累及于心所致。

【病症表现】心烦心悸,失眠,多梦,或见五心烦热,午后潮热,盗汗,两颧发红,舌红少津,脉细数。

【临证分析】心阴亏少,心失所养,心动失常,故见心悸;心失濡养,且虚热扰心,心神不宁,则心烦、失眠、多梦;阴不制阳,虚热内生,故五心烦热,盗汗,颧红,舌红少津,脉细数,为阴虚内热之象。本证以悸烦不宁、失眠多梦及阴虚证为审证要点。

【治疗原则】以滋阴养心为主,兼清虚热。

(三) 心气虚证

是指由于心气不足、鼓动无力,表现以心悸为主症的虚弱证候。

【病因】多由于素体久虚,或久病失养,或因年高而脏器功能衰弱等原因所致。

【病症表现】心悸,气短,精神疲惫,动后加重,面色淡白,或有自汗,舌质淡,脉虚。

【临证分析】心气虚,鼓动无力,故见心悸;气虚卫外不固,故自汗;功能活动衰减,故气短、神疲;动则气耗,故活动劳累后诸症加剧;气虚运血无力,气血不充,故面色淡白、舌淡、脉虚。本证以心悸及气虚证为审证要点。

【治疗原则】以补益心气为主。

(四) 心阳虚证

是指由于心阳虚衰、鼓动无力、虚寒内生所表现的证候。

【病因】常由心气虚,进一步发展而来。

【病症表现】心悸怔忡,心胸憋闷或心痛,气短,自汗,形寒畏冷,面色㿠白,或面唇发绀,舌质淡胖或紫暗,苔白滑,脉弱或结代。

【临证分析】心阳虚衰,鼓动无力,心动失常,故轻则心悸,重则怔忡;胸阳不展,故心胸憋闷、气短;温运血行无力,心脉闭阻不通,则见心痛;阳虚温煦失职,故见形寒肢冷;卫外不固则自汗;运血无力,血行不畅,故见面色㿠白或面唇发绀,脉或结或代或弱,舌质淡胖或紫暗,苔白滑,为阳虚寒盛之象。本证以心悸怔忡、胸闷和阳虚证为审证要点。

【治疗原则】以温补心阳为主,兼以益气。

（五）心阳虚脱证

是指心阳衰极、阳气暴脱所表现的危重证候。

【病因】常是心阳虚证进一步发展的结果,亦有因寒邪暴伤心阳或痰瘀阻塞心窍所致。

【病症表现】在心阳虚证表现的基础上,更见突然冷汗淋漓,四肢厥冷,呼吸微弱,面色苍白,或心痛剧烈,口唇发绀,脉微欲绝,甚或神智模糊,昏迷不醒。

【临证分析】阳气衰亡,不能卫外则冷汗淋漓,不能温煦肢体,故四肢厥冷;心阳衰,宗气泄,不能助肺以行呼吸,故呼吸微弱;阳气不足,温运血行无力,脉道失充,故面色苍白;若血行不畅,瘀阻心脉,则见心痛剧烈,口唇发绀;阳衰,心失温养,神散不收,致神智模糊,甚至昏迷;脉微欲绝,为阳气外亡之证。本证以心阳虚和亡阳的病症表现为审证要点。

【治疗原则】回阳救逆。

（六）心火亢盛证

是指由于心火内积所表现的实热证候。

【病因】多因情志抑郁,气郁化火,或火热之邪内侵,或过食辛热、温补之品,久蕴化火,内积于心所致。

【病症表现】心烦失眠,面赤口渴,身热,便秘溲黄,舌尖红绛、苔黄,脉数,或见口舌赤烂疼痛,或见小便赤、涩、灼、痛,或见吐血、衄血,甚或狂躁谵语、神志不清等。

【临证分析】心火内炽,侵扰心神,故见心烦失眠;火邪伤津,故口渴、便秘、尿黄;火热炎上则面赤,舌尖红绛;血行加速,则脉数。若以口舌生疮、赤烂疼痛为主证者,也称为"心火上炎证",若兼小便赤、涩、灼、痛者,为心热下移小肠;若吐血、衄血表现突出者,则又为心火迫血妄行;若出现狂躁谵语、神志不清者,则为热邪蒙闭侵扰心神之重症。总之,本证以神志症状及舌、脉出现火热炽盛之象为审证要点。

【治疗原则】清心泻火。

（七）心脉痹阻证

是指由于瘀血、痰浊、阴寒、气滞等因素阻痹心脉,而出现以心悸怔忡、胸闷、心痛为主症的证候。

【病因】多因正气先虚、心阳不振、有形之邪阻滞心脉所致。因其成因之不同,又有瘀阻心脉证、痰阻心脉证、寒凝心脉证、气滞心脉证等分型。

【病症表现】心胸憋闷,心悸怔忡,胸痛引及肩背内臂,时作时止;或见痛如针刺,舌暗或有青紫斑点,脉细涩或结代;或为心胸闷痛,体胖痰多,身重困倦,舌苔白腻,脉沉滑;或遇寒痛剧,得温痛减,形寒肢冷,舌淡苔白,脉沉迟或沉紧;或疼痛而胁胀,常喜叹息,舌淡红,脉弦。

【临证分析】阳气不宣,血行无力,心脉痹阻,故心胸憋闷疼痛;心阳不振,失于温养,心动失常,故见心悸怔忡;手少阴心经之脉直行上肺出腋下,循内臂,故痛引肩背内臂。

瘀阻心脉的疼痛以刺痛为特点,伴见舌暗,或有青紫色瘀斑瘀点,脉细涩或结代等瘀血内阻的症状;痰阻心脉的疼痛以闷痛为特点,患者多见体胖痰多、身重困倦、苔白腻、脉沉滑等痰浊内盛的症状;寒凝心脉的疼痛以痛势剧烈,突然发作,得温痛减为特点,伴见畏寒喜温、肢冷、舌淡苔白,脉沉迟或沉紧等寒邪内盛等症状;气滞心脉的疼痛以胀痛为特点,其发作往往与精神因素有关,常伴见胁胀、喜叹息、脉弦等气机郁滞的症状。

【治疗原则】活血化瘀,温通心阳。

(八) 痰蒙心神

是指由于痰蒙蔽心神,表现以神志异常为主症的证候。

【病因】多由感受湿浊之邪,阻遏气机,或因神志不遂,气机郁滞,气不行津,津聚为痰,或痰浊夹肝风内扰,致痰浊蒙蔽心神所致。

【病症表现】意识模糊,甚至昏不知人;或精神抑郁,表情淡漠,神志痴呆,喃喃独语,举止失常;或突然昏仆,不省人事,口吐涎沫,喉有痰声。并见面色晦滞,胸闷呕恶,舌苔白腻,脉滑。

【临证分析】痰浊蒙蔽心窍,神明失司,故见意识模糊,甚至昏不知人;气郁痰凝,痰气搏结,阻蔽神明,则见神志痴呆,精神抑郁,表情淡漠,神志痴呆,喃喃独语,举止失常。若痰浊夹肝风闭阻心神,故突然昏仆,不省人事,口吐涎沫,喉中痰鸣。痰浊内阻,清阳不升,浊气上乏,故面色晦暗;胃失和降,胃气上逆,则胸闷作呕;舌苔白滑,脉滑,均为痰浊内盛之证。本证是以神志异常和痰浊内盛见证为审正要点。

【治疗原则】涤痰开窍,芳香化浊。

(九) 痰火扰神

是指由于火热痰浊侵扰心神,表现以神志异常为主症的证候。

【病因】多因情志刺激,气机郁滞化火,煎熬津液为痰,或外感湿热之邪,蕴成痰火,或外感热邪,灼津为痰,致痰灼内扰引起。

【病症表现】发热烦躁,面赤口渴,气粗,便秘尿黄,或喉间痰鸣,胸闷,心烦不寐,甚至狂越妄动,打人毁物,胡言乱语,哭笑无常或见神昏谵语,舌质红苔黄腻,脉滑数。

【临证分析】痰火扰神有外感和内伤之分。外感热病中,痰火扰乱心神,见神昏谵语,躁扰发狂。里热蒸腾上炎,则面红目赤,呼吸气粗,热灼津伤,便秘尿黄,痰火内盛,吐痰黄稠,或喉间痰鸣,痰阻气机则胸闷。舌红,苔黄腻,脉滑数,均为痰火内盛之象。内伤杂病中,痰火内盛,闭扰心神,轻则心烦失眠,重则发狂,胡言乱语,哭笑无常,狂越妄动,打人毁物。本证以神志异常和痰火内盛的见证为审证要点。

【治疗原则】清心泻火,涤痰开窍。

(十) 小肠实热证

是指小肠里热炽盛所表现的证候。

【病因】多由心热下移小肠所致。

【病症表现】心烦口渴,口舌生疮,小便赤涩,尿道灼痛,尿红,舌红苔黄,脉数。

【临证分析】心与小肠相表里,心以热于小肠,故小便赤涩,尿道灼痛;热盛灼伤血络,故见血尿;舌红苔黄,脉数均为里热之象。本证以心烦、口舌生疮、小便赤涩疼痛为审证要点。

【治疗原则】清泻心火,清热导赤。

二、肺与大肠病辨证

肺居胸中,主气,司呼吸,主宣发肃降,通调水道,外合皮毛,开窍于鼻。肺之经脉下络大肠,与大肠相表里。大肠的生理功能是主传导,排泄糟粕。肺病的证候主要有虚、实两类。虚证多因久病咳喘,或被他脏病变所累,导致肺气虚和肺阴虚;实证多因风、寒、燥、热等外邪侵袭和痰饮停聚于肺而成。其症状表现以咳嗽、喘促、咯痰、胸痛、喉疼及声音变异、鼻塞流涕,或水肿等为常见。大肠的病变,主要反映在传导功能失常,因而其主要表现:一是大便的异常,如泄泻、便秘、下痢脓血等;二是腹胀、腹痛、肠鸣等腹部的症状。

(一)肺气虚证

是指由于肺功能减弱,其主气、卫外功能失职所表现的虚弱证候。

【病因】多由久病咳喘,耗伤肺气,或脾虚水谷精气化生不足,肺失充养所致。

【病症表现】咳喘无力,少气短息,动则益甚,咳痰清稀,语声低怯,或有自汗、畏风,易于感冒,神疲体倦,面色淡白,舌淡苔白,脉弱。

【临证分析】肺气亏虚,宣肃失权,气逆于上,故咳喘无力;动则耗气,则咳喘益甚,津液不布,聚而为痰,随肺气上逆,则吐痰清稀。肺气虚,呼吸的功能衰竭,故少气短息,语声低怯。面色淡白,神疲体倦,舌淡苔白,脉弱,均为气虚功能衰竭之象。若肺气虚,不能宣发卫气于肌表,腠理不密,表卫不固,故见自汗、畏风,且易受外邪侵袭而患感冒。本证以咳喘无力、吐痰清稀及气虚见证为审证要点。

【治疗原则】补益肺气。

(二)肺阴虚证

是指由于肺阴不足,失于清肃,虚热内生所表现的证候。

【病因】多因燥热伤肺,或痨虫蚀肺,耗伤肺阴,或汗出伤津,阴津耗泄,或久咳不愈,耗损肺阴,渐致肺阴亏虚而成。

【病症表现】干咳少痰,或痰上而黏,不易咯出,口燥咽干,形体消瘦,五心烦热,午后潮热,盗汗,颧红,或痰中带血,声音嘶哑,舌红少津,脉细数。

【临证分析】肺为娇脏,性喜清润,职司清肃,肺阴不足,虚热内生灼肺,以致肺热叶焦,失于清肃,气逆于上,故干咳无痰,或痰少而黏,难以咳出,甚则虚火灼伤肺络,络伤血益,则痰中带血。肺阴不足,咽喉失润,且为虚火所蒸,以致声音嘶哑。阴虚不能制阳,虚热内生,故午后潮热,五心烦热;热扰营阴则盗汗;虚火上炎,故两颧发红;阴液不足,失于滋养,则口燥咽干,形体消瘦。舌红少津,脉细数,为阴虚内热之象。本证以干咳或痰少而黏和阴虚内热见证为审证要点。

【治疗原则】滋阴润肺。

(三)风寒束肺证

是指由于风寒之邪,侵袭肺表,肺卫失宣所表现的证候。

【病因】多由外感风寒之邪,侵袭肺卫,致使肺气失宣而成。

【病症表现】咳嗽,咳痰清稀,微有恶寒发热,鼻塞,流清涕,喉痒,或见身痛无汗,舌苔薄白,脉浮紧。

【临证分析】肺合皮毛,且为娇脏,外感风寒,袭表犯肺,肺气被束,失于宣降,故咳嗽;肺津不布,聚成痰饮,随肺气逆于上,故咳吐痰液清稀。鼻为肺窍,肺气失宣,则鼻塞流涕。肺主气属卫,风寒束表,卫气不能外达,肌表失于温煦,故见微恶风寒,卫阳被遏,则发热。寒邪凝滞经络,经气不利,故头身疼痛;寒性收引,腠理闭塞,故见无汗。舌苔薄白,脉浮紧,为感受风寒之证。本证以咳嗽、痰液清稀和风寒表证并为审证要点。

【治疗原则】疏风散寒,宣肺止咳。

(四)风热犯肺证

是指风热邪气侵袭肺系,肺卫受病所表现的证候。

【病因】是因外感风热之邪、侵犯肺卫所致。

【病症表现】咳嗽,痰稠色黄,鼻塞,流浊涕,发热微恶风寒,口微渴,或咽喉疼痛,舌尖红,苔薄黄,脉浮数。

【临证分析】风热袭肺,宣发失施,故咳嗽;肺气失宣,鼻窍不利,津液为热邪所熏,故鼻塞、流浊涕;风热上扰,咽喉不利,故咽痛。肺主气属卫,肺卫受邪,卫气抗邪则发热;卫气郁遏,肌表失于温煦,故风寒;热伤津液则口微渴。舌尖红,苔薄黄,脉浮数,为风热袭表犯肺之证。本证以咳嗽和风热表证并为审证要点。

【治疗原则】清热宣肺。

(五)燥邪犯肺证

是指外感燥邪侵犯肺卫,肺系津液耗伤所表现的证候。

【病因】多因秋令之季,感受燥邪,耗伤肺津,肺卫失和,或因风温之邪化燥伤津所致。初秋感燥,燥偏热,多病温燥;深秋感燥,燥偏寒,多病凉燥。

【病症表现】干咳少痰,或痰黏难咯,甚则胸痛,痰中带血,口、唇、鼻、咽干燥,或见鼻血、咯血,便干溲少,苔薄而干燥少津,发热,微恶风寒,无汗或少汗,脉浮紧。

【临证分析】肺喜润恶燥,职司清肃,燥邪犯肺,易伤肺津,肺失滋润,清肃失职,故干咳无痰,或痰少而黏,难以咯出,甚则咳伤肺络,而见胸痛咯血。"燥胜则干",燥邪伤津,失于滋润,则见口、唇、鼻、咽干燥;肠道失润,故大便干燥;尿源不足则溲少。燥邪袭卫,卫气不能外达,肌表失于温煦,故见微恶风寒,卫阳被遏则发热。若燥与寒并,寒主收引,腠理闭塞,故见无汗,脉浮紧;燥与热合,腠理开泄,则见少汗,脉浮数;苔薄而干燥少津,为燥邪袭表犯肺之象;若舌质红多属温燥;舌质淡多属凉燥。本证以肺系症状及干燥少津为审证要点。

【治疗原则】清肺润燥。

(六)肺热炽盛证

是指邪热内胜于肺,肺失清肃而出现的肺实热证候。

【病因】多因外感风热入里,或风寒之邪入里化热,蕴结于肺所致。

【病症表现】发热,口渴,咳嗽,气喘,鼻扇气灼,胸痛,咽喉红肿疼痛,小便短赤,大便秘结,舌红苔黄,脉数。

【临证分析】热邪犯肺,肺失清肃,气逆于上,故见咳嗽,气喘;肺热上熏咽喉,气血壅滞,故咽喉红肿疼痛。肺开窍于鼻,邪热迫肺,肺气不利,故见鼻扇气灼。里热蒸腾则发热,伤津则口渴,便秘,小便赤短。舌红苔黄,脉数,为邪热内盛之证。本证以肺系症状和里实热证并为审证要点。

【治疗原则】清热化痰,肃肺定喘。

(七) 寒痰阻肺证

是指寒邪与痰浊交并,壅阻于肺,肺失宣降所表现的证候。

【病因】多有痰疾,外感寒邪内客于肺,或因聚湿外邪侵袭于肺,或因宗阳不足,寒从内生,聚湿成痰,上干于肺所致。

【病症表现】咳嗽痰多,痰质黏稠,或清稀色白,量多,痰易咳,胸闷,或见喘咳痰鸣,形寒肢冷,舌质淡,苔白腻或白滑,脉濡缓或滑。

【临证分析】寒痰阻肺,肺失宣降,肺气上逆,故咳嗽,气喘,痰多色白;痰气搏结,上通气道,故喉中痰鸣而发哮;寒痰凝闭于肺,肺气不利,故胸膈满闷。寒性阴凝,阳气被郁而不达,肌肤失于温煦,故形寒肢冷,舌淡,苔白腻或白滑,脉濡缓或滑,均为寒痰内盛之象。本证以咳喘并见寒痰内盛的表现为审证要点。

【治疗原则】燥湿化痰,兼以健脾。

(八) 肠燥津亏证

是由于大肠阴津亏虚,传导不利,表现以大便燥结、排便困难为主症的证候。

【病因】多因素体阴亏,或老年而阴血不足,吐泻、久病、温热病后期等耗伤阴液,或因失血、妇女产后出血过多,以致阴血津液亏虚,大肠失于濡润所致。

【病症表现】大便秘结,干燥难下,数日一行,口干,或口臭,或伴见头晕,舌红少津,苔黄燥,脉细涩。

【临证分析】肠道阴津亏虚,失于滋润,传导失职,故大便燥结秘结,难以排出,甚或数日一行。大肠腑气不通,秽浊之气逆于上,故口臭;清阳被扰,故头晕。阴津亏损,不能上承,故口干咽燥;燥热内生,则舌红少津,苔黄燥;脉道失充,故脉象细涩。本证以大便燥结难以排出及津亏失润见证为审证要点。

【治疗原则】润肠通便。

(九) 肠热腑实证

是指由于邪热入里,与肠中糟粕相搏,燥屎内结所表现的里实热证候。

【病因】多由邪热炽盛,汗出过多,或津液下泄,致使肠中干燥,里热更甚,燥屎内结而成。

【病症表现】高热,或日晡潮热,腹部硬满疼痛,拒按,大便秘结,或热结旁流,气味恶臭,汗出口渴,甚则神昏谵语、狂乱,小便短黄,舌质红,苔黄厚而燥,或焦黑起刺,脉沉数有力,或沉实有力。

【临证分析】热结大肠,灼伤津液,肠道失润,肠中燥屎内结,腑气不通,故脐腹部硬满疼痛拒按,大便秘结;大肠属阳明经,其经气旺于日晡,故日晡潮热。若燥屎内踞而邪热又迫津下泄,世下稀水恶臭不甚,称为"热结旁流"。邪热与燥屎相结而热愈炽,上熏侵扰心神,可见神昏谵语;里热蒸达,迫津外泄,故见高热,汗出口渴,小便短黄。实热内结,故舌质红,苔黄厚而干燥,或熏黑起刺,要脉沉数有力,或沉实有力。本证以腹满硬痛,便秘及里热炽盛见证为审证要点。

【治疗原则】清热润肠通便。

(十)大肠湿热证

是指由于湿热侵扰肠道,传导失职,表现为以泄泻下痢为主的证候。

【病因】多因夏秋之季,感受暑湿热邪,侵犯肠道,或饮食不洁,致使湿热秽浊之邪蕴结肠道而成。

【病症表现】腹痛,下痢脓血,里急后重,或暴注下泄,色黄而秽臭,肛门灼热,小便短黄,身热口渴,舌质红,苔黄腻,脉数。

【临证分析】湿热之邪犯及肠道,壅阻气机,故腹中疼痛;熏灼肠道,脉络受损,故见下痢脓血;火热之性急迫,热蒸肠道,时欲排便,故有腹中急迫感及肛门灼热。湿阻肠道,气滞不畅,大便不得畅通,故腹痛里急而肛门滞重。若热迫肠道,水液下注,则见暴注下泄,便色黄而秽臭。热邪伤津,则口渴,尿短黄;蒸达于外,故身热。湿热内蕴,故舌质红,苔黄腻,脉数。本证以下痢或泄泻及湿热征象为审证要点。

【治疗原则】清利湿热,调和气机。

三、脾与胃病辨证

脾胃位于中焦,脾主运化水谷,胃主受纳腐熟,脾气主升,胃气主降,两者共同完成食物的消化、吸收、输布,为后天之本、气血生化之源。脾与胃经脉互为络属,具有表里关系。脾还有统血、主四肢肌肉的功能,脾开窍于口,其华在唇。脾病的证候主要有虚实之分。虚证多因饮食、劳倦、思虑过度所伤,或病后失调所致的脾气虚、脾阳虚、脾气下陷、脾不统血等证;实证多由饮食不节,或外感湿热或寒湿之邪内侵,或失治、误治所致的湿热蕴脾、寒湿困脾等证。临床以腹胀或痛、纳少、便溏、水肿、困重、内脏下垂、出血等为脾病的常见症状。胃病以受纳、腐热功能障碍及胃失和降,胃气上逆为主要病理改变。临床以食少、脘腹胀闷或疼痛、呕恶、呃逆、嗳气等为常见症状。

(一)脾气虚证

是指脾气不足、运化失职所表现的虚弱证候。

【病因】多由饮食不节,或劳倦过度,或忧思日久等原因损伤脾气,或禀赋不足,素体虚弱,或年老体弱,或大病初愈,调养失慎所造成。

【病症表现】腹胀纳少,食后胀甚,大便溏薄,肢体倦怠,神疲乏力,少气懒言,形体消瘦,头晕目眩,面白无华,舌淡苔白,脉缓弱等。

【临证分析】脾主运化,脾气虚弱,运化无力,气滞湿停固见腹胀纳少;食后脾气愈甚;食入不消,清浊不分,注入肠道,故见大便溏薄。脾为气血生化之源,脾虚化源不足,不能充养肢体、肌肉,固肢体倦怠,神疲乏力,形体消瘦;面部失养故面色无华;清窍失养故头晕目眩;宗气不足故少气懒言。舌淡苔白,脉缓弱均为脾虚气血不足之象。本证以食少腹胀、便溏和气虚证为审证要点。

【治疗原则】健脾益气。

(二)脾虚气陷证

是指脾气亏虚、升举无力反而下陷所表现的证候。

【病因】多由脾气虚进一步发展，或久泄久痢，或劳累太过，或妇女孕产过多，产后失于调护等原因损伤脾气所造成。

【病症表现】脘腹重坠作胀，食后益甚，或便意频数，肛门重坠，或久泄不止，甚或脱肛，或子宫下垂，或小便浑浊如米泔。常伴见气短乏力，倦怠懒言，头晕目眩，面白无华，食少便溏，舌淡苔白，脉缓弱等。

【临证分析】脾气主升，能生发清阳，举托内脏。脾气虚衰，升举无力，内脏失于举托，故脘腹重坠作胀，食后益甚。中气下陷，故便意频数，肛门重坠，或久泄不止，甚或脱肛，或子宫下垂。脾主散精，精微不能正常输布，清浊不分，反注膀胱，故小便浑浊如米泔。清阳不升，头目失养，故头晕目眩。脾气虚弱，健运失职，故食少，便溏；化源亏乏，功能活动衰退，故见气短乏力，倦怠懒言，面白无华，舌淡苔白，脉缓弱等。本证以脾气虚证和内脏下垂等为审证要点。

【治疗原则】补中益气。

（三）脾阳虚证

是指脾阳虚衰、失于温运、阴寒内生所表现的虚寒证候。

【病因】多因脾气虚衰进一步发展而成，也可因饮食失调，过食生冷，或应用寒凉药物太过，损伤脾阳，或肾阳不足，命门火衰，火不生土而致。

【病症表现】纳少腹胀，腹痛绵绵，喜温喜按，形寒气怯，四肢不温，面白无华或虚浮，口淡不渴，大便稀溏，或见肢体水肿，小便短少，或见带下量多而清稀色白，舌质淡胖或有齿痕，苔白滑，脉沉迟无力。

【临证分析】脾阳虚衰，运化失权，故纳少腹胀，大便稀溏；阳虚阴盛，寒从内生，寒凝气滞，故腹痛喜温喜按。若脾阳虚，水湿不运，泛溢肌肤，则见肢体水肿；水湿下注，损伤带脉，带脉失约，则见女子白带清稀量多。阳虚温煦失职，故形寒肢冷，面白无华或虚浮。舌质淡胖或有齿痕，苔白滑，脉沉迟无力，均为阳虚，水寒之气内盛之证。本证以脾虚失运，消化功能减弱与虚寒之象并见为辨证要点。

【治疗原则】温中健脾。

（四）脾不统血证

是指由于脾气虚弱、不能统摄血液，而致血溢脉外为主要表现的证候。

【病因】多由久病气虚，或劳倦过度，损伤脾气，以致气虚统血失权所致。

【病症表现】面色萎黄或苍白无华，食少便溏，神疲乏力，气短懒言，并见出血，或便血、溺血，或皮下出血、衄血，或妇女月经过多、崩漏，舌淡，脉细无力。

【临证分析】脾气亏虚，统血无权，血溢脉外而见出血诸证。溢于胃肠，则见便血，溢于膀胱，则见溺血；溢于皮肤，则见皮下出血（亦称阴斑）；冲任不固，则妇女月经过多，甚或崩漏。脾气虚弱，运化失职，故食少便溏；华源亏少，失于滋养，功能衰退，故见面色萎黄或苍白无华，神疲乏力，短气懒言。舌淡苔白，脉细无力，末脾气虚弱，化源不足之象。本证以脾气虚证和出血表现为审证要点。

【治疗原则】健脾补虚，益气摄血。

（五）寒湿困脾证

是指由于寒湿内盛、中阳受困所表现的证候。

【病因】多因饮食失节,过食生冷,以致寒湿停滞中焦;或因冒雨涉水,久居潮湿,气候阴雨,寒湿内侵伤中;或应嗜食肥甘,湿浊内生,困阻中阳所致。

【病症表现】脘腹痞闷或痛,口腻纳呆,泛恶欲吐,口淡不渴,腹痛便溏,头身困重,或肢体水肿,小便短少,或身目发黄,其色晦暗不泽,或妇女白带量多,舌体胖,苔白腻或白滑,脉缓弱或沉细。

【临证分析】脾喜燥恶湿,与胃相表里,寒湿内盛,中阳受困,脾胃升降失常,脾气被遏,运化失司,则脘腹痞闷或痛,纳少,便溏;胃失和降,胃气上逆,故泛恶欲吐。若阳气被寒湿所遏,不能温化水湿,泛溢肌肤,可见肢体水肿,小便短少。湿为阴邪,其性重浊,流注肢体,阻遏清阳,故头身困重。寒湿困阻中阳,肝胆疏泄失职,胆汁外溢,则见面目肌肤发黄,晦暗不泽。若寒湿下注,损伤带脉,带脉失约,可见妇女白带增多。口淡不渴,舌体胖,苔白滑或白腻,脉缓弱或沉细,均为寒湿内盛之象。本证以脾胃纳运功能障碍及寒湿内盛的表现为审证要点。

【治疗原则】温中散寒,化湿健脾。

(六)湿热蕴脾证

是指因湿热内蕴中焦、脾胃纳运功能失职所表现的证候。

【病因】多因感受湿热之邪,或因过辛热肥甘,或嗜酒无度,酿成湿热,内蕴脾胃所致。

【病症表现】脘腹痞闷,纳呆呕恶,大便溏泄而不爽,肢体困重,渴不多饮,身热不扬,汗出不解,或见身目鲜黄,或皮肤发痒,舌质红,苔黄腻,脉濡数。

【临证分析】脾主运化,其气主升,胃主受纳,以和降胃顺。湿热蕴结中焦,纳运失司,升降失常,故脘腹痞闷,纳呆呕恶;湿热困阻肠道气机,故便溏不爽。脾主肌肉四肢,湿性重者,脾为湿困,流注肢体,故肢体困重。湿遏热伏,郁蒸中焦,肝胆疏泄失权,胆汁不循常道而外溢肌肤,则见身目鲜黄,皮肤发痒。舌质红,苔黄腻,脉濡数,为湿热内蕴之证。本证以脾胃运化功能障碍及湿热内蕴表现为审证要点。

【治疗原则】清利湿热。

(七)胃阴虚证

是指由于胃阴不足、胃失濡润及和降所表现的证候。

【病因】多因温热病后期,胃阴耗伤,或情志郁结,气郁化火,灼伤胃阴,或因吐泻太过,伤津耗液,或过食辛辣、香燥之品,或用温燥药物太过、耗伤胃阴所致。

【病症表现】胃脘隐隐灼痛,饥不择食,或胃脘嘈杂,或脘痞不舒,或干呕呃逆,口燥咽干,大便干结,小便短少,舌红少津,脉细而数。

【临证分析】胃喜润恶燥,以和降为顺。胃阴不足,虚热内生,热郁于胃,胃气失和,故胃脘隐隐灼痛,脘痞嘈杂不适;胃失滋润,胃纳失权,则饥不欲食;胃失和降,胃气上逆,故见干呕呃逆。胃阴亏虚,阴不上承,则口燥咽干;下不能滋润肠道,故大便干结。小便短少,舌红少津,脉细数,皆为阴液亏少之证。本证以胃失和降见证与阴亏失润的表现为审证要点。

【治疗原则】滋养胃阴。

(八)胃热炽盛证

是指因胃中火热炽盛、胃失和降所表现的实热证候。

【病因】多因过食辛辣温燥之品,化热生火,或情志不遂,气郁化火犯胃,或邪热犯胃,以致胃火过旺而成。

【病症表现】胃脘灼痛,拒按,渴喜冷饮,或消谷善饥,或见口臭,或牙龈肿痛溃烂,牙齿出血,大便秘结,小便短黄,舌红苔黄,脉滑数。

【临证分析】火热之邪,郁扰于胃,胃气失和,故胃脘灼痛而拒按。胃火炽盛,功能亢进,故消谷善积。胃络于龈,胃火循经上熏,气血壅滞,故牙龈红肿疼痛,甚则化脓、溃烂;血络受损,血热妄行,可见牙龈出血。胃中浊气上逆则口臭。热邪伤津故渴喜冷饮;肠道湿润则大便秘结;津伤尿源不充,故小便短黄。舌红苔黄,脉滑数,为火热内盛之象,本证以胃脘灼热及实火内炽见证为审证要点。

【治疗原则】清胃泻火。

(九) 食滞胃肠证

是指由于饮食停滞胃肠,以脘腹胀满疼痛、呕泻酸馊腐臭为主症证候。

【病因】多因饮食不节,暴饮暴食,或因素体胃气虚弱,稍饮食不慎即可停滞。

【病症表现】脘腹胀满疼痛,拒按,嗳腐食物,吐后胀痛得减,或肠鸣腹痛,泻下不爽,便臭如败卵,或大便秘结,舌苔厚腻,脉滑或沉实。

【临证分析】胃主受纳,以和降为顺。饮食停滞胃脘,胃失和降,气机不畅,则胃脘胀满而拒按;食积于内,胃拒受纳,故厌食;胃气上逆,故呕吐;吐后胃气暂时舒通,故胀满得减;胃中腐败谷物挟腐浊之气随胃气上逆,则见嗳腐吞酸,或吐酸腐食物。食滞肠腑,阻塞气机,则腹痛矢气频频,泻下之物秽臭如败卵,或大便秘结。胃中浊气上腾,则舌苔厚腻。脉滑或沉实,为食积之象。本证以脘腹胀满疼痛、呕吐酸腐食臭为审证要点。此外,注意询问有无伤食病史,对诊断本证亦有重要意义。

【治疗原则】消食导滞。

四、肝与胆病辨证

肝位于右胁下,胆附于肝,肝胆经脉互相络属为表里关系。肝主疏泄,即肝对全身气机、情志、胆汁的分泌和排泄,脾胃的消化以及血和津液的运行、输布具有调节功能。此外,女子的排卵和月经来潮、男子的排精,也与肝主疏泄功能密切有关。肝又主藏血,即肝具有贮藏血液和调节血量的生理功能。肝在体为筋,开窍于目,其华在爪。胆的主要功能为贮藏和排泄胆汁,有助于饮食物的消化,并与人的情志活动有关。胆贮藏和排泄胆汁的功能,是由肝的疏泄功能调节与控制,肝的疏泄功能正常则胆汁排泄畅达,共同维持人体生理功能。肝病的证候可以概括为虚实两类,而以实证为多见。实证多由情志所伤,致肝失疏泄,气机郁结,气郁化火,气火上逆;火劫肝阴,阴不制阳,肝阳上亢;阳亢失制,肝阳化风,或寒邪、火邪、湿热之邪内犯而致。虚证多因久病失养,或他脏病变所累,或失血,致使肝阴、肝血不足。胆的变化为胆郁痰扰证及肝胆并见的肝胆湿热证。根据肝、胆生理功能及特性,肝病常见精神抑郁,急躁易怒,胸胁少腹胀痛,眩晕,肢体震颤,手足抽搐,以及目疾,月经不调,睾丸疼痛等症状;胆病多表现为口苦、黄疸、惊悸,胆怯及消化异常等。

(一) 肝血虚证

是指由于肝血不足,所系组织器官失养所表现的证候。

【病因】多因脾胃虚弱,化源不足,或因失血、久病,营血亏虚所致。

【病症表现】头晕目眩,面白无华,爪甲不荣,视物模糊或夜盲,或见肢体麻木,关节拘急不利,手足震颤,肌肉颤动,或见妇女月经量少,色淡,甚则闭经,舌淡,脉细。

【临证分析】肝开窍于目,在体为筋,其华在爪。肝血不足,目失所养,故目眩,视物模糊或夜盲,筋失其养,则肢体麻木,关节拘急不利,手足震颤,肌肉颤动。肝血不足,血海空虚,故月经量少,色淡,甚则闭经。血虚不能上荣头面,故面白无华,头晕。舌淡,脉细,为血虚之象。本证以筋脉、爪甲失于濡养的见症及血虚表现为审证要点。

【治疗原则】补养肝血。

(二) 肝阴虚证

是指由于肝之阴液亏损、阴不制阳、虚热内扰所表现的证候。

【病因】多由情志不遂,气郁化火,火灼肝阴,或温热病后期,灼伤肝阴,或肾阴不足,水不涵木,致使肝阴不足而成。

【病症表现】头晕眼花,两目干涩,视力减退,面部烘热或颧红,口咽干燥,五心烦热,潮热盗汗,或见手足蠕动,或胁肋隐隐灼痛,舌红少津,脉弦而数。

【临证分析】肝阴不足,不能上滋头目,故头昏眼花,两目干涩,视力减退;肝络失养,且为虚火所灼,疏泄失职,故胁肋隐隐灼痛;筋脉失养,则见手足蠕动。阴虚不能制阳,虚热内蒸,故五心烦热,午后潮热;虚火内灼营阴,则为盗汗;虚火上炎,故面部烘热或颧红。阴液不能上承,则口干咽燥。舌红少津,脉弦细数,为肝阴不足,虚热内炽之证。本证以头目、筋脉、肝络失于滋润,以及阴虚内热的表现为审证要点。

【治疗原则】滋养肝阴,兼清虚热。

(三) 肝郁气滞证

是指由于肝的疏泄功能异常、疏泄不及而致气机郁滞所表现的证候。

【病因】多因情志不遂,或突然受到精神刺激,或因病邪侵扰,阻遏肝脉,致使肝气失于疏泄条达所致。

【病症表现】情志抑郁,胸胁或少腹胀满窜痛,善叹息,或见咽部异物感,或见瘿瘤,或见胁下癥块。妇女可见乳房作胀疼痛、痛经、月经不调,甚至闭经。舌苔薄白黏,脉弦或涩。病情轻重与情志变化关系密切。

【临证分析】肝性喜条达恶抑郁,肝失疏泄,气机郁滞,经脉不利,故胸胁或小腹胀满窜痛,神智抑郁寡欢,善叹息。女子以血为本,冲任隶属于肝,肝郁气滞,血行不畅,气血失和,损伤冲任,故见乳房作胀疼痛、痛经、月经不调,甚则闭经。若肝气郁结,气不行津,津聚为痰,或气郁化火,灼津为痰,肝气夹痰循经上行,搏结于咽部有异物感,吞之不下,吐之不出(此称为梅核气);痰气搏结于颈部,则为瘿瘤。若气滞日久,血行瘀滞,肝络瘀阻,日久可形成癥块结于胁下。舌苔薄白黏,脉弦,为肝气郁滞之象。本证以情志抑郁,胸胁或少腹胀痛、窜痛,或妇女月经失调等表现为审证要点。

【治疗原则】疏肝,理气,解郁。

(四) 肝火炽盛证

是指由于肝经火盛,气火上逆,而表现以火热炽盛于上为特征的证候。

【病因】多因情志不遂,肝郁化火,或因火热之邪内侵,或他脏火热累及于肝,以致肝胆气火上逆所致。

【病症表现】头晕胀痛,痛势若劈,面红目赤,口苦口干,急躁易怒,耳鸣如潮,甚或突发耳聋,不寐或噩梦纷纭,或胁肋灼痛,或吐血、鼻血,大便秘结,小便黄短,舌质红,苔黄厚,脉弦数。

【临证分析】火热之邪内扰肝胆,循经上攻头目,气血涌盛脉络,故头晕胀痛,面红目赤;肝失条达柔和之性,肝经热盛气滞,则胁下灼痛,急躁易怒。肝藏魂,心藏神,热扰神魂,则见不寐或噩梦纷纭。胆经循行耳中,肝热移胆,胆热循经上冲,故见耳鸣如潮,甚则突发耳聋。热迫胆气上溢,则口苦。火邪灼津,故口渴,大便秘结,小便短黄;迫血妄行,则见吐血、衄血。舌红苔黄厚,脉弦数,均为肝经实火内炽之象。本证以肝经循行部位表现的实火炽盛症状为审证要点。

【治疗原则】清肝泻火。

（五）肝阳上亢证

是指由于肝肾阴亏、肝阳亢扰所表现的上实下虚证候。

【病因】多因恼怒所伤,气郁化火,火热耗伤肝肾之阴,或因房劳所伤,年老肾阴亏虚、水不涵木、干木失养,致使肝阳偏亢所致。

【病症表现】眩晕耳鸣,头目胀痛,面红目赤,急躁易怒,失眠多梦,腰膝酸软,头重脚轻,舌红苔少干燥,脉弦或弦细数。

【临证分析】肝为刚脏,体阴用阳,肝肾之阴不足,阴不制阳,肝阳生发太过,血随气逆,亢扰于上,故见眩晕耳鸣,头目胀痛,面红目赤,失眠多梦;肝性失柔,则急躁易怒。肝主筋,肾主骨,腰为肾之府,肝肾阴亏,筋骨失养,故见腰膝酸软无力。阴亏于下,阳亢于上,上实下虚,故头重脚轻,行走漂浮。舌红少津,脉弦或弦细数,为肝肾阴亏,肝阳亢盛之证。本证以头目眩晕、胀痛、头重脚轻、腰膝酸软等为审证要点。

肝火炽盛证与肝阳上亢证应予鉴别:两者在证候与病机上有近似之处,因火性炎上,阳气亦亢于上,故均以头面部的症状突出。其区别在于:肝火上炎以目赤头痛,胁肋灼痛,口苦口渴,便秘尿黄,舌红苔黄厚等火热证为主,病程较短,病势较急,故病情纯属实证;肝阳上亢以头目胀痛、眩晕、头重脚轻等上亢症状为主,病程较长,病势略缓,且见腰膝酸软,耳鸣,舌红苔少、干燥等肾虚症状、阴虚证候明显,故病情属上实下虚,虚实夹杂,系由气血逆乱所致。

【治疗原则】平肝潜阳,滋阴补肾。

（六）肝胆湿热证

是指由于湿热蕴结肝胆、疏泄功能失职所表现的证候。由于肝胆位居中焦,故在三焦辨证中属中焦证范畴。

【病因】多因感受湿热之邪,或嗜食肥甘,湿热内生,或由脾胃纳运失常,失浊内生,土壅侮木,致使湿热蕴阻肝胆所致。

【病症表现】胁肋灼热胀痛,厌食腹胀,口苦,泛呕,大便不调,小便短赤,或见寒热往来,神目发黄,或阴部瘙痒,或带下色黄秽臭,舌红苔黄腻,脉弦数或滑数。

【临证分析】湿热内阻肝胆,疏泄失职,气机不畅,故胁肋灼热胀痛;湿热郁蒸,胆气上溢,则口苦;胆汁不循常道儿外溢,则见身目发黄;邪居少阳胆经,枢居不利,正邪相争,故见寒热往来。湿热郁阻,脾胃升降、纳运功能失司,故见厌食腹胀,泛呕,大便不调。足厥阴肝经绕阴器,若湿热之邪循经下注,可见阴部瘙痒,女子带下色黄秽臭,小便短赤。舌红苔黄腻,脉弦数或滑数,均为湿热内蕴之象。本证以胁肋胀痛、厌食腹胀、身目发黄、阴部瘙痒及湿热内蕴征象为审证要点。

【治疗原则】清泄湿热,疏肝利胆。

(七) 寒滞肝脉证

是由于寒邪侵袭,凝滞肝经,表现以肝经循行部位冷痛为主证的证候。

【病因】足厥阴肝经绕阴器,循少腹,上巅顶。寒性收引凝滞,寒袭肝经,阳气被遏,气血运行不畅,筋脉挛急,故见少腹冷痛牵引睾丸坠胀冷痛,或见巅顶冷痛。

【病症表现】少腹冷痛,阴部坠胀作痛,或阴囊收缩引痛,得温则减,遇寒加甚,或见颠顶冷痛,形寒肢冷,舌淡苔白润,脉象沉紧或弦紧。

【临证分析】寒为阴邪,阻遏阳气而不节,故见形寒肢冷;寒则气血凝涩,故疼痛遇寒加剧,得热痛减。舌淡苔白润,脉沉紧或弦紧,均为寒盛之象。本证以少腹、阴部、巅顶冷痛,买弦紧或沉紧等为审证要点。

【治疗原则】暖肝散寒。

(八) 胆郁痰扰证

是指由于痰热内扰、胆失疏泄所表现的证候。

【病因】多因情志抑郁、气郁化火、灼津为痰、痰热互结,内扰心胆,致胆气不宁,心神不安所致。

【临床症状】胆怯易惊,惊悸不宁,失眠多梦,烦躁不安,胸胁闷胀,善叹息,头晕目眩,口苦,呕恶,舌红,苔黄腻,脉弦数。

【临证分析】胆为清净之府,主决断,痰热内扰,胆气不宁,故见胆怯易惊,胆失疏泄,气机不利,故胸胁闷胀,善叹息;痰热内扰心神,则烦躁不安,惊悸不宁,失眠多梦。胆气夹痰热循上逆,故见头晕目眩。胆热犯胃,胃失和降,胃气上逆,则见呕恶;热迫胆气上溢,则口苦。舌红,苔黄腻,脉弦数,为痰热内蕴之证。本证以惊悸失眠、眩晕、苔黄腻为审证要点。

【治疗原则】化痰、清热、利胆。

(九) 肝风内动证

是指对内生之风的病机、病症的概括。肝风内动则是泛指患者出现眩晕欲仆、抽搐、震颤等具有"动摇"特点为主的一类证候。根据病因病性的不同,临床常见有肝阳化风、热极生风、阴虚动风和血虚生风等不同证候。

1. **肝阳化风证** 指由于肝阳升发、亢逆无制所导致的一类动风证候。

【病因】多由情志不遂,气郁化火伤阴,或素有肝肾阴亏,阴不制阳,阳亢日久,亢极化风,从而形成本虚标实、上实下虚的动风之证。

【病症表现】眩晕欲仆,头摇,头痛,肢体震颤,项强,言语涩,手足麻木,步履不正。舌红,苔白或腻,脉弦细有力,甚或突然昏倒,不省人事,口眼歪斜,半身不遂,舌强不语,喉中痰鸣。

【临证分析】肝阳亢逆化风,风阳上扰,则目眩欲仆,头摇;气血随风上逆,壅滞络脉,故见头痛;肝主筋,风动筋脉挛急,则项强,肢体震颤;足厥阴肝经络舌本,风阳窜扰络脉,则语言涩。肝肾阴亏,筋脉失养,故手足麻木;阴亏于下阳亢于上,上实下虚,故行走漂浮,步履不正。舌红,脉弦细有力,为肝肾阴亏阳亢之证。若风阳暴升,气机逆乱,肝风挟痰蒙蔽清窍,则见突然昏倒,不省人事,喉中痰鸣;风痰窜扰经络,经气不利,则口眼歪斜,半身不遂,语言涩,舌强不语。本证以平素即有头晕目眩等肝阳上亢之状,而又突见动风之象,甚或猝然昏倒、半身不遂为辨证依据。

【治疗原则】平肝潜阳,息风通络。

2. 热极生风证 指由于邪热炽盛、伤津耗液、筋脉失养所表现的动风证候。

【病因】多见于外感温热病中,因邪热亢盛,燔灼肝经,伤津耗液,筋脉拘急迫急,故见四肢抽搐,颈项强直,两目上视,角弓反张,牙关紧闭。

【病症表现】高热烦躁,燥扰如狂,手足抽搐,颈项强直,两目上视,甚则角弓反张,牙关紧闭,神志昏迷,舌质红绛,苔黄燥,脉弦数。

【临证分析】热邪蒸腾,则呈高热;热传心包,心神被扰,轻则躁扰不安如狂,重则神志昏迷。舌红绛,苔黄燥,脉弦数,为肝经热盛之证。本证以高热兼动风之象为审证要点。

【治疗原则】清热息风。

3. 阴虚动风证 指由于阴液亏虚、筋脉失养所表现的动风证候。

【病因】多因外感热性病后期,阴液耗损或内伤久病,阴液亏虚,致使筋脉失养而成。

【病症表现】手足蠕动,眩晕耳鸣,潮热颧红,口燥咽干,形体消瘦,舌红少津,脉细数。

【临证分析】具体分析参见肝阴虚证。本证以动风兼有阴虚之表现为审证要点。

【治疗原则】滋阴息风。

4. 血虚生风证 指由于血液亏虚、筋脉失养所表现的动风证候。

【病因】多见于内伤杂病,因久病血虚,或因急性、慢性失血,而致营血亏虚、筋脉失养所致。

【病症表现】手足震颤,肌肉瞤动,肢体麻木,眩晕耳鸣,面色无华,爪甲不荣,舌质淡白,脉细弱。

【临证分析】具体分析参见肝血虚证。本证以动风兼见血虚的表现为审证要点。

肝风内动有肝阳化风、热极生风、阴虚动风和血虚生风之不同,应从病因病机及病症表现加以鉴别。凡肝病出现动风的征象,多为急病、重病。其中热极生风因热邪伤津耗液、筋脉失养所致,故以高热伴见手足抽搐有力、颈项强直为诊断要点,属实热证;肝阳化风系有肝肾阴虚、肝阳亢逆失制而成,以眩晕欲仆,项强肢颤,手足麻木或猝然昏倒,口眼歪斜,半身不遂,舌强不语为主症,属阴虚阳亢(或上实下虚)之重证;血虚生风与阴虚动风均由阴血亏虚、筋脉失养而成,以手足麻木、震颤或蠕动无力为其风动的特点,均属虚证。

【治疗原则】养血息风。

五、肾与膀胱病辨证

肾位于后腰部,左右各一,膀胱位于小腹中央。经脉上两者相互络属,故为表里关系。肾藏精,即肾对精具有闭藏而不致无故流失的作用。肾主生长、发育和生殖,主要是指其所藏之精是机体生长、发育和生殖的物质基础,因而肾具有上述功能。由于肾藏先天之精,又主生殖,故肾又称"先天之本"。肾主水液,是指肾中精气的蒸腾气化作用,对于体内水液的输布与排泄及其平衡具有调节作用。肾又主纳气,即肾有摄纳肺所吸入的清气,使清气深入人体的作用。肾在体为骨,开窍于耳,其华在发。膀胱具有贮存和排泄尿液的功能,依赖于肾的气化功能,故隶属于肾。肾病多虚证,其证多因禀赋不足,或幼年精气未充,或老年精气亏损,或房事不节等导致肾的阴、阳、精、气亏损为常见。以人体生长、发育和生殖功能障碍、水液代谢失常、呼吸功能减退和脑、髓、骨、发、耳及二便异常为主要病理变化。临床以腰膝酸软或痛,耳鸣、耳聋,齿摇发脱,阳痿遗精,精少,女子经少,闭经不孕,水肿,呼多吸少,二便异常等为肾病的常见症状。膀胱病多见湿热证,以排尿异常为主要病理变化,临床常见尿频、尿急、尿痛、尿闭等症。由于肾与膀胱相表里,因而肾病也影响膀胱气化失常而发生小便异常,如遗尿、小便失禁等。

(一) 肾精不足证

是指肾精亏少,以致生殖和生长功能低下所表现的证候。

【病因】多因禀赋不足,先天元气不充,或后天失养所致。

【病症表现】男子精少不育,女子经闭不孕,性功能减退。小儿发育迟缓,身材矮小,智力和动作迟钝,骨骼痿软;成人早衰,发脱齿摇,耳鸣耳聋,健忘恍惚,足痿无力。

【临证分析】肾精亏虚,则性功能减退,男子精少不育,女子经闭不孕;精少则髓少,髓少则不能充骨养脑,骨骼失充,脑髓空虚,故见小儿五迟、五软;肾精不足,无以化生,故小儿发育迟缓,成人早衰,出现发脱齿摇、耳鸣耳聋、健忘恍惚、足痿无力等症。本证以生殖、生长发育功能低下、早衰为审证要点。

【治疗原则】填补肾精。

(二) 肾阳虚证

是指由于肾阳虚衰、温煦失职、气化失权所表现的一类虚寒证候。

【病因】多因素体阳虚,或年高命门火衰,或久病伤阳,他脏累及于肾,或因房事太多,日久损及肾阳所致。

【病症表现】面色㿠白或黑,腰膝酸冷,形寒肢冷,尤以下肢为甚,神疲乏力,男子阳痿、早泄、精冷,女子宫寒不孕、性欲减退,或见便泻稀溏,五更泄泻,或小便频数、清长,夜尿多,舌淡,苔白,脉沉细无力。

【临证分析】肾主骨,腰为肾之府,肾阳虚衰,腰膝失于温养,故见腰膝酸冷。肾居下焦,阳气不足,温煦失职,故形寒肢冷,且以下肢发冷尤甚;阳虚气血温运无力,面失所荣,故面色㿠白;若肾阳虚愈,阴寒内盛,则呈本脏之色而黑;阳虚不能鼓舞精神,则神疲乏力。肾主生殖,肾阳不足,命门火衰,生殖功能减退,男子则见阳痿、早泄、精冷,女子则宫寒不孕。肾司二便,肾阳不足,温化无力,故见小便频多,夜尿,大便稀溏或五更泄泻。舌淡苔白,脉沉细无力,尺脉尤甚,为肾阳不足之象。本证以性与生殖功能减退,并伴见形寒肢冷等虚寒之象为审证要点。

【治疗原则】温补肾阳。

(三) 肾阴虚证

是指由于肾阴亏损、失于滋养、虚热内生所变现的证候。

【病因】多因虚劳久病,耗损肾阴,或温热病后期,消灼肾阴,或房事不节,情欲妄动,阴精内损,皆可导致肾阴虚损。

【病症表现】腰膝酸软而痛,眩晕耳鸣,齿松发脱,男子遗精、早泄,女子经少或经闭,或见崩漏,失眠,健忘,口咽干燥,五心烦热,潮热盗汗,或骨蒸发热,午后颧红,形体消瘦,小便黄少,舌红津少,少苔或无苔,脉细数。

【临证分析】肾阴为人身阴液之根本,具有滋养、濡润各脏腑,充养脑髓、骨骼,并制约阳亢之功。肾阴亏虚,脑髓、官窍、骨骼失养,则见腰膝痛、眩晕耳鸣、健忘、齿松发脱;阴亏则月经来源不充,故女子月经量少,或经闭;若阴不制阳,虚火亢旺,迫血妄动,则见崩漏;若扰动精室,精关不固,男子则见遗精、早泄;虚火上扰心神,故烦热少寐。肾阴不足,失于滋润,虚火蕴蒸,故见口燥咽干,形体消瘦,潮热盗汗,或骨蒸发热,颧红,尿黄少。舌红少苔或无苔,脉细数,为阴虚内热之象。本证以腰膝酸痛、眩晕耳鸣、男子遗精、女子月经失调,并伴见虚热之象为审证要点。

【治疗原则】滋补肾阴。

(四)肾不纳气证

是指肾气虚衰、气不归元所表现的证候。

【病因】本证多由久病咳嗽,肺虚及肾,或年老体弱,肾气虚衰,或先天肾元之气不足,或劳伤肾气所致。

【病症表现】久病咳嗽,呼多吸少,气不得续,动则喘息益甚,自汗神疲,声音低怯,腰膝痠软,舌淡苔白,脉沉细无力;或喘息严重则冷汗淋漓,肢冷面青,或气短息促,舌红少苔,脉浮或细数。

【临证分析】肾为气之根,主纳气,肾虚则摄纳无权,气不归元,故咳嗽而呼多吸少,气不得续;劳则耗气,故动则喘息加剧;肺主气,肺气虚则卫外不固,故自汗;肺肾气虚,机体功能活动低下,故神乏无力;宗气不足,故声音低怯;腰府、骨骼失养,故腰膝酸软;舌淡苔白,脉沉细无力,是肾气虚弱之征象。如肾气极度亏虚,致阳气虚衰欲脱,则喘息加剧,冷汗淋漓,肢冷面青;虚阳外越,故脉浮大无根;肾气久虚而伤阴,可出现气短息促、舌红少苔、脉细数等气阴两虚之候。

【治疗原则】温肾纳气。阳气虚脱宜回阳救逆,气阴两虚当益气养阴。

(五)肾气不固证

是指由于肾气亏虚、封藏固摄功能失职所表现的证候。

【病因】多因年高体弱、肾气亏虚,或先天禀赋不足、肾气不充,或久病劳损、耗伤肾气所致。

【病症表现】腰膝酸软,神疲乏力,耳鸣失聪,小便频数而清,或尿后余沥不尽,或遗尿,或夜尿频多,或小便失禁,男子滑精、早泄,女子月经淋漓不尽,或带下清稀而量多,或胎动易滑,舌淡,苔白,脉弱。

【临证分析】肾为封藏之本,肾气有固摄下元之功。肾气亏虚,膀胱失约,故见小便频数清长,或尿后余沥不尽,或夜尿频多,或遗尿,甚或小便失禁;精关不固则精易外泄,故男子可见滑精、早泄;女子带脉失固,则见带下清稀最多。冲任之本在肾,肾气不足,冲任失约,则见月经淋漓不尽;任脉失养,胎元不固,则见胎动不安,以致滑胎,腰膝酸软,耳鸣失聪,神疲乏力,舌淡,脉弱,均为肾气亏虚,失于充养所致。本证以膀胱或肾不能固摄的病证表现为审证要点。

【治疗原则】固摄肾气。

(六) 肾虚水泛证

是指由于肾阳亏虚、气化失权、水湿泛溢所表现的证候。

【病因】多由久病失调,或素体虚弱、肾阳亏耗所致。

【病症表现】身体水肿,腰以下尤甚,按之没指,畏寒肢冷,腰膝酸冷,腹部胀满,或见心悸气短,或咳喘痰鸣,小便短少,舌质淡胖,苔白滑,脉沉迟无力。

【临证分析】肾主水,肾阳不足,气化失权,水湿内停,泛溢肌肤,故身体水肿,肾居下焦,且水湿趋下,故腰以下肿甚,按之没指;水势泛溢,阻滞气机,则腹部胀满,膀胱气化失职,故小便短少。若水气凌心,抑遏心阳,则见心悸气短;水泛为痰,上逆犯肺,肺失宣降,则见咳喘,喉中痰声漉漉。阳虚温煦失职,故畏寒肢冷,腰膝酸冷。舌质淡胖,苔白滑,脉沉迟而弱,为肾阳亏虚,水湿内停之证。本证以水肿,腰以下为甚,并伴见腰膝酸软、畏寒肢冷等虚寒之象为审证要点。

【治疗原则】温阳利水。

(七) 膀胱湿热证

是指由于湿热蕴结膀胱、气化不利所表现的以小便异常为主症的证候。

【病因】多因外感湿热之邪,侵及膀胱,或饮食不节,滋生湿热,下注膀胱,致使膀胱气化功能失常所致。

【病症表现】尿频尿急,小腹胀痛,尿道灼痛,小便黄赤短小,或浑浊,或血尿,或砂石,可伴有发热,腰部胀痛,舌红。苔黄腻,脉滑数。

【临证分析】湿热留滞膀胱,气化不利,下迫尿道,故尿频尿急,排尿灼痛,尿色黄赤。湿热内蕴,津液被灼,故小便短少。湿热伤及阴络,则尿血;湿热久恋,煎熬津液成石,故尿中可见砂石;湿热郁蒸,则可发热。下焦湿热波及肾府,故见腰痛。舌红,苔黄腻,脉滑数,为湿热内蕴之证。本证以尿频尿急、排尿灼痛,并伴见湿热之象为审证要点。

【治疗原则】清利湿热。

六、脏腑兼病辨证

脏腑兼病是指两个以上脏腑同时或相继发病所表现的证候。人体是一个有机的整体,各脏腑之间,通过经络的沟通、五行之生克,在生理上相互资生、相互制约的关系,因而在病理上,常又相互影响。如脏病及脏,脏病及腑,相乘相侮,母子同病等。因此,掌握脏腑病证的传变规律,对临床诊断和护理有着重要的意义。

(一) 心肾不交证

是指由于心肾水火既济失调所反映的心肾阴虚阳亢证候。

【病因】多因思虑劳神太过,情志郁而化火,耗伤心肾之阴,或因虚劳久病,房事不节导致肾阴亏耗,虚阳亢动,上扰心神所致。

【病症表现】心烦不寐,心悸不安,头晕耳鸣,健忘,腰膝酸软,或遗精,五心烦热,或潮热盗汗,咽干口燥,舌红少苔或无苔,脉细数。

【临证分析】心为火脏,心火下温肾水,使肾水不寒;肾为水脏,肾水上济心火,使心火不亢。水火互济,则心肾阴阳得以协调,故有"心肾相交"或"水火既济"之称。若肾水不足,心火失济,则心阳偏亢,或心火独灼,下及肾水,致肾阴耗伤,均可形成心肾不交的病理变化。此证水亏于下,火炽于上,水火不济,心阳偏亢,心神不宁,故心烦不寐,心悸不安;水亏阴虚,骨髓不充,脑髓失养,则头晕耳鸣,记忆力减退;腰为肾府,失阴液濡养,则腰酸;精室为虚火扰动,故梦遗。五心烦热,咽干口燥,舌红,脉细数,为水亏火亢之证。心火亢于上,火不归元,肾水失于温煦而下凝,则腰足酸困发冷。这是肾阴肾阳虚于下,为心肾不交的又一证型。心肾不交证以心悸失眠、多梦遗精、腰膝酸软,伴见阴虚之象为审证要点。

【治疗原则】滋阴降火。

(二)心肾阳虚证

是指心肾两脏阳气虚衰,阴寒内盛,温运无力,致血行瘀滞、水湿内停所表现的证候。

【病因】多因心阳虚衰,或劳倦内伤,病久及肾,或肾阳亏虚,气化失权,水气上犯凌心所致。

【病症表现】心悸怔忡,畏寒肢厥,小便不利,肢面水肿,下肢为甚;神疲乏力,或朦胧欲睡,甚则唇甲发绀。舌质淡暗青紫,苔白滑,脉沉细微。

【临证分析】心为阳脏,属火,能温运、推动血行、肾中阳气,为人身阳气之根本,能气化水液。心阳为气血运行、津液流动的动力,故心肾阳虚则常表现为阴寒内盛,全身功能降低,血行瘀滞,水气内停等病变。阳气衰微,心失温养、鼓动,故心悸怔忡;不能温煦肌肤,则畏寒肢厥,神疲无力;心肾失养,精神委靡,可见朦胧欲睡;肾阳不振,膀胱气化失司,水湿内停,泛溢肌肤,则见肢体水肿,小便不利;由于水性下趋,故水肿以下肢为甚;阳虚运血无力,血行不畅而瘀滞,可见口唇爪甲发绀。舌淡暗或青紫,苔白滑,脉沉微细,皆为心肾阳气衰微、阴寒内盛、血行瘀滞、水气内盛之证。苔白滑,脉沉细微,为心肾阳虚、阴寒内盛之象。心肾阳虚证以心悸怔忡、肢体水肿,并伴见虚寒之象为审证要点。

【治疗原则】滋阴壮阳。

(三)心肺气虚证

是指由于心肺两脏气虚,表现以心悸、咳喘为主症的证候。

【病因】多因久病咳喘,耗伤心肺之气,或禀赋不足、年高体弱等因素所致。

【病症表现】胸闷心悸,咳喘气短,动则尤甚,吐痰清稀,面色㿠白,头晕神疲,自汗声怯,舌淡苔白,脉沉弱或结代。

【临证分析】肺主呼吸,心主血脉,依赖宗气的推动作用,以协调两脏的功能。心气不足,不能养心,则见心悸。肺气虚弱,肃降无权,气机上逆,为咳喘。气虚则气短乏力,动则耗气,故喘息亦甚。肺气虚,呼吸功能减弱,则胸闷不舒;不能输布精微,水液停聚为痰,故痰液清稀。气虚全身功能活动减弱,肌肤脑髓供养不足,则面色㿠白,头晕神疲;卫外不固则自汗;宗气不足故声怯。气虚则血弱,不能上荣舌体,见舌淡苔白。血脉气血运行无力或心脉之气不续,则脉见沉弱或结代。心肺气虚证以心悸咳喘与气虚证共见为审证要点。

【治疗原则】益气养心。

(四) 心脾两虚证

是指由于心血不足、脾虚气弱而表现的心神失养,脾失健运、统血的虚弱证候。

【病因】多因久病失调,或劳倦思虑,或因饮食不节,损伤脾胃,或慢性失血,血亏气耗,渐而导致心脾气血两虚。

【病症表现】心悸怔忡,失眠多梦,眩晕健忘,食欲不振,腹胀便溏,神倦乏力,面色萎黄,或见皮下出血,女子月经量少色淡,淋漓不尽,舌质淡嫩,脉细弱。

【临证分析】脾为气血生化之源,又具统血功能。脾气虚弱,生血不足,或统摄无权,血溢脉外,均可导致心血亏虚。心主血,血充则气足,血虚则气弱。心血不足,无以化气,则脾气亦虚。所以两者在病理上常可相互影响,成为心脾两虚证。心血不足,心失所养,则心悸怔忡;心神不宁,则心悸失眠多梦,头目失养,则眩晕健忘;脾气不足,运化失健,故食欲不振,腹胀便溏;气虚功能活动减退,故神倦乏力,脾虚不能摄血,可见皮下出血,女子经量减少,色淡质稀,淋漓不尽;面色萎黄,倦怠乏力,舌质淡嫩,脉细弱,均为气血亏虚、气血不足之证。心脾两虚证以心悸失眠、面色萎黄、神疲食少、腹胀便溏和慢性出血的表现为审证要点。

【治疗原则】补益心脾,益气生血。

(五) 心肝血虚证

是指由于心肝两脏血亏,表现出心神及所主官窍组织失养为主的血虚证候。

【病因】多因久病体虚,或思虑过度,暗耗阴血,或失血过多,或脾虚化源不足所致。

【病症表现】心悸健忘,失眠多梦,眩晕耳鸣,两目干涩,视物模糊,肢体麻木,震颤拘挛,或女子月经量少色淡,甚者经闭,面白无华,爪甲不荣,舌质淡白,脉细。

【临证分析】心主血,肝藏血,主疏泄调节血量。若心血不足,则肝无所藏;肝血不足,则无以调节血液进入脉道;心血虚,心失所养,则心悸怔忡;心神不安,故失眠多梦;血不上荣,则眩晕耳鸣、面白无华。目得血而能视,肝血不足,目失滋养,可见两目干涩、视物模糊;肝主筋,其华在爪,筋脉爪甲失血濡养,爪甲可变干枯脆薄,肢体感觉迟钝,麻木不仁,筋脉发生挛急,出现手足震颤或拘急屈伸不利之状。女子以血为本,肝血不足,月经来源告乏,使经量减少、色淡质稀,甚至月经停止来潮,或为经闭。血虚而头目失养,则头晕目眩、面色无华;舌、脉失充,则舌淡白、脉细。心肝血虚证以心肝病变的常见症状和血虚证共见为审证要点。

【治疗原则】疏肝理气,补益气血。

(六) 脾肺气虚证

是指由于脾肺两脏气虚,出现脾失健运、肺失宣降的虚弱证候。

【病因】多因久病咳喘,肺虚及脾,或饮食不节、劳倦伤脾,不能输精于肺所致。

【病症表现】食欲不振,腹胀便溏,久咳不止,气短而喘,痰多稀白,声低懒言,疲倦乏力,面色㿠白,甚则面浮足肿,舌淡苔白,脉细弱。

【临证分析】脾主运化,为生气之源。脾气不足,不能输精于肺,致肺气日损;脾失健运,湿聚成痰,上渍于肺,故又"脾为生痰之源,肺为贮痰之器"之说。肺主一身之气,肺气不足,宣降失常,脾气受困,终致脾气亦虚。久咳不止,肺气受损,故咳嗽气短而喘;气虚水津不布,聚湿生痰,则痰多稀白。脾气虚,运化失健,可见食欲不振,腹胀不舒;湿邪下注,则大便溏;气虚功能活动减退,故声低懒言,疲倦乏力,肌肤失养,则面色㿠白,水湿泛滥,可致面浮足肿。舌淡苔白,脉细弱,均为气虚之证。脾肺气虚证以咳喘、纳少、腹胀便溏与气虚证共见为审证要点。

【治疗原则】益气健脾。

(七) 肺肾气虚证

是指肺肾两脏气虚,降纳无权,表现以断气喘息为主的证候,又称肾不纳气证。

【病因】多因久病咳喘,耗伤肺气,病久及肾,或劳伤太过,或先天元气不足,老年肾气虚,致使肾气不足、纳气无权而成。

【病症表现】喘息短气,呼多吸少,动则喘息尤甚,语声低怯,自汗乏力,腰膝酸软,或喘息加剧,冷汗淋漓,肢冷面青,舌淡,脉弱或脉浮。

【临证分析】肺为气之主,司肃降;肾为气之根,主摄纳。肺肾气虚,降纳无权,气不归元,故喘息断气,呼多吸少;动则气耗,则喘息尤甚。肺气虚则宗气亦微,表卫不固,故语声低怯,自汗乏力。肾气虚,骨骼失养,则见腰膝酸软。若肾气不足,日久伤及肾阳,肾阳衰微欲脱,则喘息加剧,冷汗淋漓,面青肢厥;舌淡,脉弱,为气虚之证;虚阳外越,故脉浮大无根。本证以久病咳嗽、呼多吸少、动则益甚和肺肾气虚表现为审证要点。

【治疗原则】补益肺气,滋阴补肾。

(八) 肺肾阴虚证

是指肺肾两脏阴液亏虚不足、虚火内扰、肺失清肃而表现的虚热证候。

【病因】多因久咳肺阴受损,肺虚及肾,或肾阴亏虚,或房室过度,肾虚及肺所致。

【病症表现】咳嗽痰少,或痰中带血,口燥咽干,或声音嘶哑,腰膝酸软,骨蒸潮热,盗汗颧红,形体消瘦,男子遗精,女子月经不调,舌红少苔,脉细数。

【临证分析】肺肾两脏阴液相互资生,肺津敷以滋肾,肾精上滋以养肺,此谓之"金水相生"。所以在病理变化上,无论病起何脏,其发展可能形成肺肾阴虚证。若肺肾阴液亏损,在肺则清肃失职,而呈咳嗽痰少,在肾则腰膝失于滋养,故见腰膝酸软。阴虚火旺,灼伤肺络,络伤血溢,则见痰中带血;虚火熏灼会厌,则声音嘶哑,虚火扰动精室,精关不固,故见遗精。阴精不足,精不化血,冲任空虚,可见月经减少。若虚火迫血旺行,又可见女子崩漏。阴液既亏,内热必生,故呈形体消瘦、口燥咽干、骨蒸潮热、盗汗颧红、舌红少苔、脉细数等阴虚内热之象。肺肾阴虚证以久咳痰血、腰膝酸软、遗精并伴见虚热之象为审证要点。

【治疗原则】滋阴润肺,益气补肾。

(九) 肝火犯肺证

是指由于肝经气火上逆犯肺、肺失清肃所表现的证候。

【病因】多因郁怒伤肝,气郁化火,或肝经热邪上逆犯肺所致。

【病症表现】胸胁灼痛,急躁易怒,头晕目赤,烦热口苦,咳嗽阵作,甚则咯血,痰黄稠黏量少,舌质红苔薄黄,脉弦数。

【临证分析】肺主肃降,肝主升发,升降相因,则气机条畅。肝脉贯膈上肺,肝气升发太过,气火上逆,循经犯肺,便成肝火犯肺证。肝经气火内郁,热壅气滞,则胸胁灼痛;肝性失柔,故急躁易怒;肝火上扰,可见头晕目赤;气火内郁,则胸中烦热;热蒸胆气上逆,则口苦;气火循经犯肺,肺受火灼,清肃之令不行,气机上逆,则为咳嗽阵作;津为火灼,炼液为痰,故痰黄稠黏量少,火灼脉络,络损血溢,则为咯血。舌质红苔薄黄,脉弦数,为肝经实火内炽之证。肝火犯肺证以胸胁灼痛、急躁易怒、目赤口苦、咳嗽或咯血,并伴见实火内炽之象为审证要点。

【治疗原则】清肝泻火。

(十)肝胃不和证

是指由于肝失疏泄、肝气郁滞、横逆犯胃、胃失和降而表现以脘胁胀痛为主的证候。

【病因】多因情志不舒、肝气郁结、气郁化火,或寒邪内犯肝胃所致。

【病症表现】有两种表现:一为肝郁化火,胃脘胁肋胀闷疼痛或窜痛,呃逆嗳气,吞酸嘈杂,食纳减少,情绪抑郁或烦躁易怒,舌红苔薄黄,脉弦或带数象;二为寒邪内犯肝胃,以巅顶疼痛,遇寒则甚,得温痛减,呕吐涎沫,形寒肢冷,舌淡苔白滑,脉沉弦紧。

【临证分析】肝主升发,胃主下降,两者密切配合,以协调气机升降的平衡。当肝胃或胃气失调,常可演变为,肝胃不和证。肝郁化火,横逆犯胃,肝胃气滞,则脘胁胀闷疼痛;胃失和降,气机上逆,故嗳气呃逆;肝胃气火内郁,可见嘈杂吞酸;肝失调达,故急躁易怒。舌红苔薄黄,脉弦带数,均为气郁化火之象。寒邪内犯肝胃,肝脉上达巅顶,阴寒之气循经上逆,经气被遏,故头痛甚于巅顶;寒性阴凝,得阳始运,得寒则凝,所以头痛遇寒加剧,得温痛减。胃府受病,中阳受伤,水津不化,气机为上逆,则呕吐清稀涎沫;阳气受伤,不能外温肌肤,则形寒肢冷。舌淡苔白滑,脉沉弦紧,是为寒邪内盛之象。肝胃不和证以胸胁、胃脘胀痛或窜痛、呃逆嗳气为审证要点。

【治疗原则】疏肝和胃。

(十一)肝郁脾虚证

是指肝失疏泄、脾失健运而表现以胸胁胀痛、腹胀、便溏等为主症的证候。

【病因】多因情志不遂、郁怒伤肝、肝失条达而横乘脾土,或饮食不节、劳倦伤脾、脾失健运而反侮于肝、肝失疏泄而成。

【病症表现】胸胁胀满窜痛,喜叹息,情志抑郁或急躁易怒,纳呆腹胀,便溏不爽,肠鸣矢气,或腹痛欲泻,泻后痛减,舌苔白或腻,脉弦。

【临证分析】肝脾两脏在生理上关系密切。肝主疏泄,有协助脾的运化功能,脾主运化,气机通畅,有助于肝气的疏泄。所以在发生病变时,可以相互影响,成为肝脾不和,如肝失疏泄,气机不利,每致脾运失健,成为木横侮土;反之,脾失健运,气滞于中,湿阻于内,亦能影响肝气的疏泄,而为脾病及肝,或称土壅侮木。肝失疏泄,经气郁滞,故胸胁胀痛窜痛;太息则气郁得达,胀闷得舒,故喜叹息、气机郁结不畅,则精神抑郁;肝条达失职,则急躁易怒;肝气横逆犯脾,脾失健运,气机郁滞,则纳呆腹胀;气滞湿阻,则溏便不利,肠鸣矢气;气滞于腹则痛,便后气机得畅,故泄后疼痛得以缓解。苔白,若湿邪内盛,可见腻苔,弦脉为肝失柔和之证。肝郁脾虚证以胸胁胀满窜痛、易怒、纳呆腹胀便溏为审证要点。

【治疗原则】疏肝理气,健脾益气。

(十二)肝肾阴虚证

是指由于肝肾阴液亏虚、阴不制阳、虚热内扰所表现的证候。

【病因】多由久病失调、阴液亏虚,或因情志内伤、阳亢耗阴,或因房事不节、肾之阴精耗损,或温热病日久、肝肾阴液被劫,皆可导致肝肾阴虚。

【病症表现】头晕目眩,耳鸣健忘,口燥咽干,失眠多梦,胁痛,腰膝酸软,五心烦热,盗汗颧红,男子遗精,女子月经量少。舌红少苔,脉细数。

【临证分析】肝肾阴液相互资生,肝阴充足,则下藏于肾;肾阴旺盛,则上滋肝木,故又"肝肾同源"之说。在病理上,肝阴虚可下及肾阴,使肾阴不足,肾阴虚不能上滋肝木,致肝阴亦虚,故两脏阴液的盈亏,往往表现盛则同盛,衰则同衰的病理特点。肾阴亏虚,水不涵木,肝阳上亢,则头晕目眩,耳鸣健忘;虚热内扰,心神不安,故失眠多梦;津不上润,则口燥咽干;筋脉失养,故腰膝酸软无力。肝阴不足,肝脉失养,致胁部隐隐作痛。阴虚生内热,热蒸于里,故五心烦热;火炎于上,则两颧发红;内迫营阴,使夜间盗汗;扰动精室,故多见梦遗。冲任隶属肝肾,肝肾阴伤,则冲任空虚,而经量减少。舌红少苔,脉细数,为阴虚内热之证。肝肾阴虚证以胁痛、腰膝酸软、眩晕、耳鸣遗精并伴见阴虚内热之象为审证要点。

【治疗原则】滋补肝肾。

(十三) 脾肾阳虚证

是指由脾肾两脏阳气亏虚、温化失权,表现以泄泻或水肿为主症的虚寒证候。

【病因】由脾肾久病耗气伤阳,或久泄久痢,或水邪久踞,以致肾阳虚衰不能温养脾阳,或脾阳久虚不能充养肾阳,终则脾肾阳气俱伤而成。

【病症表现】面色㿠白,畏寒肢冷,腰膝或下腹冷痛,久泻久痢,或五更泄泻,清谷不化,或面浮身肿,小便不利,甚则腹胀如鼓,舌质淡胖,舌苔白滑,脉沉迟无力。

【临证分析】脾胃后天之本,主运化,布精微,化水湿,有赖命火之温煦。肾为先天之本,温养脏腑组织,气化水液,须靠脾精的供养。若脾阳虚衰,久延不愈,运化无力,不能化生精微以养肾,或水湿内阻,影响肾阳蒸化水液的功能,皆能导致肾阳不足,成为脾虚及肾的病证。反之,肾阳先虚,火不生土,不能温煦脾阳,或肾虚水泛,土不制水而反为所克,均能使脾阳受伤,而为肾病及脾的病变。故脾肾阳气在生理上具有相互资生、相互促进的作用,在病理上相互影响,无论脾阳虚衰或肾阳不足,在一定条件下,均能发展为脾肾阳虚证。脾主运化、肾司二便。脾肾阳虚,运化、吸收水谷精微及排泄二便功能失职,则见久泄久痢不止;寅卯之交,阴气极盛,阳气未复,故黎明前泄泻,此称"五更泄",甚则泻下清冷水液,中夹未消化谷物。肾阳虚,无以温化水液,泛滥肌肤,则见面浮身肿;膀胱气化失职,故小便短少;土不制水,反受其克,则腹胀如鼓;腰膝失于温养,故腰膝冷痛;阳虚阴寒内盛,气机凝滞,故下腹冷痛。面色㿠白,形寒肢冷,舌质淡胖苔白滑,脉沉迟无力,均为阳虚失于温运,水寒之气内停之证。本肾阳虚证以下痢水肿、腰腹冷痛,并伴见虚寒之象为审证要点。

脏腑兼病治疗原则及施护要点应根据两脏的病变特点灵活运用,参见本节有关内容。

【治疗原则】温补脾肾。

第六章 中医护理

整体观念指导下的辨证施护是中医护理的突出特点。除此之外,中医护理学还特别注重对患者日常生活起居、情志、饮食、环境等各个方面一般性的全面护理。通过这些一般性的护理,可以增强患者体质,提高其对外界环境的适应能力和抗病能力,促进疾病的康复。中医一般护理包括生活起居护理、情志护理、饮食护理、用药护理和运动护理。

第一节 一般护理

一、生活起居护理

生活起居护理是指患者患病期间,护士根据患者的病情,通过制订和实施护理计划,对患者给予生活起居方面的护理和照顾。

(一) 生活起居护理的基本原则

1. **顺应自然** 人体与自然界是息息相关的,自然界的各种变化,都会影响人的生命活动,人与自然界实际上是一个整体。在这种"人与天地相应"的整体自然观指导下,顺应自然规律就成为对疾病护理不可违背的基本法则。一般护理从顺应一年四时阴阳的变化规律入手,制订出不同的护理方法。如春夏季节要注意保护人的阳气不要消耗过分;秋冬时节则应注意防寒以积蓄阴精。同样,一日之中人体的生理活动也随着昼夜晨昏而变化。随着阴阳之气的消长,人气也有着朝生夕衰的规律,从而使疾病出现"旦慧"、"夜甚"的现象。因此,必须根据四时阴阳的变化规律从顺应自然的角度来进行护理。

2. **平衡阴阳** 生命活动从根本来说,是阴阳两个方面保持对立统一相对平衡关系的结果。只有阴气平和,阳气秘固,即阴阳协调,人的生命活动才能正常。而患病的最根本原因,则是阴阳失去了平衡。因此,护理疾病首要的是调理阴阳,即确保使机体自身和机体与自然界的阴阳保持动态的平衡。应根据人的阴阳偏盛偏衰的具体情况去制订措施,从日常起居、生活习惯、饮食调节、生活和治疗环境等各方面贯彻平衡阴阳的思想,以使人体达到"阴平阳秘,精神乃治"的境地。

3. **起居有常** 起居有常是指作息和日常生活的各个方面要合乎自然界以及人体生

理的正常规律,以使机体阴阳两方面始终保持在一个平衡的状态。要按照客观规律规范人的作息起居和日常活动,规律的生活是保证健康的重要条件之一。只有生活规律、起居有常,才能保持良好的身体状态。如不能遵循科学的生活规律,轻则会引起人体正气虚弱,重则可引发诸多疾病。

4. 劳逸适度　劳,即人体产生疲劳的一种状态或活动;逸,即改变产生疲劳状态或活动,使人体产生舒适并得到休息的活动及状态。任何活动均应坚持适中有度的原则,不宜太过和不及。一旦出现太过和不及的因素,就会造成人体阴阳失衡的状态,从而导致疾病。维护劳逸适度应注意以下几点:

(1) 体力活动:做到"动静结合"、"形劳而不倦"。

(2) 脑力活动:调节患者的精神生活,有利于疾病的康复。

(3) 房事活动:节制房事、保存肾精。

(4) 休息和睡眠:可消除疲劳,恢复精力,增强免疫力,有助于疾病的好转和康复。

5. 慎避外邪　任何疾病的发生过程都是正气与邪气双方斗争的过程,正气虚弱者易于感受风、寒、暑、湿、燥、火六淫和疫疠之气等外邪的侵袭。因此,"虚邪贼风,避之有时"就是中医护理的一个基本原则。人们应根据季节、气候、地域和生活居住环境等各方面的情况而采取相应措施,以避免外界不良因素的影响。在反常气候或遇到传染病流行时,更要注意避之有时,并及时采取其他措施提高机体防御变化的适应力,以避免外邪的侵袭。

6. 形神共养　人身有"形"有"神"。形是神的物质基础,神是形的外在表现,形神之间有着密切的关系。人不仅应注意形体的保养,而且还应重视精神的摄护,两者不可偏废。要做到形神共养,相辅相成,才能达到形体强健、精力充沛、形神兼备的境地。所谓养形,主要是指对人的五脏六腑、气血津液、四肢百骸、五官九窍等形体的摄养,应以适当的休息和运动,提供良好的医疗、物质条件等来实现;所谓养神,主要是指人的精神调养,应以各种方式调节人的情志活动,在精神上为其提供愉快的氛围,达到怡情快志、心平气和的境地,从而使其能保持最佳的精神状态,有利于疾病的康复和健康的维持。

(二) 生活起居护理的基本方法

1. 保持良好的内外环境　护士要为患者创造一个安静、安全、整洁、舒适、便利的,有利于治疗和康复的休养环境。使患者心情愉悦,安心休养,积极配合,早日康复。

(1) 医院安全:做到医护人员友好、医院设施安全、避免院内感染。

(2) 病室安静:世界卫生组织(WHO)规定,白天医院病区较理想的噪声强度在35~45 dB。病室内的往来人员要做到"四轻":说话轻、走路轻、操作轻、关门轻。避免其他噪声。

(3) 病室通风:通过通风可调节病室温度和湿度,保持病室空气新鲜,增加患者的舒适感。通风应根据四季气候及一日阴阳消长的变化规律,患者的体质和病情的性质,适时开窗通风换气。

(4) 病室光线:病室内的光线要充足,保持明亮,根据患者的病情不同,适当调节。

(5) 病室温度:一般以18~22℃为宜。根据患者的疾病性质和年龄体质,适当调节。

(6) 病室湿度:相对湿度以50%~60%为宜。根据患者的病情不同,适当调节。

(7) 病室整洁

1) 病室的陈设应简约、实用。
2) 病室环境要清洁卫生、定期消毒。
3) 患者衣服、被套、床单要进行消毒处理。
4) 协助患者搞好个人卫生。

2. 遵循科学的生活规律

(1) 制订合理的作息制度：根据季节变化和患者的具体情况制订作息制度。参照本节"顺应四时阴阳的变化"相关内容。

(2) 保证充足的睡眠和休息：根据病情确保必要的睡眠和休息时间，养成规律的睡眠习惯。危重患者应卧床休息；一般患者每日睡眠时间应不少于8～10小时；要督促患者早晨按时起床，中午适当休息2小时左右，晚上按时就寝。

(3) 进行适当的活动和锻炼：根据季节变化、病情轻重、体质强弱、个人爱好等，制订活动的护理计划。

1) 根据季节变化采取适宜的活动。参照本节"顺应四时阴阳的变化"相关内容。
2) 在病情允许的情况下，凡能下地活动的患者，每天都要保持适度的活动。尤其是脑力劳动的患者，适当的运动更有利于疾病的康复。
3) 实证的患者：在病情好转、症状减轻以后，可以较快地恢复正常活动。
4) 年老体弱或虚证患者：宜多休息为主，辅以适当轻度活动。
5) 对于急性期和危重的患者：要让其静卧休息，随病情好转可在床上做适当活动，如翻身、抬腿等；急性病或大病初愈者，也要适当休养，避免劳动，待体力恢复后，才能循序渐进地适当活动。
6) 慢性病患者：症状不重时，在病情允许的情况下，到户外做适当运动，如散步、打太极拳等，以增强体质。
7) 根据病情，安排合适的运动：如泌尿系结石的患者在进行保守治疗时，可打羽毛球、乒乓球等，甚至做跳跃运动，通过活动促进结石的排出；心脏病者，无心力衰竭或心力衰竭已控制的患者，可作适当的饭后散步、打太极拳或做体操等活动，避免剧烈活动与劳动；高热患者和年老体弱的患者，应当卧床休息，一切日常生活均由护理人员帮助。

3. 顺应四时阴阳的变化

(1) 根据气候变化护理：气候外感六淫是致病的重要因素，而患病之人由于正气虚弱，更易受到外邪的侵袭。因此，须时刻注意气候变化对患者的影响，采取相应的护理措施：

1) 要注意避暑防寒。天气炎热时要注意防暑降温，天气寒冷时要注意防寒保暖。
2) 保持病室温度的恒定。气候寒冷时通风换气，注意先给患者增加衣被，避免受凉。
3) 患者在室外活动时，要注意衣着冷暖，避免受凉和中暑。

(2) 根据季节变化护理：季节的交替变化也使人体的生理活动随之变化。所以，《内经》强调"故智者之养生也，必顺四时而避寒暑"。因此，既要做到"春夏养阳，秋冬养阴"，又要做到"虚邪贼风，避之有时"，春防风，夏防暑，长夏防湿，秋防燥，冬防寒。具体措施是：

1）春季护理：春天乃阳气生发、万物以荣的季节，要注意养阳。因此要保护患者的阳气，适应春季阳气生发的变化。防止风寒、风热邪气的侵袭。起居要早睡早起；病情轻或慢性患者多到室外活动健身，多晒太阳，呼吸新鲜空气，或散步、慢跑、打拳、做操等；对于体弱阳虚的患者，注意随时增减衣服，防止风寒邪气的侵袭。

2）夏季护理：夏天是阳气旺盛、万物繁茂的季节，大气酷热，暑湿当令，耗气伤津，阳气易于发泄，阴气相对不足，故应养阳护阴并重。要时刻注意保护患者阳气，顺应夏季阳盛阴衰的变化。起居要晚睡早起，适当午休；病情轻或慢性患者，适当户外活动，运动锻炼不可剧烈，时间安排在清晨和晚上较凉爽时进行；白昼应阴居避暑，睡觉时不要电扇类吹风、贪凉夜露；使用空调，室内外温差不宜过大。

3）秋季护理：秋天是万物成熟的季节，人体阳气逐渐内收，阴气渐长，应以"收养之道"为主，要注意防寒保暖、保养阴精为主，以适应秋季阳杀阴藏的变化。因此起居要早睡早起，病情允许，多到室外健身活动，如散步、跑步、打拳、做操等，注意夜间防寒。

4）冬季护理：冬季寒气主令，阴寒盛极，阳气闭藏，天气寒冷。要注意防寒保暖、保养阴精为主，以适应阳气潜藏、阴精积蓄的变化。因此，起居要早睡晚起。白昼可多在户外晒太阳，进行适当的活动和锻炼。

(3) 根据昼夜变化护理：对于昼夜晨昏的阴阳变化，人体也必须与之适应。患者患病时，阴阳失去平衡，适应能力较弱，因此对昼夜的变化反应就特别敏感。护理中应根据"旦慧、昼安、夕加、夜甚"等的病情变化进行生活起居护理。具体措施是：

1）注意昼夜温差变化：秋冬季节要注意防寒保暖；夏天夜间注意不可袒胸露腹或整夜开空调而受凉。

2）注意夜间病情变化：有些疾病表现为昼轻夜重，如哮喘、真心痛、痹证、脱疽等。因此，护理人员应加强夜间巡视。

二、情志护理

情志是指意识、思维、情感等精神活动。人的情志状态对健康有着极为重要的影响。在正常情况下，喜、怒、忧、思、悲、恐、惊等情绪是人体对外界事物的正常生理反应，不会引起疾病，但如果超出常度，就会引起气机紊乱、伤及内脏。故《灵枢·口问》强调："悲哀忧愁则心动，心动则五脏六腑皆摇。"

中医学非常重视人的情志调护。既病之后，精神活动更是一直影响着病情的发展，所以，"善医者先医其心，而后医其身，而后医其未病"。不同的疾病，有不同的精神改变，而不同的情志，又可以直接影响不同的脏腑功能，从而产生不同的疾病。如何设法消除患者的紧张、恐惧、忧虑、愤怒等情绪因素的刺激，帮助患者树立战胜疾病的信心，积极配合治疗和护理，是情志护理的主要任务。

（一）情志护理的基本原则

1. **精神内守** 所谓精神内守是指人们通过对自己的意识思维活动和心理状态进行自我调节，以达到思想安静、神气内持、心无杂念的状态。由于气血是神的物质基础，大量、过分地耗散精神，可以使气血损耗，从而产生衰老。神气清静则利于保持气血充足，可致健康长寿。因此，通过精神内守达到的"神净"为养神要达到的主要目的。

2. **情绪平和** 七情六欲是人之常情，然喜、怒、忧、思、悲、恐、惊过激均可引起人体气机的紊乱,导致各种疾病的发生。首先要使人知道少私寡欲、心无杂念是情绪平和的重要保证,还要给患者创造能够宁心寡欲的客观条件,避免外界事务对心神的不良刺激,如提供安静的就医环境、避免过强的噪声、制订合理的作息规律等。

3. 豁达乐观　保持豁达的心胸和乐观的情绪能使人体的气血调和、脏腑功能正常,从而有益于健康。对于患者来说,不管其病情如何,乐观的心情均可以促使其病情好转,反之则可使病情加重。

(二) 情志护理的基本方法

1. 关心体贴　对患者的情志调护应从环境和心理两方面着手。首先,护理人员应"视人犹己",善于体贴患者的疾苦,满腔热情地对待患者,全面关心患者,同情体谅患者,取得患者的信任。要体贴患者常常会产生的寂寞、苦闷、忧愁、悲哀、焦虑等不良情绪。对患者的态度和语言要和蔼亲切,温和礼貌。同时,还应当注意营造适宜康复的环境,从自身的衣着打扮、行为和病室内外环境的安静、舒适、美化等各方面入手。从而使患者从思想上产生安全感和安定、乐观的情绪,保持良好的精神状态,增强战胜疾病的信心。患者由于出身、职业、文化、家庭、性格、生活阅历等各方面的情况和情感、意志、需要、兴趣、能力、气质的不同以及病情的差异,其心理状态也不同。护理人员要因人制宜,对不同的患者采取不同的方法,有针对性地做好耐心细致的情志护理。

2. 言语开导　通过正面的说理疏导,可以了解患者的心理状态,开导其消除不良心理因素,从而改变患者的精神状况。要及时地解除患者对病情的各种疑惑,帮助他们多了解一些医学知识,使其消除疑问,丢掉思想包袱,树立战胜疾病的信心。

3. 移情易性　移情,指排遣情思,使思想焦点转移它处,在护理工作中,主要是指将患者精神的注意力,从疾病转移到其他方面;易性,指改易心志,包括消除或改变患者的某些不良情绪、习惯或错误认识,使其能恢复正常心态或习惯,以有利于疾病的康复。移情易性的方法很多,如音乐歌舞、琴棋书画、交友揽胜、种花垂钓等,都可以起到一定的作用,在护理中应根据患者自身的素质、爱好、环境与条件等决定具体的方法。

4. 情志相胜　情志相胜是以五行相克规律为理论依据,用一种情志抑制另一种情志,达到使其淡化甚至消除,以恢复正常精神状态的一种方法。根据五行相克的规律,怒胜思、思胜恐、恐胜喜、喜胜悲、悲胜怒。古代医家常用情志相胜的方法治疗情志病证。如对于过怒所致疾病,以怆恻苦楚之言感之;对于突然或过度喜悦所造成的精神散乱,施恐怖以治之;对于过度思虑所得疾病,以怒而激之等,但现代已较少应用。

5. 顺情解郁　对于患者,特别是精神状态忧郁和感到压抑的患者,应尽量满足其合理的要求,顺从其意志和情绪。要积极鼓励甚至引导患者将郁闷的情绪诉说或发泄出来,以化郁为畅,疏泄情志。对悲郁者,当鼓励其扩展心胸,开阔眼界,提高对不良刺激的耐受性。此外,哭诉宣泄也是化解悲郁的方法之一。

(三) 情志的自我调护

1. 清静养神　静,主要指心静,具体指心无邪思杂念、心态平静。神,是生命活动的主宰,它统帅精气,是生命存亡的根本和关键。清静养神,是指采取各种措施使精神不断保持淡泊宁静的状态,不为七情六欲所干扰。

清静养神的方法很多,精神内守为清净养神的主要方法。只有屏除杂念、心境安宁,神气方可清静。要树立清静为本的思想,不过分劳耗心神,并乐观随和,做到静神不用、劳神有度、用神不躁。还可以用"意守"的方法将注意力完全专注于机体或外界的某一特定事物或概念,以帮助达到静神的目的。如意守丹田、意守外景、数息、默念词句、默想词义等法。此外,还要努力减少外界对神气的不良刺激,创造清静养神的有利条件。

气功疗法在调摄精神中可以起到重要的作用。从气功的本质来说,"调神"是最主要的。它所强调的"入静",实际上就是用意念来调整控制体内的生理活动,使人排除情绪因素的干扰,从而达到"静"的境界。

2. 养性修身　"仁者寿",古人把道德和性格修养作为养生的一项重要内容,认为养生和养德是密不可分的,甚至把养性和养德列为摄生首务。养德可以养气、养神,有利于神定心静、气血调和、精神饱满、形体健壮,使"形与神俱",从而健康长寿。

3. 怡情快志　经常保持积极、乐观、愉快、舒畅的心情是情志养生的重要方法。善于摄生的人会创造健康的精神生活,在工作、学习和劳动之余往往有自己习惯的赋闲消遣方式,如游行于田园山水之间、往来于长幼亲朋之中、沉浸于欢歌笑语、闲情于琴棋书画、安心于居家操持等,从而得到精神满足和充分的休息与调整。

4. 平和七情

(1) 以理胜情:即考虑问题要符合客观规律,能用理性克服情志上的冲动,使情志活动保持在适度状态而不过激,思虑有度,喜怒有节。

(2) 以耐养性:即有良好的涵养,遇事能够忍耐而不急躁、愤怒,日常生活中能淡泊名利,淡忘烦恼。

(3) 以静制动:神静则宁,情动则乱,应倡导清静少欲,避大喜大怒,常保平和心情。静神之法很多,如练气功、书法、绘画等皆能怡神静心。

(4) 以宣消郁:悲哀忧伤的最佳消除方法,就是及时用各种方法宣泄情绪,以免气机郁遏而生疾患。宣泄的方法很多,如向亲朋好友倾诉、用个人喜欢的方法发泄情绪、避免寂寞独处等。

(5) 思虑有度:思虑过度可致心脾损伤。对于力所不及、智所不能之事,不要空怀想象过于追求,以免导致疾病的发生。竟日伏案劳神者,要合理用脑、节制心劳。用心思虑的时间不宜太长,工作1~2小时后应适当活动,以解除持续思虑后的紧张和疲劳。平常应坚持体育锻炼,晚间不宜熬夜太过,要养成按时作息的好习惯。实践证明,对于脑力工作者,适当活动和体育锻炼是解除精神疲劳的最好方式,也是防止心劳最积极有效的措施。

(6) 慎避惊恐:惊恐对人体的危害极大。过度的惊恐可致气机紊乱、心神受损、肾气不固。要有意识地锻炼自己,培养勇敢坚强的性格,以预防惊恐致病。此外,还应避免接触易导致惊恐的因素和环境。

三、饮食护理

(一) 饮食护理的意义

饮食护理是指在治疗疾病的过程中,进行营养和膳食方面的调护和指导。饮食是维持人体生命活动必不可少的物质基础,是人体五脏六腑、四肢百骸得以濡养的源泉。

中医学十分重视饮食与人体健康的关系,认为科学的食谱和良好的饮食习惯,是健康长寿的关键之一。而对于患病之人,饮食的调护更是疾病治疗中必不可少的辅助措施。《黄帝内经》就指出:"大毒治病十去其六……谷肉果菜,食养尽之。"认为若能合理地选择饮食,将十分有利于疾病的治疗和康复。食物与中药同源,且同中药一样,也具有四气五味和升降沉浮的特性,因而许多食物具有治病、补体的作用。利用饮食调护配合治疗,是中医学的一大特色。饮食调护得当,可以缩短疗程、提高疗效,反之则可导致病情加重、病程延长、疾病反复,甚至产生后遗症。尤其是慢性疾病和重病恢复期的饮食调护,对于疾病的康复更具举足轻重的作用,许多疾病的后期,只要饮食调护得当,不必投药,其病便能自愈。

(二) 食物的性味及其对人体的影响

食物同药物一样,具有寒、凉、温、热等性和辛、甘、酸、苦、咸等味,以及升、降、浮、沉等作用趋向,只是其性能一般不如药物强烈。有部分食物兼有食物和药物的双重作用。在中医饮食调护中,一般按照下列方法将常用食物进行分类。

1. 按食物的性质分类

(1) 热性食物:具有温里祛寒、益火助阳的作用,适用于阴寒内盛的实寒证。热性食物多辛香燥烈,容易助火伤津,凡热证及阴虚者应忌用。如白酒、生姜、葱、蒜、辣椒、花椒等。

(2) 温性食物:具有温中、补气、通阳、散寒、暖胃等作用,适用于阳气虚弱的虚寒证或实寒证较轻者。这类食物比热性食物平和,但仍有一定的助火、伤津、耗液倾向,凡热证及阴虚有火者应慎用或忌用。如羊肉、狗肉、鸡、桂圆肉等。

(3) 寒性食物:具有清热、泻火、解毒等作用,适用于发热较高、热毒深重的里实热证。寒性食物易损伤阳气,故阳气不足、脾胃虚弱患者应慎用。如苦瓜、莴苣、茶叶、绿豆等。

(4) 凉性食物:具有清热、养阴等作用,适用于发热、痢疾、痈肿以及目赤肿痛、咽喉肿痛等里热证。凉性食物较寒性食物平和,但久服仍能损伤阳气,故阳虚、脾气虚弱患者应慎用,如李子、芒果、柠檬、梨等。

(5) 平性食物:没有明显的寒凉或温热偏性,因而不致积热或生寒,故为人们日常所习用,也是患者饮食调养的基本食物。但因其味有辛、甘、酸、苦、咸之别,因而其功效也有不同,应根据患者的病情和体质状况灵活选用,如大豆、玉米、豆浆、猪肉、鸡蛋、花生等。

(6) 补益性食物:具有益气、养血、壮阳、滋阴的作用。根据其寒凉温热的不同,分为清补、温补和平补三类:

1) 清补类食物:一般具有寒凉性质,有滋阴、清热的作用,适用于阴虚证或热性病需进行补养和调护者。寒证和素体阳虚者慎用或禁用。如鸭鹅、甲鱼、豆腐、莲子、冰糖等。

2) 温补类食物:一般具有温热性质,有温中、助阳、散寒的作用,适用于阳虚证、寒证或久病体弱、禀赋不足需进行补养和调护者。热证和阴虚火旺者慎用或禁用,如羊肉、狗肉、核桃、桂圆等。

3) 平补类食物:所谓"平",是指此类食物没有明显的寒凉或温热偏性,适用于各类病证,尤其常用于疾病的恢复期,也适用于正常人的补益,如鸡蛋、猪肉、鸡肉、银耳等。

(7) 发散性食物:习惯上称为"发物",是中医饮食调护中应十分重视的一类食物。

发散类食物多腥、膻、荤、臊，食之易于动风生痰，发毒助火助邪、诱发旧病，尤其是皮肤病，或加重新病。比较典型的发物有大部分海腥类、食用菌类，以及禽畜类中的猪头、鸡头、公鸡、母猪、鹅肉、狗肉、驴肉、各种野味、各类病死畜肉，蔬菜类的蘑菇、芫荽、香椿、葱、蒜、生姜、辣椒，淡水产品中的鲤鱼、虾、蟹，以及紫菜、胡椒、花椒、白酒等。

2. **按食物的味分类** 食物具有辛、甘、酸、苦、咸等不同的味，不同的味有其各自的功能，而同一味的食物其作用则有相似或共同之处。

（1）辛味食物：具有发散、行气、通经脉、健胃等作用，可用于外感、气血瘀滞、脾胃气滞等证，如生姜、葱、蒜、花椒等。但辛味食物多辛香走串，多食容易助火伤津、耗散阳气。所以凡气虚自汗，或热病后期，津液亏耗，以及失血等证，均当慎食。

（2）甘味食物：具有和中、缓急、补益、解痉和解毒等作用，可用于诸虚劳损、脏腑不和、拘挛疼痛等症，如蜂蜜、饴糖、山药、大枣等。但过多食用甘味食物易引起脾胃气滞，出现胸闷、腹胀、食欲不振等症。

（3）酸味食物：具有收敛、固涩作用，可用于久泄、久痢、久咳、久喘、多汗、虚汗、尿频、遗精、滑精等证，如食醋、山楂、杏子等。酸味还能增进食欲，健脾开胃，但过食可导致胃酸嘈杂、脾胃功能失调。

（4）苦味食物：具有清热、泄降、燥湿的作用，可用于热证、湿热证，如苦瓜等。少量的苦味食物还可以开胃、促进消化，但多食易于败胃，故脾胃虚弱的患者宜禁食或少食。

（5）咸味食物：具有软坚、散结、润下等作用。除盐之外，习惯将大部分海产品也归于咸味。但过度嗜咸易损伤肾气。

（三）饮食护理的基本原则

饮食护理要遵循辨证施护的原则，具体原则有：

1. **按时定量，种类多样** 定时是与脾胃弛张有序的运动功能相符；定量是保证生命活动的需求，并在脾胃运化功能承受的范围之内。种类多样，可使人得到均衡的营养。

2. **辨证施食，调味气和** 在辨证的基础上，结合饮食物的四气五味，给予患者补虚泻实、调整阴阳的饮食护理。根据寒热盛衰调和饮食的寒热温凉四气；根据饮食与病变相宜，调和饮食的酸、苦、甘、辛、咸五味。

3. **卫生清洁，习惯良好** 饮食宜新鲜清洁、安全卫生；养成良好的进食习惯。

4. **因时制宜，因人制宜** 根据春、夏、秋、冬四时气候合理调配不同的饮食。根据年龄、体制、性别的差异，分别给予不同的饮食护理。

（四）饮食宜忌

合理选择饮食，对治疗及护理疾病具有十分重要的意义。人的禀赋体质不同，疾病有寒热虚实和阴阳表里之分，药物和食物也各具偏性。有的食物于病所宜，有的食物于病所忌。特别是有些食物可诱发或加重疾病的病情，或与某些药物有拮抗作用，就更应该注意。习惯上，在因某种原因而不宜食用某些食物时，称为"忌口"。

饮食宜忌应根据患者的体质、病情、服药、季节、气候和饮食习惯等诸方面的因素综合考虑，总的原则是要有利于健康和疾病的康复。只有把握住宜和忌这两个方面，才能使饮食与防病治病相配合，达到理想的治疗目的。一般而论，饮食的宜与忌应掌握以下的原则和方法。

1. 辨证施食　病情有虚实寒热之分，食物也有寒热温凉补泻之别。总的来说，食物的性味应逆于疾病性质。如虚证应补益，实证宜疏利，寒证宜温热，热证宜寒凉。应注意忌食能够加重病情的食物。

（1）热证：热证是机体感受热邪，或阳盛阴虚所引起的一类病证。阳热偏盛，伤阴耗液，故宜清热、生津、养阴，宜食寒凉和平性食物，忌辛辣、温热之品。

（2）寒证：寒证是机体感受寒邪，或阳虚阴盛所引起的一类病证。阴寒偏盛，阳气亏虚，故宜温里、散寒、助阳，宜食温热性食物，忌寒凉、生冷之品。

（3）虚证：虚证是指阴阳亏虚所引起的一类病证，宜补虚益损，食补益类食物。阳虚者宜温补，忌用寒凉；阴虚者宜清补，忌用温热；气血虚者可随病证的不同辨证施食。然虚证患者多脾胃虚弱，进补时不宜食用滋腻、硬固之品，食物以清淡而富于营养为宜。

（4）实证：实证是指邪气过盛所引起的一类病证，饮食宜疏利、消导。应根据病情之表里寒热和轻缓急辨证施食，采取急则治标、缓则治本和标本兼治的总体原则进行饮食调护，一般不宜施补。

（5）表证：表证宜辛辣、清淡、素食、半流饮食，以助发汗解表和汗源；忌生冷、黏滑、油腻等物。

（6）里证：里证参照寒证、热证、虚证、实证的宜忌。

（7）病证宜忌

1）时感发热病症宜忌：总的饮食原则是饮食宜清淡、素净食物及新鲜果汁；忌辛辣、油腻、硬固类食物。当其退热后，可分别参照肺系或脾胃系有关病症的饮食宜忌。时病初起，发热不高，宜素食或少油荤半流饮食；高热期，宜清凉饮料，素食流质；热退初期，宜素食半流；恢复期，可改软饭或普通饮食，但仍以清淡少油为宜，以免食复。

2）五脏病症宜忌：

心系病症：心悸为主，血脂正常者，一般性营养食品均可；血脂增高者，宜清淡素食为主，少食动物内脏、脂肪以及辛辣食物、浓茶、咖啡等食品，忌烟酒。

肺系病症：有发热者，宜清淡素食、新鲜蔬菜、水果等，忌辛辣、烟酒、油腻、甜黏食品；肺寒者，宜食温肺、益气之品，忌食寒凉、生冷、水果等；久病肺虚应适当进营养丰富食品；哮喘患者，忌辛辣、海鲜、腥膻发物等物。

脾胃系病症：饮食益营养丰富、熟、烂、热、易于消化为原则，忌生冷、油腻、黏滑的食品。

肝胆系病症：饮食宜清淡素食及营养丰富的精瘦肉、鸡肉、鱼类为原则，忌辛辣、烟酒、刺激性食品，少食动物脂肪。

肾系病症：饮食应以清淡、营养丰富的食物，以及多种动物性补养类食物为主，忌食盐过多和酸辣过多的刺激品。

（8）其他：各类血证、阴虚阳亢证、目疾、皮肤病、痔瘘、疮疖、痈疽等病证忌辛热、发散类食物，如葱、蒜、生姜、胡椒、花椒、辣椒、白酒等；肝阳肝风患者忌食鹅、公鸡、鲤鱼、猪头等；患有各种皮肤病及可能复发的痼疾者，忌食发散类、海腥类食物，如带鱼、黄鱼、虾、蟹、蚌、淡菜、紫菜、母猪肉、猪头、病死兽肉等，以免诱发旧病或加重新病。

2. 辨药施食　即食物的性味应与患者所服药物的性能一致，忌与所服药物的性能拮抗，以免降低药效。如食物与所服药物的性味相同，甚至还可增强药物的效能，加速病情的康复。

3. 因人施食　人的体质有强弱不同,年龄有老少之分,故饮食宜忌也应有区别。如体胖之人多痰湿,宜食清淡、化痰之物,忌肥甘厚腻之品,以免助湿生痰;体瘦之人多阴虚,宜多食滋阴生津、养血补血之物,忌辛辣动火之品,以免伤阴;老年人脾胃虚弱、食宜清淡,忌油腻、硬固、黏腻食物,以免伤及脾胃;妇女妊娠期和哺乳期忌辛辣温燥食品,以免助阳生火,影响胎儿和乳儿;小儿气血未充、脏腑娇嫩,尤应注意饮食的宜忌。

4. 因时施食　四时季节的变化,对人体的生理功能产生不同的影响。因此,饮食宜忌也有所不同。应依据春夏秋冬四季阴阳消长和寒暑变化来调节人的饮食,以适应自然规律,保持人体阴阳的平衡协调。

(1) 春季:气候由寒转暖,阳气生发,食宜清润平淡,如百合、甘蔗、香椿、藕、萝卜、黑木耳、莲子等,忌辛辣、耗气之品。

(2) 夏季:阳气亢盛,天气炎热,食宜甘寒,如白扁豆、绿豆、苦瓜、西瓜、甜瓜等瓜果蔬菜等,忌温热、生火、助阳之品,并应防过食生冷或不洁食物。

(3) 秋季:阳收阴长,燥气袭人,食宜滋润收敛,如梨、百合、莲子、藕、胡桃、银耳、芝麻等,忌辛燥温热之品。

(4) 冬季:阳气潜藏,阴气盛极,最宜温补,如羊肉、狗肉、牛肉、胡桃、桂圆、荔枝、栗子,适量黄酒、白酒等,忌生冷寒凉。

5. 特殊忌口　指服用某些药物时有特别的饮食禁忌要求或某两种食物不宜共食。这些忌口的要求有些是前人医书中记载,有些是约定俗成。如生葱、韭薤不与蜂蜜共食,服人参等滋补药时忌食萝卜,服荆芥时忌吃鱼蟹等。

(五) 常用饮食调护方法

我国人民在长期与疾病作斗争的过程中,创造了许多利用饮食治疗疾病和调护、保养身体的方法,常用的主要有以下几类。

1. 汗法　即解表法,是用具有解表作用的饮食发汗以疏散外邪、解除表证的方法,主要适用于外感初起、病邪侵犯肌表所表现出的一系列病证。根据表寒和表热证的不同,又分为辛温解表和辛凉解表两种方法。

辛温解表食疗适用于外感风寒初起,症见恶寒、发热、头痛、身痛、无汗、食欲不振、恶心,常用食物有葱、姜等;辛凉解表食疗适用于外感风热初起,症见身热、头痛、微恶风寒、有汗、咽痛,常用食物有西瓜、薄荷、芦根等。

2. 下法　即泻下法,是用具有通便作用的食物通泻大便或祛除肠内积滞的方法。主要适用于病后、产后、年老体虚和气血不足等所致虚证便秘而需用润下法者。常用食物有蜂蜜、桑葚子、香蕉、植物果仁、各类蔬菜等。

3. 温法　即温里法,是用温热食物振奋阳气、祛除里寒的一种方法。多用于里寒证或素体阳虚之人,症如肢体倦怠、四肢不温、腹中冷痛。常用食物有辣椒、黄酒、白酒、花椒、姜、羊肉等。

4. 清法　即清热法,是用寒凉性食物清除内热、泻火解毒的一种方法。多用于实热证或素体阳盛之人。症如发热、烦渴、口舌生疮、小便短赤等。常用食物有西瓜、梨、藕、黄瓜、苦瓜、绿豆、茶等。

5. 消食法　也称消导法,是用具有消食健胃作用的食物开胃消食的一种方法。适用于脾胃升降失调、饮食不化等证。症如嗳腐吞酸、脘痞腹胀、厌食呕恶、纳呆等。常用食物如山楂、萝卜、大蒜、醋等。

6. 补法 即补益法,是用具有补益作用的食物以补气养血、滋阴助阳、强身健体的一种方法,亦称为食补。适用于气虚、血虚、阴虚和阳虚等证。根据病情的不同需要,分为温补、清补和平补三类。

（1）温补:主要适用于阳虚证。食物性味多偏温或偏热。症见畏寒肢冷、精神委靡、腰膝冷痛、小便清长、阳痿、宫寒不孕等。常用食物有羊肉、狗肉、鹿茸、桂圆肉、荔枝、胡桃、干姜、茴香、胡椒等。

（2）清补:主要适用于阴虚证。食物性味多偏凉。症见咽干舌燥、头晕耳鸣、视物昏花、健忘失眠、腰膝酸软、五心烦热、午后潮热、颧红盗汗等。常用食物有甲鱼、鸭肉、银耳、豆腐、梨、桑葚、西瓜、百合、蜂蜜、燕窝等。

（3）平补:主要适用于气虚、血虚证,也通用于其他各类虚证以及常人养生保健进补。此类食物多没有明显的偏性,主要根据人的不同情况选择相应的食物。常用食物有粳米、鸡蛋、牛奶、鸡肉、猪肉、牛肉、鲫鱼、大枣、桂圆肉、山药、花生、海参、木耳、黑芝麻等。

【附】常用食物性味简表(见表6-1,表6-2,表6-3,表6-4,表6-5)。

表6-1 温性食物

品名	性味	功用	宜忌
糯米	甘,温	补中益气,暖脾胃	宜:脾胃气虚,胃寒疼痛,气短多汗 忌:热证及脾不健运者
高粱	甘,温	温中健脾,涩肠止泻	宜:脾胃虚弱,便溏腹泻 忌:湿热中满腹胀
饴糖	甘,温	益气缓急,润肺止咳	宜:虚寒腹痛,乏力纳少,肺虚咳喘 忌:湿热内郁,中满吐逆,痰热咳嗽
鸡肉	甘,温	健脾补虚,益气养血	宜:体虚,气血不足,阳虚畏寒,纳呆 忌:实热证,痼疾忌公鸡肉
鹿肉	甘,温	壮阳益精,补血益气	宜:气血不足,阳气衰弱 忌:各种火热病证,儿童、青少年慎吃
牛肉	甘,温	补中益气,继脾养胃	宜:脾胃虚弱,气血虚亏 忌:是发物,痼疾和疮疥痒疹等皮肤病
羊肉	甘,温	益气补虚,温肾助阳	宜:阳虚畏寒,气血不足 忌:外感时邪,阴虚火旺,疮疡疖肿
牛乳	甘,微温	补虚生津,益肺养胃	宜:气血不足,阴虚劳损,日常进补 忌:酸牛奶不宜多饮
鲫鱼	甘,温	健脾益气,利尿消肿	宜:水肿,腹水,缺乳 忌:便秘,皮肤瘙痒,痘疹
鲤鱼	甘,微温	健脾开胃,利水消肿	宜:水肿,腹水,缺乳 忌:便秘,皮肤瘙痒,痘疹
海参	甘,咸	平养血润燥,补肾益精	宜:精血亏损,水肿,阳痿,遗精 忌:痰湿内盛,便溏,腹泻

续表

品名	性味	功用	宜 忌
虾	甘,温	补肾壮阳,通乳,托毒	宜:阳虚,缺乳宫寒不孕,寒性脓疡 忌:热证,各种皮肤病,易复发的痼疾
蛇肉	甘,咸,温	祛风,活络,定惊	宜:风湿痹痛,肢体麻木
桂圆肉	甘,温	补益心脾,养血安神	宜:气血不足,心脾两虚,失眠,健忘 忌:痰火,湿滞,中满气壅,疖疹,妊娠
大枣	甘,温	补中益气,养血安神	宜:中气不足,气血两虚,乏力,面色萎黄 忌:湿盛脘腹胀满,热盛
荔枝	甘,酸,微温	养血填精,益气补心	宜:久病体弱,呃逆,腹泻 忌:血证,素体热盛及阴虚火旺者
山楂	酸,甘,微温	消食化积,散瘀行滞	宜:食滞,泻痢,瘀血内积 忌:脾胃虚弱,龋齿
胡桃仁	甘,温	补肾温肺,润肠通便	宜:虚寒喘咳,肾虚腰痛,肠燥便秘 忌:痰热咳嗽,阴虚火旺,便溏
栗子	甘,温	健脾养胃,补肾强筋	宜:肾虚腰膝无力,脾虚泄泻,口腔溃疡 忌:痞满,疳积,食滞
杨梅	甘,酸,温	生津解渴,和胃消食	宜:伤暑口渴,腹胀,吐泻 忌:痰热
桃子	甘,酸,温	生津润肠,活血消积	宜:便秘 忌:痈肿,疮疖
杏子	甘,酸,温	润肺定喘,生津止渴	宜:咳嗽,口渴 忌:疮疖,膈上有热者
大葱	辛,温	散寒解表,通阳	宜:外感风寒,头痛鼻塞,皮肤麻痹不仁 忌:狐臭者不宜食用
韭菜	辛,温	温中行气,温肾	宜:呕吐呃逆,便秘,阳痿 忌:阴虚内热,胃热,目疾,疮疡
南瓜	甘,温	补中益气,除湿解毒	宜:消渴,肺痈,咳喘,腹水 忌:气滞湿阻,腹胀,纳差
生姜	辛,温	发散风寒,温中止呕	宜:风寒感冒,胃寒腹痛,呕吐,解鱼蟹毒 忌:热证,阴虚发热
芫荽	辛,温	发表透疹,芳香开胃	宜:麻疹不透,外感风寒,消化不良 忌:皮肤疾患
小茴香	辛,温	祛寒止痛,理气和胃	宜:下腹冷痛,胃寒胀痛,呕吐 忌:阴虚火旺、胃有热者
食醋	酸,苦,温	散瘀止血,解毒,消食	宜:胃酸过少,过食鱼腥,瓜果中毒 忌:胃酸过多,外感风寒,筋脉拘急
红糖	甘,温	补血,活血,散寒	宜:虚寒腹痛,产后恶露未尽 忌:糖尿病,龋齿

表 6-2 热性食物

品名	性味	功用	宜忌
狗肉	甘,咸,热	补中益气,温肾壮阳	宜:脾肾阳虚,腰膝酸软,形寒肢软 忌:热证,阴虚,出血性疾病,妊娠
辣椒	辛,热	温中散寒,健胃消食	宜:寒凝腹痛吐泻,纳少,风寒湿痹 忌:热证,阴虚火旺,目疾,疖肿,痔疮,一切血证,妊娠
大蒜	辛,热	温中消食,解毒	宜:外感疫毒,风寒,痢疾,食欲不振 忌:阴虚火旺者慎食
胡椒	辛,热	温中下气,消痰,解毒	宜:虚寒胃痛,肺寒痰多,肉积不化 忌:阴虚内热,血证,痔疮,妊娠
花椒	辛,温	温中散寒,止痛,杀虫	宜:虚寒腹痛,蛔虫腹痛 忌:阴虚火旺,妊娠
桂皮	辛,甘	温中补阳,散寒止痛	宜:脘腹寒痛 忌:热证,阴虚内热,咽痛,妊娠
白酒	辛,热,甘,苦	通脉,御寒,行药势	宜:气滞,血瘀,风寒湿痹 忌:热证,阴虚内热,血证

表 6-3 凉性食物

品名	性味	功用	宜忌
大麦	甘,咸,凉	和胃,消积,利水	宜:小便淋漓疼痛,消化不良 忌:哺乳妇女忌麦芽
小麦	甘,凉	养心益肾,健脾和胃	宜:失眠健忘,虚热盗汗
小米	甘,凉	和中益肾,除湿热	宜:脾胃虚热,失眠,产后
蚌肉	甘,凉	清热滋阴,明目	宜:阴虚目暗,痔疮,崩漏 忌:脾阳虚,妊娠
兔肉	甘,凉	补中益气,滋阴凉血	宜:乏力,消渴,阴虚失眠 忌:素体虚寒者少食之
柠檬	酸,凉	生津止渴,祛暑,安胎	宜:热病口渴,中暑,妊娠恶阻,高血压 忌:风寒表证,溃疡病
枇杷	甘,酸,凉	润肺,止渴,下气	宜:热病口渴,干咳 忌:脾虚便溏
芒果	甘,酸,凉	止渴生津,消食,止咳	宜:热病口渴,干咳 忌:热病后期,饱食后
李子	甘,酸,凉	舒肝解郁,生津止渴	宜:消渴引饮,阴虚发热 忌:脾虚弱者
罗汉果	甘,凉	清肺润肠	宜:燥咳,便秘,百日咳 忌:风寒痰湿咳嗽
萝卜	甘,辛,凉	消食下气,清热化痰	宜:食积气胀,咳嗽痰多,口渴,解酒 忌:脾胃虚寒,忌与人参等温补药同服
油菜	辛,凉	散血,消肿胛	宜:劳伤吐血 忌:疮疖,目疾,狐臭,产后

续表

品名	性味	功用	宜忌
丝瓜	甘,凉	清热解毒,凉血通络	宜:胸胁疼痛,乳痈,筋脉挛急 忌:脾胃虚寒
菠菜	甘,凉	养血止血,润燥止渴	宜:血虚头晕,两目干涩,便秘,痔瘘便血 忌:脾虚泄泻,泌尿系结石
芹菜	甘,苦,凉	清热凉血,平肝息风	宜:肝阳上亢,头痛头晕,烦躁,失眠 忌:消化不良
茄子	甘,凉	清热,活血,通络	宜:疮疡肿毒,便秘,风湿痹证 忌:虚寒腹泻
黄花菜	甘,凉	养血平肝,利水消肿	宜:头晕,水肿,各种血证,缺乳 忌:不宜生食
豆腐	甘,凉	益气生津,清热解毒	宜:脾胃虚弱,消渴
茶叶	苦,甘,凉	清热利尿,消食	宜:小便不利,烦渴,暑热,小便短赤 忌:脾胃虚寒,便溏

表 6-4 寒性食物

品名	性味	功用	宜忌
豇豆	甘,微寒	健脾和胃,补肾	宜:脾胃虚弱,吐泻下痢,遗精带下 忌:气滞便秘
梨	甘,酸,寒	清热生津,止咳消痰	宜:肺热咳嗽,醉酒,热病津伤便秘 忌:脾虚便溏,寒咳,胃寒呕吐,产后
柿子	甘,涩,寒	清热润肺,止渴	宜:咯血,溃疡病出血,尿血,痔疮便血 忌:外感咳嗽,痰湿内盛。勿与蟹、酒同食
柑	甘,微寒	生津止渴,醒酒,利尿	宜:热病口渴,咳嗽多痰,便秘,醉酒
柚	甘,酸,寒	健胃消食,生津,解酒	宜:口渴,食滞,消化不良,伤酒 忌:风寒感冒,痰喘,脾胃虚寒
橙	甘,酸,微寒	宽胸止呕,解酒,利水	宜:热病呕吐,二便不利,伤酒 忌:脾阳虚者不可多食
香蕉	甘,寒	清肺润肠,解毒	宜:热病伤津,溃疡病,痔疮,习惯性便秘 忌:便溏,慢性肠炎
桑葚	甘,寒	滋阴补血,生津润肠	宜:阴血虚之眩晕,失眠,须发早白,血虚肠燥便秘 忌:脾虚便溏
甘蔗	甘,微寒	清热和胃,生津润燥	宜:热病口渴,大便燥结,血证,伤酒,燥咳,呕吐反胃,妊娠恶阻 忌:脾虚便溏者
西瓜	甘,寒	清热解暑,生津止渴	宜:中暑,高热烦渴,泌尿系感染,口舌生疮 忌:中寒带湿盛者,产后少吃
甜瓜	甘,寒	清热解暑,利尿	宜:发热口渴,燥咳,反胃呕吐 忌:腹胀,脾虚便溏,脚气病
荸荠	甘,寒	清热化痰,消积	宜:高血压,咽喉肿痛,胸腹胀热,便秘,口舌生疮,热咳,月经过多 忌:便溏、血虚者少吃

续表

品名	性味	功用	宜忌
黄瓜	甘,微寒	清热利水,止渴	宜:热病烦渴,水肿 忌:脾胃虚寒者
冬瓜	甘,微寒	清热解毒,利水消痰	宜:水肿胀满,小便不利,消渴,暑热 忌:脾肾阳虚,久病滑泻
苦瓜	苦,寒	清热解毒,祛暑	宜:伤暑发热,热病口渴,目赤肿痛,热痢 忌:脾胃虚寒者不宜多吃
竹笋	甘,寒	利膈下气,清热痰,解油腻	宜:肥胖,食滞腹胀,伤酒,麻疹初起 忌:病后,产后,易复发疾病
莲藕	甘,寒	清热生津,凉血散瘀	宜:热病烦渴,热淋,出血证,熟食可健脾 忌:寒证忌用,脾胃虚弱者宜熟食
番茄	甘,酸,微寒	生津止渴,健胃消食	宜:热病发热,口干渴,食欲不振 忌:泌尿系结石;脾胃虚寒者不宜多吃
海带	咸,寒	软坚散结,利水	宜:瘿瘤,瘰疬结核,水肿 忌:脾胃虚寒者不可多吃
紫菜	甘,咸,寒	清热利尿,化痰软坚	宜:淋巴结核,肺脓疡,甲状腺肿大 忌:皮肤病,化脓性炎症

表 6-5 平性食物

品名	性味	功用	宜忌
大豆	甘,平	健脾宽中,润燥消水	宜:诸虚劳损,便秘,消渴 忌:素体痰盛者勿多吃
赤小豆	甘,平	利水消肿,解毒排脓	宜:水肿,小便不利,热毒痈疮 忌:不宜过食
黑豆	甘,平	益气止汗,利水活血	宜:水肿,多汗,肾虚腰痛,血虚目暗 忌:炒熟性温热,不易消化,不可多食
扁豆	甘,平	健脾和中,消暑化湿	宜:暑天吐、泻,水肿
玉米	甘,平	和中开胃,除湿利尿	宜:腹泻,水肿,小便不利,黄疸
粳米	甘,平	健脾和胃,除烦止渴	宜:脾胃虚弱,纳息,泄泻,乏力
红薯	甘,平	补中和血,益气生津	宜:湿热黄疸,习惯性便秘 忌:中满腹胀,胃酸过多
豆浆	甘,平	补虚润燥	宜:纳呆,阴虚燥热,皮肤粗糙
猪肉	甘,平	补气养血,益精填髓	宜:体质虚弱,营养不良,肌肤枯燥
鸭肉	甘,咸,平	滋阴养胃,利水消肿	宜:阴虚内热 忌:外感风寒,脾虚泄泻
鸡蛋	甘,平	滋阴养血,安神	宜:气血不足,失眠烦躁
鹅肉	甘,平	益气补虚,和胃止渴	宜:阴虚发热,胸闷 忌:湿热内蕴,高血压,疮疡
马肉	甘,酸,平	强腰脊,健筋骨	宜:腰腿酸痛乏力,痹证 忌:腹泻,皮肤病
鹌鹑	甘,平	健脾益气	宜:气血不足,营养不良,食欲不振

续表

品名	性味	功用	宜忌
甲鱼	甘,凉	滋阴凉血,养筋填髓	宜:阴虚体弱,精气不足 忌:脾胃阳虚
燕窝	甘,平	养阴润燥,补中益气	宜:气阴两虚,肺虚咳喘,疳积
蜂蜜	甘,平	补脾润肺,润肠通便	宜:脾胃食少,肺虚燥咳,肠燥便秘 忌:湿热痰滞,胸腹痞满,便溏泄泻
白果	甘,苦,涩,平	收敛定喘,止带	宜:喘咳,痰多,白浊带下 忌:有小毒,多食易引起中毒
橘子	甘,酸,平	开胃理气,止渴润肺	宜:食欲不振,恶心呕吐,妊娠恶阻 忌:风寒咳嗽,食多可化火生痰
葡萄	甘,酸,平	补益气血,健胃利尿	宜:痿痹,食欲不振,小便涩痛 忌:多食生内热,每次不宜食之过多
苹果	甘,酸,平	补心益气,生津和胃	宜:便秘,慢性腹泻,食欲不振
菠萝	甘,酸,平	清暑解渴,消食利尿	宜:中暑发热烦渴,消化不良 忌:食之可能过敏
芝麻	甘,平	补益肝肾,养血通便	宜:精血亏虚,须发早白,头晕,便秘 忌:脾虚便溏,腹泻
花生	甘,平	补脾润肺,养血和胃	宜:气血亏虚,脾胃失调,体弱便秘 忌:腹泻便溏,炒后性温,多食易生热
莲子	甘,涩,平	补脾固涩,养心益肾	宜:脾虚泄泻,肾虚遗精、带下、崩漏等 忌:便秘,中满痞胀
山药	甘,平	健脾益气,补肺益肾	宜:脾虚便溏,肺虚咳喘,肾虚带下,消渴 忌:湿盛中满,肠胃积滞
土豆	甘,平	健脾益气	宜:食欲不振,体弱,便秘 忌:发芽、腐烂发青的土豆有毒禁食
蘑菇	甘,平	健脾开胃,透疹	宜:食欲不振,久病体弱,麻疹不透 忌:注意不要误食有毒的蘑菇
香菇	甘,平	益脾气,托痘疹	宜:脾胃虚弱,神疲乏力,麻疹不透,淋巴结核 忌:食滞胃痛,肠胃湿热
胡萝卜	甘,平	健脾和胃下气	宜:脘闷气胀,便秘,小儿痘疹 忌:忌与醋同食
白菜	甘,平	清热除烦,通便利肠	宜:口干渴,大便秘结
香椿	苦,辛,平	燥湿杀虫,健胃涩肠	宜:久泻,遗精,带下,崩漏,疳积 忌:易引发旧病,有宿疾者不宜食用
木耳	甘,平	滋阴养胃,益气和血	宜:气血不调,肢体疼麻,产后血虚崩 忌:脾虚便溏腹泻
银耳	甘,平	润肺止咳,养胃生津	宜:气阴虚弱,咳喘,口咽干燥,月经不调 忌:风寒咳嗽不调

四、用药护理

药物治疗是中医治疗疾病最常使用的手段,护理人员能否正确地掌握给药途径和方法,将直接影响药效的发挥和治疗效果。因此,除了要掌握中药学的基本知识外,护理人员还应当掌握和熟悉中医的给、用药方法。

(一)用药一般护理

1. 根据医嘱给药　在用药护理中一定要严格按医嘱执行,如有疑问及时请示主管医生,明确后再予以给药。

2. 执行查对制度　查对内容:包括患者姓名、性别、年龄、床号、病名(证型)、医嘱日期、药物、剂量、给药途径、煎药方法,以及服药时间、方法和饮食宜忌等。

3. 掌握给药途径　传统的中药给药途径,主要有口服和外用两种。目前还有吸入、舌下、黏膜、直肠给药及皮下注射、肌内注射、穴位注射和静脉注射等给药途径。

4. 正确安全用药　护士要做到认真按照医嘱查对;掌握合理的给药途径、时间、温度、剂量及方法;注意所用药物的存放时间;了解患者用药过敏史;掌握用药注意事项、用药禁忌、药物毒副反应及中毒后的抢救方法;密切观察患者的用药反应;注意中西药之间有无配伍禁忌;如有疑问时一定要及时向主管医生询问。

5. 用药观察施护　用药后注意观察药后反应及治疗效果,出现用药反应要采取相应的护理措施。

(二)用药禁忌

1. 中药配伍禁忌　中药的配伍禁忌是指由于某些药物经过配伍能减轻或抵消药物的药效,甚至产生毒性反应或强烈的不良反应。如"十八反"、"十九畏"。"十八反"歌诀:本草明言十八反,半蒌贝蔹及攻乌,藻戟遂芫俱战草,诸参辛芍叛藜芦。十九畏最早见于明代刘纯《医经小学》列述了九组十九味相反药,具体是:硫黄畏朴硝,水银畏砒霜,狼毒畏密陀僧,巴豆畏牵牛,丁香畏郁金,川乌、草乌畏犀角,牙硝畏三棱,官桂畏石脂,人参畏五灵脂。

2. 妊娠用药禁忌　妊娠用药禁忌是指某些药物有损害胎元或致堕胎等不良反应,妊娠应禁忌用此类中药。

(1) 禁用药:大多为毒性较强,或药性猛烈的药物。如剧烈泻下药巴豆、芦荟、番泻叶;逐水药芫花、甘遂、大戟、商陆、牵牛子;催吐药瓜蒂、藜芦;麻醉药闹羊花;破血通经药干漆、三棱、莪术、阿魏、水蛭、虻虫;通窍药麝香、蟾酥、穿山甲;其他剧毒药,如水银、砒霜、生附子、轻粉等。

(2) 慎用药:一般为活血化瘀药物,如丹参、当归、赤芍等。

3. 服药饮食禁忌

(1) 病证食忌:是指治疗疾病时,应根据病证的性质忌食某些食物。一般常规应用中药,忌食生冷、辛辣、油腻、黏滑、腥膻及有刺激性的食物。

(2) 服药食忌:是指服药期间,不宜食用某些食物,以免降低疗效,甚至发生毒副反应。

(三)用药程序

1. 用药前准备

(1) 评估:患者的病证、发病部位及治疗用药情况,注意有无过敏史与其他不良反应。中药的性能、种类、给药途径及方法,中药汤剂的煎煮方法。

(2) 物品准备：中药、中药汤剂的煎煮备品,中药内服及外用法应用备品。

(3) 患者准备：核对、解释、说明用药方法及注意事项。

2. 用药方法与护理

(1) 遵医嘱、给药规则正确用药,做到患者、药物、剂量、途径、时间及方法用药护理正确无误。

(2) 指导患者及家属正确用药,以利于患者配合用药、反馈用药情况。

(3) 注意观察患者用药情况。

(4) 采取有利于用药的护理措施,如注重起居生活、情志、饮食调护。

3. 用药后护理

(1) 评价：评价中药汤剂煎煮法、中药内服法及外用法与护理的正确性,患者用药情况反馈等。

(2) 记录：记录操作过程并签名。

（四）中药汤剂煎煮法

1. **容器** 煎药以砂锅为佳,也可用陶瓷、搪瓷、玻璃器皿,忌用铁、铜、锡铝等金属容器,以免发生沉淀和化学反应,影响药效或产生毒副作用。

2. **用水** 古人对煎药用水非常讲究,如常用流水、雨水、雪水等。现多用饮用水,以澄净清洁为原则。煎药的水量应根据药量、药物质地（吸水性）和煎煮时间的长短来决定。一般第一煎可加水至淹过药面3～4cm；第二煎加水至淹过药面2cm。水应一次加足,不要中途加水,更不能把药煎干后加水重煎,药物煎糊就不许服用。

3. **煎药** 煎药之前,应先用冷水将药材浸泡30分钟左右,以使其有效成分易于煎出。煎药应注意火候和掌握好时间。一般先用大火（武火）,待水沸后再改用小火（文火）,以免水分迅速蒸发,影响有效成分的溶出。一般药物,第一煎煮沸后再煎20～30分钟,第二煎煮沸后再煎15～20分钟。解表发散类药和芳香性药物,其煎煮时间应比一般药减少一半,以免药性挥发；有效成分不易溶出的药和滋补药的煎煮时间,应比一般药增加1倍,以使有效成分充分溶出。除个别质地厚重、性味滋腻的补益药可煎3次或多次外,一般一剂药煎2次即可。

4. **取药** 药煎好后,应用纱布将药液过滤或绞渣取汁。每剂药各煎的总取汁量为250ml左右,儿童减半。

5. **特殊药物煎法** 由于质地等原因,某些药物需特殊煎煮。这些药物一般均在处方上被加以注明。

(1) 先煎：矿物、贝壳类药,如牡蛎、龟板、石膏、石决明等,质重而有效成分不易煎出；某些具有毒性的药物,如附子、乌头等,毒性较大,均应先煎30分钟后再纳入其他药物,以有利于有效成分的煎出和解毒。某些质轻、量大或泥沙多的药物,如玉米须、灶心土等,应先煎,取汁澄清,再用此水煎其他药物,称为"煎汤代水"。

(2) 后入：气味芳香的药物,如薄荷、藿香、砂仁、钩藤等,其有效成分易于挥发,故不宜久煎,应待其他药煎煮将成时再投入,煎沸几分钟即可。

(3) 包煎：对煎后可使药液浑浊；或易产生沉淀、焦糊；或有细小种子、茸毛、粉末,取汁时难以滤除的药物,应以纱布包裹后再入煎。

(4) 另煎：某些贵重药物,如人参、羚羊角等,为了保存其有效成分不被其他药渣吸附而造成浪费,应单独煎服,也称为"另炖"。

(5) 烊化:胶质、黏性大和易溶的药物,如阿胶、蜂蜜、鹿角胶等,因煎煮时易于黏附于锅和其他药物上,应另行单独溶化,再与其他药物兑服。

(6) 冲服:某些贵重药、细料药、量少的药和汁液性药物,如三七、牛黄、琥珀、沉香、竹沥等,不需煎煮,冲服即可。

(7) 泡服:某些挥发性强、易出味的药,不宜煎煮,泡服即可。一般是将药物放入杯中,加开水泡10～15分钟,出味后服用,也有将药物放入刚煎煮好的中药汁液中泡服。

(五) 中药给药规则

1. **给药时间** 一般药,宜在进食后半小时服用;急性病者可随时多次给药;滋补药、开胃药,宜饭前服;消食导滞药、对胃肠有刺激性的药,宜饭后服;安神药、润肠通便药,宜睡前服;驱虫、攻下、逐水药,宜清晨空腹服;调经药,宜在行经前数日开始服用,来月经后停服;解表发汗药可随时服用;某些药物的服用时间应遵医嘱。

2. **给药方法** 汤剂一般每日一剂,分2次服,上下午各一次;急症、高热、危重患者每日可酌情服药2～3剂,或遵医嘱服;丸、片、散、膏、酒等中成药按说明定时服用,一般每日2～3次;一般中成药宜用白开水送服,祛寒药可用姜汤送服,祛风湿药可用黄酒送服,以助药力;胖大海、番泻叶等容易出味的药物可用沸水浸泡后代茶饮;呕吐患者在服药前,可先服少量姜汁或嚼少许生姜片或橘皮,以预防呕吐;病在口腔、咽喉者宜缓慢频服或随时含服;神昏患者可给予鼻饲。

3. **服药温度** 一般汤剂宜温服,以免过冷过热对胃肠道产生刺激;寒证用热药宜热服;热证用寒药宜凉服;一般理气、活血化瘀、补益、发汗解表药宜热服;凉血、止血、清热解毒、消暑药等宜凉服。

(六) 中药内服法与护理

1. 解表类药的服法与护理

(1) 解表类药应温服,服药后应卧床覆被并进热饮(开水或热稀粥),以达发汗驱邪的目的。发汗以微汗为宜,不可太过,以免损伤正气,伤耗阴液。

(2) 患者应避风寒,禁冷敷。

(3) 应慎与解热镇痛类西药同用,以防汗出过多。

(4) 饮食宜清淡,忌酸性、生冷类食品。

2. 泻下类药的服法与护理

(1) 泻下类药一般应空腹服用,因其易伤脾胃,应得泻即止。

(2) 单纯为通便而服用润下药,应于睡前服用。

(3) 服泻下类药后,大便次数增多,并可有轻微腹痛,一般便后腹痛即消失。要注意排泄物的质、量、次数等变化,对服药后腹泻较重者,应随时观察病情,以免虚脱。

(4) 服药期间,宜食清淡、易消化饮食,忌硬固、油腻、辛辣之品。可多食水果和蔬菜。

3. 温里类药的服法与护理

(1) 服药期间应注意防寒保暖,防止风寒侵袭及腹部受寒。

(2) 宜进温热饮食以加强药效,忌食生冷寒凉之品。

(3) 温里类药多辛温香燥,易伤津液,阴虚津亏者慎用。服药后若出现咽喉疼痛、舌红、咽干等症状时,为虚火上炎,应及时停药。

(4) 危重患者服用回阳救逆药时,应密切观察服药后反应。

4. 清热类药的服法与护理

(1) 清热类药性寒,易伤阳气,应中病即止,平素阳虚者应禁用。

(2) 清热类药多苦寒,易伤脾胃,故在用药前应询问患者有无脾胃宿疾,以防损伤脾胃。

(3) 清热类药宜饭后服用,服药期间宜服食清凉食品,忌辛辣油腻。

(4) 孕妇禁用或慎用。

5. 补益类药的服法与护理

(1) 补益类药应于饭前空腹服用,以利药物吸收。

(2) 补益类药易使胃气壅滞,造成消化不良。脾胃虚弱而食滞不化者应慎用,或应同时配用消导药。

(3) 外感期间不宜使用补益类药。

(4) 补益类药需长期服用方能见效,应鼓励患者坚持服药。

(5) 服补益类药期间忌油腻、辛辣、生冷及不易消化食品。

6. 安神类药的服法与护理

(1) 安神类药应于睡前半小时服用,患者的病室应保持安静。

(2) 应根据患者的不同情况作好精神护理,特别应使患者在睡前消除紧张激动情绪,保持平常心态。

(3) 饮食以清淡平和为宜,忌辛辣、肥甘、酒、茶等刺激性食品。

(4) 服安神类药者,晚饭不宜过饱。

7. 化痰止咳平喘药的服法与护理

(1) 祛痰药物宜饭后温服,平喘药物宜在哮喘发作前1~2小时服用。

(2) 禁食生冷及过甜、过咸、辛辣肥甘厚味等助湿生痰之品。

(3) 重点观察哮喘的变化、痰液的性质及咯出情况,协助排痰。

8. 消导类药的服法与护理

(1) 宜饭后服用。

(2) 伤食积滞者可暂时禁食,脾虚积食者饮食宜消化,少食多餐。

(3) 观察大便的次数和形状,防止泻下如注,出现伤津脱液。

9. 祛湿类药的服法与护理

(1) 入汤剂不宜久煎,宜饭后服用。

(2) 居室保持干燥,温度适宜,防止复感湿邪而加重病情;忌食生冷和肥甘厚腻之品;重点观察舌苔、尿量变化,以及水肿消退情况。

(3) 长期服用抗风湿药酒时,注意观察病情变化,如出现药物蓄积中毒症状,立即停药。

10. 理气类药的服法与护理

(1) 服用不宜过量,中病即止。

(2) 注意情志护理,帮助患者去忧解烦、调畅情志。宜进清谈、易消化、温通饮食,生气时不宜进食。

11. 止血类药的服法与护理

(1) 凉血止血汤剂应凉服。

(2) 安抚患者,消除恐惧。

(3) 忌食辛辣、刺激性食物,呕血者禁食 8～24 小时,注意观察出血的有关情况,防止大出血的发生。

12. 活血化瘀类药的服法与护理

(1) 宜饭后服用。

(2) 宜进温通类食物。

(3) 注意观察患者瘀血疼痛程度、局部瘀血肿块大小及软硬度的变化。

13. 平肝息风类药的服法与护理

(1) 宜饭后服用,不宜过量,中病即止。

(2) 眩晕的患者静卧调养,避免情绪波动。

(3) 忌食生冷、肥甘、辛辣刺激等助热生痰之品,忌烟酒。

(4) 对惊痫、痉厥患者,注意生命体征及神志方面的异常变化。

14. 开窍类药的服法与护理

(1) 为救急、治标之品,只宜暂服,中病即止。

(2) 本类药为丸剂、散剂,可用温水化服,不宜加热煎服,神昏者用鼻饲;密切观察生命体征变化,保持呼吸道通畅,鼻饲给药注意口腔护理;高血压、脑血管意外、颅脑损伤等晕厥患者忌用开窍药。

15. 收涩类药的服法与护理

为应急之品,暂用救急,注意收涩药的配伍禁忌。

16. 祛虫类药的服法与护理

(1) 应空腹或睡前服用。

(2) 忌食油腻。

(3) 服用祛虫药物后,应观察虫体排出情况,并注意调理脾胃功能。

(七) 中药外用法与护理

1. **湿敷法与护理** 湿敷法是将无菌纱布用中药水煎液浸透,敷于患处的一种治疗方法。

(1) 操作方法与护理要点

1) 中药水煎液将容器中敷布浸透,用镊子取出敷布、拧干、抖开,折叠后敷于患处。

2) 每隔 5～10 分钟以无菌镊子夹纱布浸药后,淋药液于布上,保持湿度,每次湿敷 30～60 分钟。

(2) 注意事项:治疗过程中密切观察局部皮肤反应,如出现苍白、红斑、水泡痒痛或破溃等症状时.应立即停止,并作相应处理。

2. **熏洗法与护理** 熏洗法是根据临床辨证将选用的方药加热煎汤、去渣,用其温热蒸汽熏蒸患部,汤液淋洗与浸泡患部,借助汤液的药力与热蒸汽的综合作用,使药效作用到人体皮肤毛窍、经络,达到治疗病痛的一种治疗方法。

(1) 操作方法与护理要点:

1) 局部熏洗法:眼部熏洗时药液温度 50～70℃进行熏蒸。药温适宜时(32～37℃),用无菌纱布蘸药液频频淋洗;四肢熏洗时药液趁热熏蒸,待药温至 38～45℃时,将患肢置于药液中浸洗;坐浴时药液趁热熏蒸,待药温适宜时,将臀部完全坐入盆中浸洗。

2) 全身药浴法:是将中草药煎汤加温至 40～50℃,进行全身熏蒸,待药液温度适宜时再将躯干、四肢浸泡于药液中。药浴时间每次 30～40 分钟。

(2) 注意事项:

1) 局部熏洗法注意熏洗药液不宜过热,一般以 50～70℃为宜,以防烫伤;老年人、儿童反应较差者,药液温度不宜超过 50℃;浸泡温度以 36～40℃为宜,药液偏凉时,应及时更换,以免降低疗效。

2) 全身药浴法注意尽量在浴室内进行,药液置于能加温的浴缸内。室内温度要适宜,夏季防止汗出过多而虚脱,冬季防止受凉感冒;药液洗浴温度一般以 40～50℃为宜,不能过高,以防烫伤。

3. 贴药法与护理　贴药法是将药物贴附于患者体表患病局部或穴位上的一种治疗方法。

(1) 操作方法与护理要点:①选择大小合适的膏药,使之烊化;②膏药不烫时,再将膏药贴于患处,外缘用棉花围绕一周,外用胶布固定。

(2) 注意事项:①膏药加温烘烤时,不宜过热,以膏药变软可黏附皮肤不烫手为度,以免烫伤皮肤或药膏外溢;② 贴药期间注意观察皮肤反应,若局部出现潮红、丘疹、水泡、瘙痒,甚至糜烂等现象称为膏药风(西医学称接触性皮炎),应停止使用膏药,改用油膏。

4. 敷药法与护理　敷药法是将所需药物研成粉末,加适量赋型剂制成糊状制剂,敷贴于患处或穴位处的一种治疗方法。

(1) 操作方法与护理要点:①将药末加调和剂调制成糊状,新鲜中草药洗净后置乳钵中捣烂;②用油膏刀将药物均匀地平摊于棉纸上;③将棉纸四周反折后敷于患处,加盖敷料或棉垫,以胶布或绷带固定。

(2) 注意事项:①敷药的摊制厚薄要均匀,太薄药力不够,太厚则浪费药物;②敷药后注意观察局部反应,出现局部红疹、水泡、瘙痒等过敏现象时,应及时停药并报告医生对症处理。

5. 掺药法与护理　掺药法是将药物制成极细粉末直接撒布于创面局部,使药物直达病位发挥功效的一种外治法。

(1) 操作方法与护理要点:①清洁创面;②掺布药粉,覆盖无菌纱布,用胶布固定;③一般 1～2 天换药 1 次。

(2) 注意事项:①使用丹药过程中,密切注意创面情况。伤口边缘有红、痒等过敏现象或创面有恶化倾向,及时通知医生,采取相应措施;患者出现原因不明的高热、乏力、口有金属味等汞中毒症状时,应立即停用。②丹药具有强烈的腐蚀性,用时需保护创面周围组织,不使丹药撒于创面外。③提脓祛腐及腐蚀性掺药一般均含有汞、砒等成分,对汞、砒有变态(过敏)反应的患者应禁用。

6. 涂药法与护理　涂药法是将药物制成水剂、酊剂、油剂或软膏等剂型,直接涂于患处,充分发挥其局部治疗效应的一种外治方法。

(1) 操作方法与护理要点：①清洁局部皮肤；②用棉签蘸药物均匀涂于患处；③水剂、酊剂1天涂数次；油剂、软膏等一般1天涂2～3次。

(2) 注意事项：①涂药后需密切观察局部皮肤，如有丘疹、奇痒或局部肿胀等过敏现象，应立即停用；②酊剂有一定的刺激性，凡疮疡破溃后或皮肤有糜烂者，以及皮肤黏膜交界处应禁用。皮损处糜烂渗液较多者不宜使用混悬剂。

7. 热熨法与护理　热熨法是将药物炒热或其他物品加热后装入布袋中，在患病部位或特定穴位上均匀地往复移动或回旋运转，或置于患部及穴位上，利用药物和热力的双重作用治疗疾病的一种外治法。常用的有药熨法。

(1) 操作方法与护理要点：①药熨法：是将中草药用白酒或食用醋搅拌后炒热，装入布袋中，在患处或特定的穴位上均匀地往复移动或回旋运转的一种治疗方法；②每次操作15～30分钟，每天1～2次。

(2) 注意事项：①掌握药熨温度，一般不应超过70℃，年老者反应迟钝、婴幼儿皮肤娇嫩，温度不宜超过50℃。②药熨过程中要注意询问患者对热感的反应，注意观察局部皮肤情况，防止烫伤。若患者感到疼痛或局部出现水泡，应停止操作，并作相应处理。

8. 吹药法与护理　吹药法是将药物均匀地喷洒到口腔、咽喉、鼻腔、耳道等病变部位，使药物直达病所而发挥疗效的一种外治法。

(1) 操作方法与护理要点：①口腔咽喉部吹药时，患者取坐位或半卧位，清洁口腔，嘱患者头部后仰张口，用喷药器（加入适量药粉）将药粉喷于患处；②耳道部吹药，患者取侧坐位，先清洗、擦净耳道，用喷药器将药粉均匀地吹入耳内患处；③鼻腔部吹药时，患者取坐位，头稍后仰，清洗、擦净鼻腔，用喷药器将药物均匀地吹入鼻腔内病变处。

(2) 注意事项：①吹药操作宜轻柔而敏捷，药粉要均匀撒于整个病变部位；②吹药时，嘱患者暂时屏气，吹药的气流压力不要过大过猛，以免药末吹入气管引起呛咳。

9. 超声雾化法与护理　超声雾化法是利用超声雾化器将中药药液雾化为蒸汽，由患者主动或被动吸入体内，以治疗疾病的一种方法。

(1) 操作方法与护理要点：①超声雾化器水槽内加冷蒸馏水250 ml，药液放入雾化罐，稀释成30～50 ml，把雾化罐放入水槽内；②接通电源开关，将雾化器口含嘴放入患者口中，雾化吸入时间每次15分钟；③治疗完毕，取下口含嘴，关闭开关电源。

(2) 注意事项：①吸入过程中，患者痰涎咳出较多者，要及时清除痰涎及鼻腔分泌物，便于气体有效地吸入；②注意观察病情，吸入时胸闷、气促加重或呛咳较甚者，应停止治疗。

10. 坐药法与护理　坐药法是将药物置入阴道内以治疗疾病的一种治疗方法，又称坐导法。

(1) 操作方法与护理要点：①嘱患者排尿，取截石位，用冲洗液清洁外阴；②术者戴无菌手套，上窥阴器，用生理盐水棉球清洁阴道、宫颈；③将药物裹于棉球或纱布内，用棉线绳扎紧，或将带线棉球蘸上药粉，留15 cm左右的线头，用镊子轻轻置入阴道深部或子宫颈外口处，线头留于阴道外，然后退出窥阴器。

(2) 注意事项：①治疗前嘱患者排空膀胱；②药物应置入阴道深处，以防脱出。

11. 中药保留灌肠法与护理　中药保留灌肠法是将中草药水煎剂，自肛门灌入直肠至结肠，使药液保留在肠道内，通过肠黏膜吸收以治疗疾病的一种外治法。

(1) 操作方法与护理要点：①直肠注入法：用注射器抽取灌肠药液备用；患者取侧卧位；将注射器与肛管连接，用止血钳夹住肛管，轻轻插入肛门 10～15 cm，松开止血钳缓缓推注药液；药液注完后灌入温水 5～10 ml，用止血钳夹住肛管，轻轻拔出，嘱患者尽量保留药液，取舒适卧位。②直肠滴注法：灌肠液倒入输液瓶内，液面高于肛门 30～40 cm；患者取侧卧位，连接输液器，夹住肛管，轻轻插入肛门 10～15 cm，固定肛管，松开止血钳，调节滴速每分钟 60～80 滴，药液滴完用止血钳夹住肛管轻轻拔出，嘱患者平卧，尽量保留药液 1 小时以上。

(2) 注意事项：①药液温度应保持在 39～41℃；②灌肠前嘱患者排空大便，必要时可先行清洁灌肠；③灌注后，患者有便感时，应嘱其深呼吸，为使药液能在肠道内尽量多保留一段时间，对敏感的患者可选用粗的导尿管代替肛管，药量一次不超过 200 ml，可在晚间睡前灌肠，灌肠后不再下床活动以提高疗效。

12. 中药离子导入法与护理　中药离子导入法是利用直流电场的作用，将药物离子放在极性和该离子的电性相同的直流电电极下，利用同性相斥、异性相吸的原理，通电时中药离子产生定向移动，使中药离子经过皮肤黏膜导入人体，达到治疗疾病目的的一种外治法。

(1) 操作方法与护理要点：①测定药液：配制药液的浓度一般在 1%～10% 为宜；从阳极导入的药物 pH 值不小于 6；从阴极导入的药物 pH 值不大于 8；②将衬垫浸湿药液，放在患处紧贴皮肤，根据药物离子属性，正确选择电极；③接通电源后，缓慢调增至预定的电流强度；④治疗时间一般每次 15～20 分钟，每天 1 次，10～15 次为一个疗程。

(2) 注意事项：①治疗前要明确药物的有效成分和极性；②所用药物质地要纯正，防止和减少寄生离子的影响，电极板下衬垫上所浸药物浓度一般为 1%～10%；③衬垫须正负极分开，最好一个衬垫只供一种药物使用，用后用清水洗去药液再分开消毒，以免寄生离子相互沾染，有条件时应使用一次性衬垫。

(八) 常用中药中毒与解救护理

1. 有毒中药的分类与分级
(1) 有毒中药的分类（表 6-6）。

表 6-6　有毒中药的分类

分　类	药物名称
动物类	蟾酥、斑蝥、鱼胆、蜈蚣
毒蕈类	红茴香、毕澄茄、白果、藤黄、狼毒、细辛
矿物质类	砒霜、朱砂、雄黄、轻粉、白降丹、红升丹、密陀僧、硫磺
毒蛋白类	相思子、苍耳子、巴豆、蓖麻子、大麻子、望江南
甙类	杠柳皮、夹竹桃、商陆、黄独、芦荟、了哥王、醉鱼花、芫花、乌桑、鸦胆子、半夏、八角枫、木薯、关木通、黄药子
生物碱类	乌头、附子、山豆根、藜芦、钩吻、雷公藤、曼陀罗、马钱子、鸦片、秋水仙、毒芹、天南星、闹羊花、石蒜、烟叶
马兜铃酸类	细辛、马兜铃、青木香、关木通、广防己

(2) 有毒中药的分级：①大毒：中毒症状严重，常引起主要脏器严重损害，甚至造成

死亡,即为大毒中药,如生草乌、生川乌、斑蝥、马钱子、巴豆、雷公藤、升药等。②有毒:当用量过大或用药时间过久,出现严重中毒症状,并引起重要脏器损害,甚至造成死亡,即为有毒中药,如附子、商陆、牵牛子、常山、洋金花、白花蛇、蜈蚣、雄黄、轻粉等。③小毒:中毒症状轻微,一般不损害组织器官,不造成死亡,即为小毒中药,如吴茱萸、细辛、鸦胆子、苦杏仁、密陀僧、猪牙皂、干漆等。

2. 中药中毒原因与临床表现

(1) 中毒原因:炮制不当、服药剂量过大、服药时间过长、制剂不妥、配伍失误及药证不符、外用失控、误食误用、个体差异及过敏体质。

(2) 中毒临床表现:中药中毒即表现在临床上的不良反应,包括毒性反应和变态(过敏)反应。两者与药物的毒性、剂量的大小和患者的体质类型有关。主要表现为神经系统、循环系统、呼吸系统、消化系统、泌尿系统、血液系统为主的不良反应,变态反应也比较常见。

3. 中药中毒的一般解救原则与护理

(1) 及时清除毒物,减轻中毒症状:中药中毒多由口服引起,临床上一旦发生,应立即停药,并采用催吐、洗胃、灌肠等急救措施,防止药毒继续侵害人体;对已进入体内的药毒,采取有效措施,及时清除,减轻其中毒症状;有条件者应取样化验,弄清毒性,有针对性采取解救措施,以争得抢救和治疗的时机,降低死亡率。

(2) 应用解毒药物,加速毒物排出:①中药解毒:如甘草、金银花、绿豆汤单方或复方可解多种药毒;防风、甘草水煎服可解曼陀罗、苍耳子、蓖麻子中毒;应用黑豆、黄连、甘草水煎服可解乌头类、苦杏仁等中毒。②西药解毒:可口服或静脉滴注葡萄糖溶液,加速药毒排出;中毒轻者可饮用大量糖盐水、绿豆汤等,必要时使用利尿剂,有利于毒物排出;中毒重者可考虑腹膜透析,促进药毒排出。③支持疗法与对症护理:中毒者出现烦躁不安、惊厥,遵医嘱给予镇静剂;呼吸困难者,可取半卧位或端坐位,行氧气吸入,出现呼吸衰竭可给呼吸兴奋剂;呼吸停止立即行人工呼吸或使用呼吸机等;痰阻者可行吸痰术,以保持呼吸道通畅。④密切观察病情变化。应密切观察中毒者的体温、脉搏、呼吸、血压、意识、神志、面色、瞳孔、呕吐、尿量、腹泻、二便等情况,并及时做好记录。

(3) 掌握科学用药,预防中药中毒,应注意以下几点:①严格掌握常用药物的性能、指征、剂量和配伍禁忌,遵循合理用药原则;②充分认识中药的毒副作用及可能发生的不良反应;③做好中药加工炮制工作;④合理的配伍;⑤选择适当的给药途径;⑥切勿滥用偏方、验方。

4. 常用有毒中药的中毒表现与解救护理 常用中毒的中药:蟾酥、蜈蚣、白果、朱砂、雄黄、硫磺、苍耳子、巴豆、蓖麻子、鸦胆子、半夏、山豆根、马钱子、天南星、乌头、斑蝥、细辛、砒霜、关木通等。

(1) 蟾酥:

1) 中毒表现:①循环系统:心悸、心率减慢、窦性心动过速、心律不齐等;②消化系统:恶心呕吐、腹痛腹泻,重者出现脱水;③神经系统:头痛、嗜睡、口唇及四肢麻木、膝反射迟钝或消失,甚至出现惊厥;④呼吸系统:呼吸减慢、表浅,呼吸不规则,甚至出现呼吸衰竭。

2) 解救护理:参照中药中毒的一般解救原则与护理;催吐、导泻、洗胃,阻止毒素吸收;遵医嘱迅速补液,促进毒素排除。解毒方:鲜芦根200g,水煎温服或捣汁口服;山莨菪12g,水煎频服;生大黄12g,水煎频服。

(2)白果:①中毒表现:呕吐、发热、腹痛、腹泻、发绀、抽搐不安、呼吸困难等症状。②解救护理:参照中药中毒的一般解救原则与护理;洗胃、导泻、灌肠;遵医嘱对症护理:抽搐者给镇静剂,呼吸困难、发绀者给氧气吸入、呼吸兴奋剂、人工呼吸等。解毒方:生甘草60g,水煎服;白果壳30g,水煎服。

(3)巴豆:①中毒表现:可见恶心、呕吐、便血、腹痛、腹泻等消化道症状。有的出现肌肉痉挛、黄疸、尿路刺激症状。中毒严重者出现脱水、虚脱、谵语、休克等。②解救护理:参照中药中毒的一般解救原则与护理;解毒方:鸡蛋清、牛奶或豆浆口服,以护胃解毒;腹泻不止,可用花生油60～100ml口服;芭蕉叶根汁100ml口服;黄连粉6g与赤小豆汁、黄豆汁同服;严密观察病情变化,记录24小时液体出入量,观察排出物的质、量及呕吐、便血等情况。

(4)半夏:①中毒表现:咽干,舌麻,胃部不适,重者舌肿,呼吸困难,心律不齐,痉挛麻痹,以至危及生命。②解救护理:参照中药中毒的一般解救原则与护理,如:催吐、洗胃、高位灌肠,阻止毒物吸收;解毒方:内服鸡蛋清、稀醋、面糊;生姜30g,防风60g,甘草15g,煎汤口服、含漱;食醋60g加姜汁少许含漱、口服;生姜汁20ml,白矾9g,调匀口服。

(5)乌头:①中毒表现:口舌、四肢、全身麻木,继而腹痛、呕吐、汗出、头晕眼花、视力模糊;重者胸闷、呼吸困难、吞咽障碍、言语不清、血压下降,少数患者可因呼吸衰竭或心力衰竭而死亡。②解救护理:参照中药中毒的一般解救原则与护理;催吐、洗胃、高位灌肠;遵医嘱肌内注射阿托品、利多卡因、普鲁卡因酰胺等。解毒方:立即口服大量糖盐水、凉水、绿豆汤等;甘草、生姜、蜂蜜、金银花、绿豆、黑豆各15g,水煎频服。

(6)砒霜:

1)中毒表现:从鼻吸入者可出现咳嗽喷嚏、呼吸困难、头痛头晕,直至昏迷。因从口腔而入者,易引起口腔、食管及胃肠道腐蚀糜烂,表现为恶心呕吐、腹痛腹泻、便如米汤样、便血;重者可致中毒性心肌病、中毒性肝病和急性肾衰竭。慢性中毒可见皮肤损害,如丘疹、溃疡等,并有肢体麻木、烧灼刺痛、步履艰难、食欲不振、肝脏脂肪变性和再生障碍性贫血等。

2)解救护理:参照中药中毒的一般解救原则与护理。对口服急性中毒者,迅速进行洗胃后,将12%硫酸亚铁溶液加入20%氢氧化镁混悬液等量混合摇匀,取30ml注入胃内,再用温开水进行洗胃,洗毕再注入50%硫酸镁30ml以导泻;积极纠正电解质紊乱,补充水分、抗休克等。解毒方:15枚鸡蛋清加冷开水300ml拌匀口服,或牛奶、活性炭口服,以达到护胃解毒。急性中毒者,防风10g,大青叶6g,甘草10g,绿豆30g,煎汤服;芝麻油300ml或10枚鸡蛋清加明矾9g调匀,分次灌服,催吐后再次灌服;慢性中毒者,应立即脱离环境,常服以下食物:米醋、白扁豆、酱汁、绿豆汁、豆粉、冬瓜等。

5.中药中毒抢救后调护

(1)卧床休息,保持室内通风,注意保暖。

(2)饮食以清淡、流质、易消化者为主,吞咽困难者给鼻饲。

(3)做好口腔护理,以及压疮护理,鼓励患者勤翻身,逐渐增加活动量,防止并发症

(4) 注意呼吸道通畅,防止窒息。

(5) 保持二便通畅,如有导尿管应注意管路通畅,无菌操作。

(6) 对服毒者要有专人看护,防止再次服毒。

五、运动护理

我国传统的运动锻炼强调练形、练气和练意的协调统一,是具有"形神合一"特色的自我身心锻炼方法。运动锻炼是健身防病的重要措施。运动能够行气活血、疏通经络、强筋壮骨、滑利关节、强壮元气、增强体质;运动还可以健脾和胃、促进饮食的纳运吸收,使气血生化之源充足;适度的运动还有助于调和情志、提高睡眠质量。

我国的传统健身运动内容十分丰富,除一般性的散步和各种活动外,还有众多可以统称为气功的独特的运动锻炼方法,如五禽戏、八段锦、易筋经、内养功、松静功、太极拳等。

1. 运动护理的基本原则

(1) 以动为恒:人类的生命活动具有运动的特征。适度的运动能促进气血流畅,使筋骨坚实、神清气爽,增强机体抗御外邪的能力。若过于安逸,则易使气血郁滞,不仅不利于健康,甚至还能引发疾病。因此,应积极提倡适当的运动,对脑力劳动者尤其重要。

(2) 身心并重:动以养形,静以养神。动可强筋壮骨、滑利关节、行气活血、疏经通络,以壮形体;静能收心纳意,以养精神。只有做到动静结合、形神兼具,在情绪安宁和体内气机运行畅达的状态下运动锻炼,才能完整达到防病健体的目的。

(3) 相因相宜:运动要遵循相因相宜的原则,根据不同的体质、病证、个人爱好以及客观环境等选择适宜的运动时间、运动方式和运动量。运动量及运动难度应逐渐增加,并应适可而止,切不可勉强或操之过急。

一般来说,体弱、虚证的患者,应以静为主,辅以轻度活动;实证或急性病患者,在病情严重时应静卧休息,待症状减轻以后,可循序渐进地恢复活动;慢性病患者,症状不重时,可在病情允许情况下,到户外做适当运动,如散步、打太极拳等。运动调养贵在坚持,重在适度,要量力而行,循序渐进,持之以恒。

2. 气功 是我国特有的养生健身术和文化遗产之一。一般认为,气功是由古代导引术中的呼吸法衍化发展而来。古时多将气功称之为"导引"、"吐纳"、"摄生"等。气功对人体的健康有明显的促进作用。对于常人,气功可以防病强身、延年益寿;对于患者,气功可以治病健体、促进康复。气功疗法尤其适用于慢性病、老年病及大多数疾病的康复期。

(1) 气功的作用原理:气功能够起到培养正气、平衡阴阳、协调脏腑、疏通经络、活跃气机的作用,是一种以改善人体整体功能为目的的自我身心锻炼法。通过调身、调息、调神等方法使机体的"精、气、神"达到和谐统一。

(2) 气功的种类

1) 静功类:特点是练功时不做肢体运动,以调息、调神为主,即所谓"内练一口气",也叫"内功"。内功通过一定的练功姿势、呼吸方法和意守活动等手段,通过"外静内动,静中求动",使机体的功能在"静"的状态下,进行"内部"的锻炼,并进行主动的自我调节，从而对机体起到"自我调整"、"自我建设"和"自我修复"的作用。常见的内功有放松功、内养功、强壮功、站桩功等。

2) 动功类：特点是练功时必须做肢体运动，即所谓"外练筋骨皮"，亦叫外功。动功通过调身、调息和调神等锻炼手段，在大脑相对安静的状态下进行运动锻炼，是一种"外动内静，动中有静"，动静相兼的健身运动。动功的姿势有简有繁、运动量有大有小，各人可根据自身的身体情况和锻炼目的，选择适宜的功法。常见的动功有五禽戏、八段锦、易筋经、太极拳、保健按摩功等。

(3) 气功锻炼的主要方法

1) 调身：是指对练功的姿势和动作的调控，可以起到调畅气血、疏通经脉、强体壮力、柔筋健骨的作用。调身的姿势主要有4种，即坐式（平坐式、盘膝坐式）、卧式（侧卧式、仰卧式）、站式和行式。

调整姿势是气功锻炼的第一步。各类调身姿势均有一定的要求，如坐如钟、卧如弓、立如松、行如风等。调身总的要求是衣着宽松、舒适自然、形正体松、刚柔相济。

2) 调息：用意念去调整和控制呼吸的节律、频率和深度称为调息。调息要求在自然放松的前提下，做到使呼吸细、静、匀、长，随着练功深度的增加，逐步达到呼吸无声无息、出入绵绵。调息可以平衡阴阳、协调脏腑、疏通经络，是调神的重要手段和前提。调息主要有自然呼吸法和腹式呼吸法两类。①自然呼吸法：多为初练者用，呼吸深度较浅，主要是要求能用意念去锻炼呼吸运动，使呼吸做到柔和、均匀、细缓，达到意气相随。②腹式呼吸法：是一种深呼吸法，也是气功锻炼的主要调息法。呼吸时，舌体轻抵上颚，口齿轻闭，以鼻吸气，将气缓缓引至丹田（小腹随着吸气慢慢鼓起），自然地稍作停顿，尔后舌体放松，口齿微开，将气慢慢呼出，鼓起的小腹亦慢慢缩回。如此反复进行。

3) 调神：调神又叫调心，是在调身和调息的基础上调整意识，即通过"意守"使意识达到"入静"的状态。所谓"意守"，是指在身心放松的状态下，把意念集中到身体的某一部位，如意守丹田、意守命门、意守涌泉等；或把意念集中到体外的某一事物，如意守某一场景，某种花草、树木等；或默念某一字句，如"自己静"等，以帮助入静。所谓"入静"，就是通过意守，做到摈弃一切杂念，静思专想，继而进入无思无想的境界。"入静"是气功的最高状态。

调神是气功锻炼的中心环节，应贯穿于气功练功过程的始终。在调神的过程中要逐步达到身与意合，即动作与思想一致；意与气合，即以意领气，体内的气血能随着意识的支配而运动；气与力合，即呼气和吸气时，内脏相应地随之松弛和紧缩，能够用意和气来调整内脏功能。

(4) 气功锻炼的基本原则和注意事项

1) 有备而练：练功环境应整洁怡人，练功前应排除大小便，衣服领扣、腰带等都要放松，使全身无束缚感。练功时应背风，室内练功时要保持空气流通。功前应使自己心中无所牵挂，不要在过劳、过饱、饥饿和情绪不稳时练功，练功结束后不宜立即进食。

2) 量力而行：应根据体质决定练功种类和强度，先把基本功练好，逐渐由易到难。练功次数和每次练功时间的长短，根据各人情况的不同而有所差异。一般作为保健强身的锻炼，每天可练1~2次，每次30分钟左右。对于有病患者，每天也可练2~3次。每次练功时间，可由十几分钟开始，逐渐延长。应注意不能操之过急，只有持之以恒，才能慢慢收到练功的效果。

3) 松静自然：练功时的放松，不仅包括肢体肌肉的放松，而且还要做到精神上的放松。气功的"静"是最主要的，"入静"的成功与否，对气功效果的好坏关系很大。练功到一定程度，会出现一定的效应，如食欲增进，体重增加，肠鸣，口水增多，身出微汗，皮肤作痒，肌肉微动，躯体或意守部位产生温热感，产生头脑清晰、眼睛清亮和各种舒适的感觉等。这些效应的出现，因人而异，是以练功者内部条件为基础的。对出现的效应不要过分注意，没有效应也不必强求。总之，要以自然为贵。

4) 意气相随："意"指意念活动，"气"则是指呼吸之气和一身之气。气功通过意念活动的锻炼，对人体生理功能尤其是气机施加良好的影响。意气相随，就是以意念活动去影响呼吸运动和机体内部气的运动，使意念活动和气息运动一致。先用意念来调呼吸，做到柔、细、匀、长，进而用意念带领气的进行，从而达到"以意领气"、"意气相随"、"气息归元"的境地。

(5) 常用气功简介

1) 松静功：松静功属于静功的一种，对劳累后消除疲劳、恢复体力有很好的效果，特别对脑力劳动后恢复精力很有裨益。方法为：①姿势：坐式、站式和卧式均可，坐式两手自然放膝上，立式两手自然下垂，卧式时平卧，两手自然放身体两侧；②呼吸：从自然呼吸开始，逐步过渡到腹式深呼吸；③意守：可以意守丹田或意守外景；④功法：摆好姿势后，双目微闭，"目似垂帘"，宁神调息，随后开始放松入静。呼气时放松，并默念"松"字，吸气时暂停放松，并默念"静"字。从头部开始，自上而下，配合呼气，依次逐渐放松至肩胛部、肘部、手心、胸腹、丹田、骶髋部、下肢、两足心。待全身完全放松后，继续交替默念"松""静"二字，维持全身放松状态15～30分钟。收功时意想从身体各部把气息缓缓地聚集到丹田，即所谓"气息归元"。初学者在收功时，可将一只手的掌心按在脐部，另一手的掌心贴在这只手的手背上，两手同时自肚脐中心向左，由内向外、由小圈到大圈，缓慢地推转20～30圈，停稳于心窝部，稍停后，再从心窝向右，由外向内、由大圈到小圈，缓慢地推到相同的圈数，停稳于脐部。随后，轻搓两手睁开眼睛，活动身体，即可收功。

2) 保健按摩功：保健按摩功属于动功的范畴，具有功法易学、操作简便的特点，常做可以健身防病。方法为①姿势：坐式。可在床上盘坐或在椅凳上端坐，要求含胸拔背、口眼轻闭、宁息静神。②呼吸：自然呼吸或腹式呼吸。③意守：意守丹田。④功法：保健按摩功由多段组成，实际上是一个全身自我按摩的功法。练功者可以根据个人的具体情况和练功的环境条件选择全部或部分功法。

干沐浴：是以手掌作沐浴状，搓摩身体的各个部位，包括浴手、浴面、浴头、浴眼、浴鼻、浴臂、浴胸、浴腹、浴腿、浴膝等。现仅介绍浴手、浴头。浴手：两手合掌搓热，左右手互用手掌搓手背各20次。可使手上气血调和，十指灵敏，有助于经络畅通，便于以后做功。浴头：以双手掌自前额始，稍用力向上依次擦过头顶、头后、耳上、项部，再翻到下颌，向上擦面部，回到前额，为一次。共擦浴20次，可以促进诸阳上升、百脉调和、气血不衰、使人面色红润、少生皱纹。

旋眼：端坐凝神，两眼向左旋转5次，然后向前注视片刻，再向右旋转5次，前视片刻。有助于养睛明目。

鸣鼓：两手掌鱼际部紧按两耳孔，两手中间三指击头后枕骨20次。有助于醒脑聪耳,防止头晕耳鸣。

叩齿:牙齿上下叩合,叩齿 30 次,有助于坚固牙齿。

揉腹:两手相叠于腹部,围绕脐周转圈揉摩,一般按顺时针方向揉摩(右上左下),做 30 圈。有助于理气和胃、促进消化、解除腹胀便秘。

擦腰:两手搓热,自双侧腰眼,向下摩擦至尾骶部,往来 30 次。有助于强腰健肾,可防治腰背疼痛。

揉三里:以两手拇指分别在双侧足三里穴旋转按揉,左右转旋各 30 次。可健脾和胃,滋进后天之本,此为保健常用之法。

搓脚心:两手搓热,搓摩两脚心(涌泉穴)各 50 次。可引肾脏虚火及全身浊气下降,能疏肝养肾、降火安眠。

第二节　辨证施护

一、感冒

(一) 概述

感冒是感受触冒风邪所导致的常见外感疾病,临床表现以鼻塞、流涕、喷嚏、头痛、恶寒、发热、全身不适等为特征。四季均可发病,尤以冬春季节为多。

现代医学中的呼吸道多种感染性疾病,如普通感冒、流行性感冒、病毒性及细菌性感染所引起的上呼吸道急性炎症,可参考本病辨证施护。

(二) 病因病机

1. 六淫　"风为百病之长",因而外感为病以风为先导,风邪常夹其他病邪(如寒、湿、热、暑等)伤人。

2. 时行病毒　主要是指具有传染性的时行疫邪病毒侵袭人体而致病,多由四时不正之气、天时疫疬之气流行而造成。其致病特点为发病快、病情重、有广泛的流行性,且不限于季节性,而六淫又易夹时行病毒伤人。

感冒主要是风邪兼夹时令之气侵袭人体,至于感邪后是否发病,又和机体正气的强弱有着密切的关系。其病机关键在于邪犯肺卫,卫表失和。

(三) 一般护理

1. 生活起居　病室宜安静、整洁,每日定时开窗通风,减少探视,注意休息。时行感冒患者要按呼吸道传染病予以隔离。

2. 情志护理　向患者介绍该病的发生与转归,使之思想上既不轻视感冒,又不顾虑重重,从而积极配合治疗。

3. 饮食护理　宜清淡、易消化的流质、半流质,多饮水,多食水果、蔬菜,保持大便通畅。忌油腻、辛辣及酸性食物,戒烟、酒。

4. 用药护理　中药汤剂一般宜温服,发散表邪的中药宜武火轻煎、热服。服药后宜稍加衣被,促使患者微微汗出;汗出后应及时用毛巾擦干汗液,更换内衣,尤应避风。

5. 病情观察

(1) 应定时测量体温,观察热型变化,体温较高者应卧床休息。若患者高热持续不退,或体温大起大落,或持续性潮热,均应及时、正确记录,并报告医师。

(2) 一般患者无汗或出汗不多,服发散药后可微微汗出,热解后汗止。若年老体虚、大汗淋漓,应注意有无虚脱;如汗出热不解者,应注意有无合并症,并及时报告医师。

(3) 发热患者脉象为浮数,病情好转时脉象应转为平和之缓脉。若体温与脉象不相符,如热解后而脉象仍浮数或洪大时,应及时报告医师,并遵医嘱协助处理。

(4) 发热时偶有谵妄,若出现持续神昏或精神不振,应属危重之象,立即报告医师。须加强口腔护理,餐前、餐后可用中西药药液漱口,防止口腔感染。

6. 运动护理 积极参加体育锻炼,以增强体质。提倡用冷水洗脸,冷敷鼻部,以增强机体耐寒能力。

(四) 辨证施护

本病的护治原则主要是解表达邪。风寒证为辛温发汗;风热证辛凉清解;暑湿证清暑祛湿解表;虚体感邪则应扶正与解表并施。

1. 风寒感冒 恶寒重,发热轻,无汗头痛,肢体痛楚,鼻塞声重,时流清涕,咽痒咳嗽,痰稀薄色白,口不渴或喜热饮,苔薄白而润,脉浮或浮紧。

(1) 方用荆防败毒散辛温解表,药宜轻煎热服,药后加衣盖被,可食热粥以助力。

(2) 若汗出不畅者,可针刺大椎、曲池穴以透邪发汗。

(3) 注意观察病情,保暖防寒。

2. 风热感冒 身热较著,微恶风,汗泄不畅,头胀痛,鼻塞,流黄浊涕,口渴欲饮,咽喉红肿疼痛,咳嗽,痰黄黏稠,苔薄黄,脉浮数。

(1) 方用银翘散加减辛凉解表,病情轻者可1日1剂,2~3次服用;重者1日2剂,每6小时服1次。

(2) 高热者可予物理降温,警惕热盛动风致惊厥。

(3) 饮食宜清淡易于消化,忌食油腻、辛辣食物。

(4) 保持大便通畅,便秘者服用麻仁丸,或番泻叶泡水代茶饮。

3. 暑湿感冒 身热,微恶风,汗少,肢体酸重或疼痛,头昏重胀痛,咳嗽痰黏,鼻流浊涕,心烦口渴,或口中黏腻,渴不多饮,胸闷,泛恶,小便短赤,舌苔薄黄而腻,脉濡数。

(1) 室内凉爽通风,保持空气新鲜流通。

(2) 汤剂可用新加香薷饮清暑、祛湿、解表。

(3) 可用鲜藿香、鲜佩兰洗干净后用开水泡代茶饮;或用薏苡仁、绿豆煮汁饮用,有利于湿邪从小便排出。

(4) 饮食清淡易消化;忌食油腻、甜食、生冷食物。

(5) 头身疼痛较重者,可采用刮痧疗法。

4. 体虚感冒

(1) 气虚感冒:经常感冒,反复不愈,恶寒重重,有发热、咳嗽,咳痰无力,气促,倦怠,舌淡苔白,脉浮无力。

1) 生活起居要有规律,劳逸适度。

2) 汤剂可选参苏饮益气解表,或平时常服参苓白术散,以健脾补肺。

3）饮食宜选用温补而易于消化吸收的食物，如山药粥、黄芪粥、红枣等。

（2）阴虚感冒：头痛身热，微恶风寒，少汗，头昏，心烦，口干，干咳少痰，舌红少苔，脉细数。

1）汤剂选用加减葳蕤汤滋阴解表，服药后要观察汗出情况，微汗即可。

2）平时或患病期间，皆应节制房事，清心寡欲。

3）饮食宜食清补之品，如甲鱼、银耳、海参等；忌食辛辣、烟酒等刺激性食物。

（五）预防与调养

1. 气候突变时　要注意保暖，坐卧须防外邪。
2. 空气与环境　保持室内空气流通，或选用食醋熏蒸法、消毒香熏法等空气消毒。
3. 预防给药　时行感冒流行期间，可用板蓝根冲剂预防给药。

二、咳嗽

（一）概述

咳嗽是指肺气上逆作声，咯吐痰涎而言，为肺系疾病的主要证候之一。分别言之，有声无痰为咳，有痰无声为嗽，一般多痰、声并见，故以咳嗽并称。

咳嗽既是具有独立性的病证，也是肺系多种疾病中的一个症状。本篇讨论范围重点在于以咳嗽为主要表现的病证。现代医学中的上呼吸道感染、支气管炎、支气管扩张、肺炎、肺结核等表现以咳嗽为主症者，均可参照本病进行辨证施护。

（二）病因病机

咳嗽的病因有外感与内伤两大类，外感咳嗽为六淫外邪入侵肺系；内伤咳嗽为脏腑功能失调，内邪干肺。病机关键在于肺失宣肃、肺气上逆而作咳。

1. 外感　外感六淫，从口鼻或皮毛而入，使肺气被束、肺失肃降。气逆于上而咳；六淫之中，以风为先导，其他邪气常与风邪相兼为患。

2. 内伤　总由脏腑功能失调、内邪于肺而成。可分为脏腑自病或他脏病变累及于肺两端。

（1）肺脏虚损：多由素体亏虚，或久病小愈，肺脏虚弱，阴伤气耗，肺不能主气，消肃之令不行，肺气上逆而咳。

（2）肝火犯肺：情志不畅，肝失条达，气郁化火，气火循经犯肺，发生咳嗽。

（3）痰湿犯肺：脾不健运，饮食不能化生精微，以致痰浊滋生，上贮于肺，雍塞肺气，导致咳嗽。

（三）一般护理

1. 生活起居　病室宜安静、整洁，每日定时开窗通风，咳嗽剧烈者应多休息，痰多者取侧卧位，并经常更换体位，促使痰液排出，必要时可协助翻身拍打。咳嗽兼喘者，取半卧位。

2. 情志护理　内伤久咳，缠绵反复，易产生忧虑情绪，应做好开导、劝解工作，解除忧虑。

3. 饮食护理　予清淡、易消化、富有营养的饮食，鼓励多饮水，以保持呼吸道湿润，有利于痰液排出。忌食辛辣、刺激、过咸、过甜、油腻之品。

4. 用药护理 中药汤剂一般宜温服,咳甚影响休息者,遵医嘱服镇静剂。

5. 病情观察

(1) 观察咳嗽的声音、时间、特点,痰液的性质、量、黏稠度、颜色、气味、有无分层等,剧烈咳嗽者须防止眩晕的发生。

(2) 痰多咳嗽无力者应协助翻身拍背,以助排痰。咳甚者遵医嘱配合针灸、拔罐和中西药物雾化吸入等治疗方法,以利于止咳祛痰。或用生梨一个,去皮、心,加冰糖适量蒸熟后服用,以助化痰止咳。痰多呼吸有臭味者,应加强口腔护理,可遵医嘱用中西药药液漱口。

(3) 呼吸困难者可取半卧位,遵医嘱氧气吸入。

6. 运动护理 可行保健按揉法,按揉鼻翼两侧迎香穴。增强体质,锻炼身体配合气功或呼吸操等。

(四) 辨证施护

咳嗽的辨证,首当区别外感与内伤。一般而言,外感咳嗽起病急、病程短,常伴有卫表不和的症状;内伤咳嗽起病慢、病程长,常伴有脏腑虚损或功能失调的症状。

咳嗽的护治原则,应分邪正虚实而论。外感咳嗽属邪实,当以祛邪利肺为主;内伤咳嗽邪实与正虚并见,当标本兼顾,治以祛邪止咳,扶正补虚。

1. 外感咳嗽

(1) 风寒袭肺:咳嗽声重,气急,咽痒,咳痰稀薄色白,常伴有鼻塞、流清涕、头痛、肢体酸楚、恶寒发热、无汗等表证,苔薄白,脉浮或浮紧。

1) 室内应偏暖,空气新鲜,切忌当风受凉。

2) 汤药宜热服,选用三拗汤、止嗽散加减,以疏风散寒、宣肺止咳。药后加盖衣被或同时进食热饮,以助微汗。

3) 忌食生冷瓜果及肥甘厚味之品。

(2) 风热犯肺:咳嗽频剧,气粗,或咳声嘶哑,喉痒咽痛,咳痰不爽,痰黏稠或色黄,咳时汗出,常伴有鼻流黄涕、口渴、身热等表证,舌苔薄黄,脉浮数。

1) 方用桑菊饮疏风清热,宣肺化痰。

2) 保持大便通畅。

3) 发热者,可配合针刺大椎、曲池、丰隆、肺俞穴等。

4) 饮食宜清淡,可食用梨、枇杷等新鲜水果。忌食辛辣、烟酒、刺激性食物。

(3) 风燥伤肺:干咳频作,连声作呛,咽喉干痛,唇鼻干燥,无痰,或痰少而粘连成丝,不易咳出,痰中带血丝,口干,初起可伴有鼻塞、头痛、微寒身热等表证,苔薄白或薄黄,质红,干而少津,脉浮数。

1) 本型疏风清肺,润燥止咳宜用桑杏汤加减,汤药宜少量多次服用。

2) 痰中带血者,可用鲜小蓟或白茅根煎水代茶;干咳无痰,或痰少难出者,可用梨炖白蜜服用。

3) 饮食宜清凉润肺食品,如梨粥、藕粥、荸荠等。忌食辛辣温燥之品。

2. 内伤咳嗽

(1) 痰湿犯肺:咳嗽反复发作,咳声重浊,痰多,因痰而咳,痰出咳平,痰黏腻或稠厚成块,色白或黄灰色,胸闷,脘痞,呕恶,食少,体倦,大便时溏,苔白腻,脉濡滑。

1) 健脾燥湿、化痰止咳,宜用二陈汤、三子养亲汤加减。

2) 痰多不易咯出者,协助排痰,拍背助咳或超声雾化吸入。

3) 饮食宜清淡,宜用健脾化痰之食疗方,如薏米粥、山药粥、橘红糕等。忌食甘甜油腻之物,以免助湿生痰。

(2) 痰热郁肺:咳嗽气息粗促,或喉间有痰声,痰多质黏或稠黄,咯吐不爽,或吐血痰,胸胁胀满,咳时引痛,面赤,或有身热,口干欲饮,舌红,苔薄黄腻,脉滑数。

1) 方用清金化痰汤,清热化痰肃肺。

2) 痰多者可服竹沥水以化痰清热;痰中带血者可予鲜茅根15 g煎汤送服,并用三七粉2～3 g。

3) 饮食宜清淡,忌辛辣香燥助热动火之品。

(3) 肝火犯肺:上气咳逆阵作,咳时面赤、咽干,常感痰滞咽喉,咯之难出,量少质黏,胸胁胀痛,咳时引痛,口干苦,可随情绪波动而增减,舌苔薄黄少津,脉弦数。

1) 清肺平肝、顺气降火,选用加减泻白散合黛蛤散。

2) 加强情志护理,避免不良刺激。

3) 注意观察咳痰情况,痰中有血或为血痰者,及时报告医师。

(4) 肺阴亏耗:干咳,咳声短促,痰少黏白,或痰中夹血,或声音逐渐嘶哑,口干咽燥,或午后潮热颧红,手足心热,盗汗,神疲,舌质红,少苔,脉细数。

1) 滋阴润肺、止咳化痰,宜用沙参麦冬汤加减。

2) 病室应温度略低,湿度略高,注意休息,可适当户外活动。

3) 痰中带血者或有血痰者,遵医嘱可予白及粉、三七粉、云南白药,用白茅根水或藕节水送服。

4) 饮食宜清淡而富有营养,如桑葚、黑芝麻、甲鱼等,或沙参、麦冬煎水代茶饮。

(五) 预防与调养

1. 防寒保暖　避免外邪侵袭,若已有感冒迹象者,可服用姜糖水或解表药以驱邪外出。

2. 饮食　戒烟,忌食辛辣油腻之品。

三、水肿

(一) 概述

水肿是指体内水液潴留、泛溢肌肤引起的以眼睑、头面、四肢、腹部甚至全身水肿,严重者可伴有胸腔积液、腹腔积液。水肿有阴水、阳水之分,阳水易治,阴证难除,久则反复发作,不易速愈,甚至危及生命。

西医学的急、慢性肾小球肾炎,以及肾病综合征、充血性心力衰竭、内分泌失调和营养障碍等疾病引起的水肿,均可参照本节进行护治。

(二) 病因病机

水肿的病因病机如下所示。

综上,水不自行,赖气以动,故水肿一证是全身气化功能障碍的一种表现,乃肺、脾、肾三脏功能失调所致,而"其权尤重于肾"。

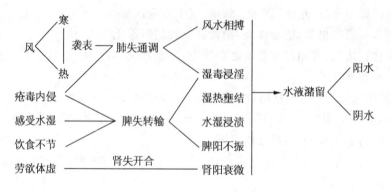

(三)一般护理

1. 生活起居　病室宜整洁、安静、空气流通,避免直接当风。症状较重者注意休息,减少活动。

2. 情志护理　要做好耐心、细致的心理护理,让患者了解七情与疾病之间的关系。

3. 饮食护理　予低盐饮食,血压较高、水肿明显时予无盐饮食,宜食软饭,忌食辛辣、刺激之品和海腥类发物。饮水量应根据患者每日尿量而决定。

4. 用药护理　掌握给药时间,中药汤剂少量分次服用。使用利尿剂或中药利水汤剂时,注意观察药物的不良反应。

5. 病情观察

(1)观察24小时液体出入量、体重。有胸、腹腔积液者,观察呼吸、脉率、血压及腹围。

(2)使用利尿剂者,应观察尿量及水、电解质的情况。

(3)保持口腔卫生。观察口腔黏膜有无溃疡、真菌感染。口腔溃疡者,遵医嘱用中西药液漱口。

(4)做好皮肤护理。长期卧床者应定时翻身。阴囊水肿严重者,可使用阴囊托,避免摩擦。

6. 运动护理　根据病情适当进行体育锻炼,增强机体抗邪能力。

(四)辨证施护

水肿辨证当以阴阳为纲,阳水起病较急,水肿多由上而下,继及全身,肿处皮肤绷紧光亮,按之凹陷即起;阴水病势较缓,肿多由下而上,继及全身,肿处皮肤松弛,按之凹陷不易恢复,甚则按之如泥。

水肿的护治原则:阳水多实,当予祛邪,常用发汗、利尿、攻逐之法;阴水多虚或本虚标实,可扶正祛邪、健脾温肾而利水;若肿久不退,宜配用活血化瘀法治之。在应用攻逐法时,药宜浓煎,少量频服,观察用药效果及药后反应,中病即止。

1. 阳水

(1)风水泛滥:先见眼睑及颜面水肿,继则四肢、全身皆肿,来势迅速,兼见恶风、发热、小便不利、苔薄、脉浮。偏于风寒者,兼恶寒、咳喘、脉浮紧;偏于风热者兼咽喉红肿疼痛、舌红、脉浮滑数。

1)方用越婢加术汤疏风解表,宣肺利水。汤药不宜久煎,宜热服,药后可给热饮料,或盖被安卧,以助药力。观察汗出情况及尿量变化。

2) 观察水肿的部位、起始部位、程度、消长规律,以及小便的量、色、次数,记录24小时液体出入量。

(2) 湿毒侵淫:眼睑头面水肿,延及全身,身患疮痍,甚者溃烂,尿少色赤,伴恶风、发热、舌红、苔薄黄、脉浮数或滑数。

1) 麻黄连翘赤小豆汤合五味消毒饮加减,以宣肺解毒,利湿消肿。

2) 保持皮肤清洁,预防肌肤疮疖。

3) 忌膏粱厚味、辛辣、醇酒等食物,选食豆类、瓜类、菠菜、菠萝、香蕉等。高热者予以素流质或半流质。

(3) 水湿浸渍:起病缓,病程长,全身水肿,按之没指,小便短少,身重体倦,胸闷,纳呆,泛恶,腹胀,苔白腻,脉沉缓。

1) 五皮饮合胃苓汤加减,以健脾化湿、通阳利水。

2) 病情严重者取半卧位,适当抬高下肢,以减轻水肿。

3) 饮食宜健脾、利水、渗湿之品。适当限制水的摄入量。常食薏苡仁粥、鲤鱼赤豆汤、茯苓皮饮等。

(4) 湿热壅结:遍体水肿,肿势多剧,皮肤绷紧光亮,胸脘痞闷,烦热口渴,小便短赤,大便干结,舌红,苔黄腻,脉沉数。

1) 清热利湿、疏理气机可疏凿饮子加减。汤药宜饭前温服。

2) 遵医嘱定时测腹围、量体重,用攻下逐水药后注意观察,记录大便次数。

3) 饮食清淡、富营养。水肿严重者予低盐或无盐饮食。可常服冬瓜粥、车前饮。

4) 保留灌肠如大黄60g、牡蛎30g,合煎为100~200ml,灌肠后记录大便次数,使水邪从大便而泄。

2. 阴水

(1) 脾阳不振:身肿,腰以下为甚,按之凹陷难复,脘闷纳减,尿清便溏,畏寒肢冷,面色萎黄,神倦乏力,苔白腻或白滑,脉沉缓或沉迟。

1) 代表方实脾饮加减,以温阳健脾、利水祛湿。汤药饭前温服。

2) 饮食富营养,予渗湿利尿之品。少食产气食物,如牛奶、豆类、红薯等。

3) 宜灸不宜针,可行温热疗法,如药熨、热敷等。

(2) 肾虚水泛:面浮身肿,腰以下为甚,按之凹陷不起,心悸喘促,腰冷酸痛。尿少或反增多怯寒肢冷,神疲倦怠,面色灰黯,舌淡胖,苔白,脉沉细弱。

1) 代表方真武汤加减,以温肾助阳,化气行水。

2) 注意病情变化,如有心悸、喘促、呕恶、尿闭等症,及时报告医师。

3) 禁忌房事。居室温暖,避免潮湿阴冷。

4) 饮食富营养,予补肾利水之品。多食动物内脏、紫河车、乳类、黑芝麻、核桃等。

(五) 预防与调养

1. 注意清洁卫生 防止疖肿、疮疖而诱发水肿。积极防治痰饮、心悸、哮喘等病证,以预防水肿的发生。

2. 饮食 中医历代医家重视水肿忌盐,肿退后再逐渐加量,但仍应偏淡饮食。忌食海鱼、虾蟹、辛辣刺激食物。

3. **健康性生活** 节欲保精,勿妊娠。

四、中风

(一) 概述

中风亦称"卒中",是以猝然昏仆、不省人事,伴口眼㖞斜、半身不遂、语言不利或不经昏仆而仅见口眼歪斜为主症的一种疾病。因其起病急骤,见证多端,变化迅疾,与风性善行数变的特征相似,故以中风名之。本病多见于中老年人。四季皆可发病,但以冬春两季最为多见。根据脑髓神机受损程度的不同,有中经络、中脏腑之分,并有相应的临床表现。

现代医学中的脑出血、脑血栓形成、脑栓塞、脑血管痉挛、蛛网膜下隙出血等多种脑血管疾病与中风的临床表现相似。脑血管病主要包括缺血性和出血性两大类型。不论是出血性还是缺血性脑血管病均可参考本病辨证施护。

(二) 病因病机

1. **积损正衰** 年老体弱,肝肾阴虚,肝阳偏胜;或思虑劳心,阴亏于下,肝阳亢胜,阳化风动,气血并逆,上蒙元神而发中风。
2. **痰浊内生** 嗜酒肥甘,或劳倦伤脾,或肝阳素旺,横逆犯脾,脾失健运,痰湿内生,痰热或痰郁挟肝风,横窜经络,蒙蔽清窍,发为中风。
3. **情志失调** 五志过极,心火暴胜,肝阳暴张,风火相煽,气血逆乱,上冲犯脑,突发中风。
4. **气虚邪中** 气血不足,脉络空虚,风邪入侵,中于经络;气血痹阻,肌肉筋脉失于濡养而发病。

(三) 一般护理

1. **生活起居** 病室保持安静,室内空气新鲜,寒温适宜,起病初期应绝对卧床休息,取适宜体位。中经络者宜去枕平卧,中脏腑者头部略高,避免不必要的搬动。
2. **情志护理** 中风患者的生活自理能力受到限制而处世消极,多生忧思恼怒,忧思伤脾,恼怒伤肝,肝主疏泄,调理气机,脾主四肢肌肉,为后天之本。因此,情志失调会对患者带来严重影响,所以医护人员要经常与患者交谈,及时掌握患者的心理状态,一旦发生情绪异常,要给予精神上的鼓励和安慰,使其树立战胜疾病的信心。
3. **饮食护理** 应以低脂肪、高维生素、高粗纤维、清淡易消化的食物为主,如水果、蔬菜和鱼类等;忌肥甘、辛辣易刺激之品。禁烟酒,同时应保持患者大便通畅。应多食一些含粗纤维的食物,必要时每餐进食后按摩腹部天枢穴 15~30 分钟或番泻叶 2g 冲茶口服,每日 3 次,预防便秘,对已发生便秘患者可经开塞露或甘油栓通便,必要时亦可给予低压少量灌肠,防止病情加重。昏迷及吞咽困难者应给予鼻饲流质饮食,如牛奶、菜汤、米汤、豆浆、藕粉等。
4. **用药护理** 中药汤剂一般宜温服。向患者说明药物名称、剂量、用法及可能出现的不良反应,同时嘱患者及时与医护人员沟通,以利有效调整治疗方案。
5. **病情观察** 密切观察患者的生命体征:神志、面色、瞳孔、呼吸、体温、血压、舌苔、脉象、皮肤、汗出、二便、四肢情况等变化,并作好记录,有异常情况及时报告医师。

(四) 辨证施护

中风急性期可分为中经络与中脏腑两大类,中经络一般无神志改变而病轻,护治原则以平肝息风、化痰祛瘀通络为主,以预防并发症的发生,促进语言和肢体的功能康复;中脏腑常有神志不清而病重,护治原则以息风泻火、豁痰开窍为主。若急性期的症状超过半年以上仍未康复,则属中风后遗症。

1. 中经络

(1) 肝阳暴亢,风火上扰:半身不遂,口角㖞斜,舌强语謇,或不语,偏身麻木。眩晕头痛,面红耳赤,口苦咽干,心烦易怒,尿赤便干,舌质红或红绛,舌苔薄黄,脉弦有力。

1) 平肝泻火,息风通络宜用天麻钩藤饮加减。

2) 保持环境安静,避免噪声和一切不良刺激。

3) 入睡困难、烦躁不安者,可睡前按摩涌泉穴。

4) 饮食宜清淡甘寒,如绿豆、冬瓜、橘、梨等。忌食羊肉、狗肉、韭菜、大蒜、葱等辛香走窜之品。

(2) 风痰瘀血,痹阻脉络:半身不遂,口舌㖞斜,舌强语謇,或不语,偏身麻木。兼并头晕、目眩,舌质暗淡,舌苔薄白或白腻,脉弦滑。

1) 汤剂选用半夏白术天麻汤,以祛风化痰通络。

2) 眩晕重者,应卧床休息,防止摔倒。

3) 饮食宜食藕、香菇、梨、桃等。忌食羊肉、狗肉、牛肉等。

2. 中脏腑 中脏腑是中风的危急重症,以突然昏仆、不省人事、半身不遂,或以九窍闭塞为主症,有突然起病,也有从中经络变化而来。

(1) 风火上扰清窍:神志恍惚,迷蒙,半身不遂,肌体强痉拘挛,烦躁不安,便干便秘,舌质红绛,苔黄或黄腻,脉弦滑而数。

1) 汤剂羚羊钩藤汤加减以清热息风,辛凉开窍,急用清开灵注射液静脉滴注,亦可灌服紫雪丹或安宫牛黄丸。

2) 强痉的肌体可轻轻按摩,保持功能位置,切忌强劲拉伸,以防损伤肌肉或骨折。躁动不安者,应将指甲剪短,双手握软物,并加床档,以免自伤或跌下。

3) 便秘者可用生大黄 1～3 g 装胶囊口服或溶化鼻饲,以通腑泄热;小便闭者,应导尿或用针刺法利尿。

4) 饮食清淡并进流质,如绿豆汤、萝卜汤、西瓜汁等鼻饲。

(2) 痰湿蒙闭心神:昏迷,半身不遂,兼见四肢松懈,瘫软不稳,甚则面白唇暗,四肢逆冷,痰涎壅盛,舌质暗淡,舌苔白腻,脉沉滑或沉缓。

1) 可先灌服或鼻饲苏合香丸辛温开窍,汤剂用涤痰汤加减温阳化痰,醒神开窍。

2) 防止肢体废用,要保持肢体功能位置,防止足下垂和肩关节脱臼。

3) 做好口腔护理和皮肤护理,防止口腔感染和压疮的发生。

4) 饮食宜偏温性食物,可用萝卜、油菜、南瓜等做成汤类的流质食物。

(3) 痰热内闭心窍:起病骤急,神昏,昏聩,鼻鼾痰鸣,半身不遂,肌体强痉拘急,两手握固,牙关紧闭,项强身热,躁扰不宁,甚则手足厥冷,频繁呃逆,呕血,舌质红绛,舌苔黄褐而干,脉弦滑数。

1) 以清热化痰、醒神开窍为护治原则,方用羚羊角汤加减,或清开灵注射液静脉滴注,亦可灌服紫雪丹。鼻饲给药及进食。

2) 本证病情凶险,应严密观察病情。若有频繁呃逆、呕血及戴阳证的出现,配合医师做好抢救的工作。

3) 神昏高热时,可用物理降温,如头枕冰袋、乙醇(酒精)擦浴。或针刺人中、百会穴、三棱针点刺十二井穴出血,以泄热开窍。

(4) 元气败脱,心神散乱:突然神昏,昏聩,肌体瘫软,兼见手撒肢冷,目合口张,鼻鼾息微,遍身冷汗,二便自遗,舌痿,舌质紫暗,苔白腻,脉沉缓或沉微欲绝。

1) 灌服或鼻饲参附汤,以益气固脱,回阳救逆,或用人参、附子煎汤鼻饲或参附注射液、生脉注射液静脉滴注。

2) 以石菖蒲浸液湿纱布敷盖口部,即有开窍、宁心、安神之功,又能湿润空气,清洁口腔。

3) 可用艾绒灸神阙、气海、关元等回阳固脱。

3. 恢复期

(1) 半身不遂:可分为气虚血滞、脉络瘀阻和肝阳上亢,脉络瘀阻两型。气虚血滞、脉络瘀阻型症状除半身不遂、肢体软瘫外,伴有语言蹇涩,口眼歪斜,面色萎黄或暗淡无华,舌歪质淡紫,或有紫斑,苔薄白,脉细涩或细弱。护治原则为益气养血、化瘀通络,方用补阳还五汤加减。肝阳上亢、脉络瘀阻型症状除半身不遂、患肢僵硬拘挛变形外,伴有舌强言蹇,发音不正,面赤耳鸣,眩晕,头痛,急躁易怒,哭笑无常,舌歪舌红绛,苔黄,脉弦硬有力。护理原则为平肝潜阳,息风通络,方用镇肝息风汤加减。

1) 功能锻炼要有规律,循序渐进。

2) 患肢僵硬拘挛变形者,护理与按摩时手法要轻。

3) 半身不遂的功能锻炼如下:①无自主能力运动的患者,功能锻炼可选用推拿按摩法、针灸与点穴法。推拿按摩法用摩法、滚法、捶拍法、拿捏法、摇法、拔伸法等。对上下肢、手足、肩背、臀、腿等部位施术,舒筋活络。针灸与点穴法可选曲池、外关、合谷、环跳、阳陵泉、足三里、解溪、昆仑配太阳、下关、颊车、委中、承山、阴陵泉、三阴交等穴;②自主运动能力不全者,可增加床上运动经脉法和上肢运动:床上运动经脉有自我屈伸运动、床上拉绳起坐、健侧拉患侧。上肢运动有抬肩、摸耳、借助健身圈、健身球等练功;③恢复操,如呼吸、拍打、划臂、抬腿、摇体、抓住床弓步、轮替握掌、踏步、抓住床下蹲、离床独步行走等运动;④气功法:多选用类似放松功的"意气功"为主,或用气功点穴按摩和外气导引,有助于疏通经络、调畅气血、促进康复。

(2) 语言不利:舌强言蹇,或音暗失语,口眼歪斜,伴有肢体麻木或半身不遂、心悸、气短,舌歪质暗或淡,脉弦滑或沉细。

1) 解语丹或地黄饮子加减,以搜风化痰开窍,肾精亏者滋肾利窍。

2) 语言功能锻炼,每日定时训练患者发音。

3) 针刺廉泉、哑门、承浆、大椎等穴。

(3) 口眼歪斜:口眼歪斜,或舌歪,语言不利,口角流涎,拒绝不利,患侧眉低眼垂,舌苔白腻,脉弦滑。

1) 牵正散加减,以祛风除痰通络。

2) 口眼歪斜可用针刺或按摩地仓、颊车、下关、太冲、合谷、内庭等穴。

3) 眼歪斜可针刺或按揉太阳、阳白、鱼腰、攒竹、承泣、风池、昆仑等穴。

4) 穴位外贴药物,以祛风活血通络,如白附子、蝎尾各 15 g、僵蚕 30 g 共研细末,酒调涂患处。

(五) 预防与调养

1. **先兆症状的早期治疗** 若见眩晕、目花、抽搐等症,为肝阳上亢、肝风内动,应予以平肝息风之法护治。若见痰浊壅滞、眩晕头重、肢体麻木等证时,宜化痰通络之法护治。若头晕目花、腰膝无力等肾虚证者,护治以补肾通络。

2. **有先兆症状出现时** 可应用针灸、按摩、气功等方法治疗。

3. **调养** 预防中风和复中应注意慎起居,调情志,节饮食。

五、黄疸

(一) 概述

黄疸是由于感受湿热疫毒等外邪,导致湿浊阻滞,脾胃肝胆功能失调,胆液不循常道,随血泛溢引起的以目黄、身黄、尿黄为主要临床表现的一种肝胆病证。其中目睛黄染为本病的重要特征。根据其病机特点和临床表现,黄疸有阴黄、阳黄之分,急黄乃阳黄之重症,应及时救治。

现代医学中的肝细胞性黄疸、阻塞性黄疸、溶血性黄疸、病毒性肝炎、肝硬化、胆石症、胆囊炎、钩端螺旋体病、某些消化系统肿瘤,以及出现黄疸的败血症等,若以黄疸为主要表现者,均参考本病辨证施护。

(二) 病因病机

1. **外感时邪** 外感湿浊、湿热、疫毒等时邪自口而入,蕴结于中焦,脾胃运化失常,湿热熏蒸于脾胃,累及肝胆,以致肝失疏泄,胆液不循常道,随血泛溢,外溢肌肤,上注眼目,下流膀胱,使身目小便俱黄,而成黄疸。若疫毒较重者,则可伤及营血,内陷心包,发为急黄。

2. **饮食所伤** 饥饱失常或嗜酒过度,皆能损伤脾胃,以致运化功能失职,湿浊内生,随脾胃阴阳盛衰或从热化或从寒化,熏蒸或阻滞于脾胃肝胆,致肝失疏泄,胆液不循常道,随血泛溢,浸淫肌肤而发黄。

3. **脾胃虚弱** 素体脾胃虚弱,或劳倦过度,脾伤失运,气血亏虚,久之肝失所养,疏泄失职,而致胆液不循常道,随血泛溢,浸淫肌肤,发为黄疸。

4. **积聚日久** 肝胆结石、积块瘀阻胆道,胆液不循常道,随血泛溢,也可引起黄疸。

5. **砂石、虫体阻滞胆道** 湿热煎熬,结成砂石,留于胆府,阻于胆道;或湿热内郁,脾胃功能失调,蛔虫不伏于肠而上窜,阻滞胆道,胆汁外溢而致黄疸。

黄疸形成的关键是湿邪为患。病位在脾胃肝胆,脾胃运化失健,肝胆疏泄失常,胆汁不循常道,外溢肌肤,下流膀胱而见身目小便俱黄。

(三) 一般护理

1. **生活起居** 病室宜安静、整洁,每日定时开窗通风。

2. **情志护理** 向患者讲清道理,使患者从自身疾病的束缚中解脱出来,而不要为某些症状的显没而惶惶不安,忧虑不宁。

3. 饮食护理 饮食随不同疾病而异,一般给予高蛋白、高糖、高维生素、低脂肪饮食,严禁饮酒。阳黄患者适合软食或半流质饮食,以起到补脾缓肝的作用。禁食酒、辛热及油腻之品。阴黄患者也应进食富于营养而易消化的饮食,禁食生冷、油腻、辛辣之品,不吃油炸、坚硬的食物,避免损伤血络。黄疸恢复期,更忌暴饮暴食,以防重伤脾胃,使病情加重。

4. 用药护理 中药汤剂一般宜温服。向患者说明药物名称、剂量、用法及可能出现的不良反应,同时嘱患者及时与医护人员沟通,以利有效调整治疗方案。

5. 病情观察

(1) 注意观察患者的皮肤、巩膜的黄染进退程度,大小便的色、质、量,以及全身症状等情况,测量体温、脉搏,及时留送大小便标本化验。

(2) 密切观察病情变化,黄疸加深或皮肤出现紫斑为病情恶化之兆;若烦躁不安、神志恍惚,脉象变为微弱欲绝或散乱无根,为欲脱之征象,应及时抢救。

(3) 有皮肤瘙痒者,应穿柔软、清洁的衣服,可用温水擦浴,涂以止痒剂;剪去指甲,严防抓破,以免引起继发感染。

(四) 辨证施护

黄疸的辨证,应以阴阳为纲,因于湿热蕴结者谓之阳黄,因于热毒内伏者谓之急黄,因于寒湿阻滞者谓之阴黄。护治的基本原则是化湿邪、利小便。阳黄者清热利湿退黄,临证酌配通腑泄湿之法,使湿热由大便而泄;阴黄者温中化湿,酌配培补气血、舒肝活血等法;急黄热毒炽盛、邪入心营者,又当以清热解毒、凉营开窍治之。

1. 阳黄证 其色鲜明如橘皮,起病急,病程短,多属热证、实证。

(1) 热重于湿:身目俱黄,黄色鲜明,发热口渴,或见腹部胀满,心中懊恼,恶心,口干苦,小便黄赤,大便秘结,舌苔黄腻,脉弦数或滑数。

1) 可用茵陈蒿汤清热利湿,解毒散结。

2) 观察二便、巩膜及全身的颜色和伴随症状,确定黄疸的顺与逆。

3) 阳黄多具传染性,其中少数不传染,例如发热,右上腹痛,皮肤巩膜有黄染,大便色白者,要根据确诊后是否隔离。对有传染性的患者,要严格执行消化道和血液的隔离防护,按时消毒餐具、衣物和居室,并限制患者活动范围。

4) 饮食宜偏凉、清淡、易消化之品,忌海腥、辛辣、醇酒等食物。可食西瓜、梨、藕、薏米等。常食黄花菜饮、栀子仁粥。

(2) 湿重于热:身目皆黄,黄色不如前者鲜明,头重身困,身热不扬,胸脘痞满,恶心呕吐,食欲减退,腹胀,便溏,口中黏腻,舌苔厚腻微黄,脉濡滑或滑缓。

1) 可用茵陈五苓散,以利湿化浊、清热退黄。

2) 饮食偏湿为佳。阳黄者易消退,食欲随即恢复,故当逐渐增量,由少到多,勿恣食,防食复。

3) 对外用者可用生姜时时周身擦之,其黄自退也;茵陈蒿一把,生姜一块,捣烂,于胸前及四肢,日日擦之有效。

4) 消退缓慢者可配合针灸、气功、体育疗法等加强退黄之力。

2. 急黄证 病热迅猛,黄疸急速加深,身面均黄,黄色如金,高热烦渴,胸腹胀满,恶心呕吐,神昏谵语,或有痉厥。邪入阴血,则见鼻衄、齿衄、吐血、便血,或身有瘀斑等;可有腹腔积液,嗜睡昏迷,舌质红绛,苔黄而燥,脉弦数或细数。

(1)犀角散清热解毒,凉血开窍。中药浓煎,小量频服。

(2)密切观察病情,如黄疸色泽的深浅、体温变化、呼吸情况及精神等方面的特征,发现异常,及时通知医生,并做好病情记录与抢救前的准备工作。

(3)注意隔离,加强特护。注意消毒隔离。

(4)饮食宜流质,好转后改为半流质。呕吐频繁者可暂时禁食,给予补液或鼻饲饮食。

(5)烦躁不安或精神失常者,应加床档,派专人护理,防止发生意外。待病情减轻并稳定后,再慎重、缓慢地增加活动量,以免复发。

3. 阴黄证　其色晦暗如烟熏,起病缓,病程长,多属寒证、虚证。

(1)寒湿阻遏:身目俱黄,其色晦暗,或如烟熏,脘闷腹胀,食欲减退,大便溏薄,神疲畏寒,舌淡,苔白腻,脉濡缓,或沉迟。

1)选用茵陈术附汤,以健脾和胃,温化寒湿。

2)病室温暖向阳,随季节变化而增减衣被。

3)饮食汤药宜温热。忌生冷、甜腻碍胃之品。汤汁不宜过多,以免水湿停聚。可常服杏仁霜、茵陈附子粥。

(2)脾虚血亏:面目及肌肤发黄,其色浅淡,甚或晦暗无泽,伴心悸气短,肢软乏力,纳呆便溏,小便黄,苔薄,脉濡细。

1)方用黄芪建中汤健脾温中,补养气血。

2)饮食予补养之品,温热、软烂,营养丰富,容易消化。多食鱼、肉、禽、蛋等血肉有情之物。忌油炸、坚硬、生冷之品。

3)黄疸经久不退,注意观察有无胁下积块、触痛;腹部有无胀大,甚至青筋暴露;面颈胸臂有无红缕、朱痣等症状,及时记录并报告医生。

4)配合灸法退黄,取三阴交、关元、气海等穴。

(五)预防与调养

1. 隔离与消毒　本病一旦发现,立即隔离治疗,并对其食具、用具加以清毒,将其排泄物深埋或用漂白粉消毒。经治疗黄疸消退后,不宜马上停药,应根据病情继续治疗,以免复发。

2. 环境卫生　加强对环境、水源、牲畜的管理,注意饮食卫生,饮食餐具应煮沸消毒。饮食有节,勿嗜酒,勿进食不洁之品及恣食辛热肥甘之品。

3. 饮食　黄疸患者应注意休息,饮食宜清淡,忌辛热、油腻、坚硬的食物,以防助热、生湿、伤络。

4. 注意休息　肝病患者最好的休息就是睡眠,晚上要按时休息,最好就寝时间不超过晚上10点。急性肝炎的患者要完全卧床休息。慢性肝炎在急性发作期转氨酶突然升高的情况下,每天要卧床休息2~3个小时。在急性期或慢性活动期应适当卧床休息,有利整体功能的恢复。急性期后,根据患者体力情况,适当参加体育锻炼,如练太极拳、气功之类,十分必要。

5. 心情舒畅　肝病患者一般爱生气,容易发脾气,所以要尽量调整好心态,尽量保持轻松乐观心情,同时家人亲友也要尽量关怀他们,理解他们,创造一个良好的生活氛围。

6. 积极治疗原发病　如胆石症、肿瘤、肝炎等。可注射肝炎疫苗,或在流行期间预防用药。

六、眩晕

(一)概述

眩即眼花或眼前发黑,视物模糊;晕即头晕,即感觉自身或外界景物旋转,站立不稳,两者常同时并见,故统称为"眩晕"。其轻者闭目可止,重者如坐车船,旋转不定,不能站立,或伴有恶心、呕吐、汗出、面色苍白等症状。眩晕为临床常见病证,多见于中老年人,亦可发于青年人。本病可反复发作,妨碍正常工作及生活,严重者可发展为中风、厥证或脱证而危及生命。

现代医学中的多种疾病如高血压、低血压、低血糖、贫血、梅尼埃综合征、脑动脉硬化、椎-基底动脉供血不足、神经衰弱等病,临床表现以眩晕为主要症状者,均可参考本病辨证施护。

(二)病因病机

1. 肝阳上亢　忧思恼怒过度,使肝阴耗伤,肝火偏亢,风阳升动,上扰清空而发生眩晕。或素体肾亏,病后伤及肾阴,水不涵木,阴虚则阳亢,亦令风阳上扰,发为眩晕。

2. 肾精不足　先天不足,或劳欲过度,均可导致肾精亏耗,生髓不足,不能上充于脑,脑为髓海,因髓海不足而发生眩晕。

3. 气血亏损　久病不愈,耗伤气血,或失血之后,虚而不复,或脾胃虚弱,不能健运水谷以生化气血,致气血两虚,气虚则清阳不开,血虚则脑失所养,气血亏虚,不能上荣头目,发生眩晕。

4. 痰浊中阻　素体肥胖,嗜酒肥甘,饥饱劳倦,伤于脾胃,健运失司,聚湿生痰,痰浊中阻,气机升降不利,痰湿蒙蔽清窍,引起眩晕。

5. 瘀血内阻　跌仆损伤,血溢成瘀,阻滞经脉,或瘀血停滞胸中,迷闭心窍而作眩晕。

眩晕多本虚标实,实为风、火、痰、瘀,虚则气血阴阳之虚。病变主要涉及肾、肝、脾等脏,三者之中,又以肝为主。

(三)一般护理

1. 生活起居　病室宜安静、舒适,避免噪声,室内光线不宜太强。保持睡眠充足,安心静养。

2. 情志护理　向患者讲明病因,消除忧虑、恐惧心理及急躁情绪,避免一切不利因素的刺激,使患者心情舒畅,精神愉快,自觉地去战胜疾病。

3. 饮食护理　饮食不宜过饱,宜清淡富营养的食品,多食水果、蔬菜、瘦肉及豆类等,宜食植物油,忌辛辣刺激肥甘厚味。肥胖患者更应适当控制饮食,虚弱患者增加营养。气血虚者多吃红枣、黑芝麻、胡桃仁等;肾精不足者,可多吃甲鱼、山药等补肾之品。

4. 用药护理　中药汤剂一般宜温服。向患者说明药物名称、剂量、用法及可能出现的不良反应,同时嘱患者及时与医护人员沟通,以利有效调整治疗方案。

5. 病情观察　注意观察眩晕发作时间、诱发因素,发作时是否伴有呕吐、耳鸣、眼颤、神志不清、血压升高或过低,有无结代脉等。发作终止后,患者有无步态不稳、行动不便等情况,也要提供给医生以协助诊断。

(四) 辨证施护

眩晕多属本虚标实之证,肝肾阴亏、气血不足为病之本,风、火、痰、瘀为病之标。急者多偏实,可选用息风、潜阳、清火、化痰等法治其标;缓者多偏虚,当用补养气血、益肾、养肝、健脾等法治其本。

1. 肝阳上亢　眩晕耳鸣,头痛且胀,每因烦恼或恼怒而头晕头痛加剧,面色潮红,急躁易怒,少寐多梦,口苦,舌质红,胎黄,脉弦。

(1) 平肝潜阳,滋养肝肾宜天麻钩藤饮加减。

(2) 患者常因情绪激动而诱发眩晕,应做好说服解释工作,使患者注意克制情志变化,并努力创造幽雅和谐的养病环境,使其心情舒畅。

(3) 病室应凉润通风,光线柔和,整洁安静,避免噪声刺激。

(4) 饮食以清淡为主,可多食用山楂、淡菜、紫菜、芹菜、海蜇、荸荠、香菇等,禁食辛辣、油腻、黏滑及过咸之品。

(5) 眩晕严重时,不能起床活动,需卧床休息,做好基础护理。当眩晕缓解后,还需休息一段时间,起坐动作不宜太快,少作旋转、弯腰动作,行走时可用拐杖扶持。怕光线刺激的患者可戴太阳镜,以减少眩晕发作。

(6) 保持大便通畅,必要时可给予缓泻剂。

(7) 针刺风池、太冲、合谷或肝俞、肾俞、三阴交等穴位,可以缓解眩晕。

2. 气血亏虚　眩晕动则加剧,劳累即发,面色少华或萎黄,唇甲色淡,心悸少寐,神倦懒言,纳呆,舌质淡,脉细弱。

(1) 补益气血,健运脾胃宜用归脾汤加减。

(2) 注意保持病室安静、温暖的环境,在做各种护理操作时动作尽量轻柔,不要碰撞或摇动床位,以免加重病情。重病患者,以卧床休息为主,康复期可安排参加户外活动,如散步、气功等体育锻炼。

(3) 饮食宜少食多餐,以细软、滋补为主,如蛋类、瘦肉、猪肝、猪血、黑芝麻、红枣、山药、黄芪粥、党参粥、苡仁粥、红枣莲子粥等,鼓励患者食用各种粗粮、蜂蜜、山楂、香蕉、西瓜等。忌生冷之食。

(4) 针灸常用穴位有气海、三阴交、足三里、脾俞。梅花针与捏脊疗法,可以改善脾胃功能,有助于患者增进食欲。

3. 肾精不足　表现为眩晕目花,健忘少寐,精神萎靡,腰膝酸软,遗精耳鸣。偏阴虚者,兼见五心烦热,舌质红,脉细数;偏阳虚者,兼见四肢不温,形寒怯冷,舌质淡,脉沉细弱。

(1) 偏阴虚者宜左归丸补肾滋阴,偏阳虚者宜右归丸补肾助阳。

(2) 根据证型安排病床。阳虚者宜住温暖处,阳光充足,避免风寒;阴虚者应注意室内凉润,通风良好,光线不可过强,保持安静。

(3) 中药早晚温服。若眩晕发作有定时,可于发作前 1 小时服药,或能缓解症状。若伴呕吐时,可将药液浓缩,少量多次频服,必要时用鼻饲给药。

（4）饮食以营养丰富、易消化、有补益作用的食物，如黑芝麻、胡桃肉、红枣、山药、甲鱼、羊肝、猪肾等血肉有情之品。阴虚患者忌食羊肉、辛辣。

（5）针刺肾俞、肝俞、三阴交、脾俞、百会，也可耳穴埋针，疗效均可。

4. 痰浊中阻　表现为眩晕而头重昏蒙，胸脘满闷，纳呆，恶心，体倦多寐，苔白腻，脉濡滑。

（1）方用半夏白术天麻汤，以燥湿祛痰，健脾和胃。

（2）痰湿较盛的患者应居住在宽敞明亮、通风、干燥、温度适宜的房间。

（3）观察患者眩晕及呕吐情况。一般眩晕多为发作性，发作时视物不清、两眼发黑，轻者自觉如腾云驾雾，闭目后症状可减；重者如四周事物均在旋转，站立不稳；并伴恶心呕吐，发作数小时或数日后逐渐减轻。如眩晕渐起，其他症状持续不愈，逐渐加重，则反属难治，应做好病情观察记录，并通知医生。

（4）针刺中脘、丰隆、内关、风池，如眩晕严重，不省人事者，加针人中穴。

（5）可多食薏苡仁、红小豆、西瓜、玉米、冬瓜、竹笋、橙饼、糖渍金橘等清热利湿之物，禁忌甜黏、生冷、肥腻饮食。

5. 瘀血阻络　眩晕头痛，或健忘，失眠，心悸，精神不振，面或唇色紫暗，舌质有瘀斑瘀点，脉弦涩或细涩。

（1）化瘀通络，活血通络，宜用通窍活血汤加减。

（2）若眩晕由跌仆损伤所致，应注意血压、瞳孔、呼吸、神志等变化，出现异常及时报告医生，及早处理。

（3）瘀血不去、新血不生、脑失所养，故应注意休息，眩晕重者宜卧床休息。

（4）针刺百会、上星、风池等穴。

（五）预防与调养

1. 增强体质　避免各种导致眩晕发生的因素。保持心情舒畅，防止七情刺激；锻炼身体，可练气功、打太极拳、散步等；注意劳逸结合，脑力、体力皆不可过劳，忌纵欲过度。尤其中年以上之人，积极防治眩晕，预防中风先兆的发生。

2. 饮食　清淡宜消化，定时定量，忌暴饮暴食和食肥甘厚味，戒烟、酒。

3. 运动　避免突然或剧烈的头部运动，可减少眩晕的发生。眩晕患者康复后不宜高空作业，避免游泳及各种旋转大的动作或游戏，必要时服用乘晕宁等药物预防。

4. 积极治疗原发病症　如高血压，贫血，脑部病变，以治其本。

第三节　中医康复养生

一、中医康复护理

（一）概述

1. 中医康复护理含义　"康复"一词，即恢复、整复或复健之意，是指综合地应用医学、社会学、心理学、教育学和职业等措施，对残疾和慢性病患者进行治疗、护理、指导和训练,改善或恢复他们的生理和心理功能,使他们重新参加工作、学习和社会活动。中医的康复,是指病后身心的恢复。如在形体功能的康复上,主要是针对慢性病或残疾者,特别是老年病残,已成痼疾,运用康复医疗及护理措施,尽量恢复其功能,消除或减轻功能障碍,以利提高生活质量,重新恢复参加社会生活的能力。因此,前人把涉及社会工作能力的康复或职业康复,通常又称为"康福"。在精神情志的康复上,主要是针对精神错乱或情志异常的患者,采用传统的情志康复治疗与护理,以使精神上得以康复。由于中医高度重视正气复原在康复中的重要性,认为正气是人体防御邪气、调畅情志、修复形体、适应环境的关键,因此,把正气的复原作为康复的核心。

中医康复护理是运用中医整体观念和辨证施护理论,利用传统康复护理的方法,配合康复医疗手段、传统康复训练和养生方法,对残疾者、慢性病者、老年病者以及急性病恢复期,通过积极的康复护理措施,使形体和精神能尽量地恢复到原来的健康状态。中医康复护理不同于中医临床护理,临床护理多需要依靠药物和常用护理技术,而康复护理运用独特的康复护理方法,配合自我康复训练使患者达到康复的目的。

2. 中医康复护理对象 以老年人、伤残人(生理和心理)、慢性疑难病证患者、急性病瘥后患者为主。

(1) 老年人:由于老年人气血渐趋不足,五脏亏虚,元气衰退,使抵御外邪的能力和自我调摄能力下降,一旦染病,脏腑功能难以康复。因此,老年人需要进行养生和康复护理,以摄养于无疾之先,做到"人之年寿长短,元气所禀,本有厚薄。然人能善养,亦可延年"。

(2) 伤残人:亦称为残疾者,常因先天或后天因素所致的身心功能缺陷。包括形与神两方面残疾,形残包括肢体和五官残疾;神残包括精神残疾与智能残疾所致的精神病证与痴呆等,对这些残疾者应尽量帮助其恢复身心功能或发挥残存功能的作用,这在康复护理中占很重要的位置。

(3) 慢性疑难病证:多因久病缠身,身心受损迁延不愈,正气难以复原,通过康复护理的方法,使久治难愈的患者,调动起正气的积极因素,去抵御和修复病理性损伤,达到康复的目的。

(4) 急性病瘥后诸证:"瘥后"主要指急症和急性热病临床治愈后,"诸证"是因急性热病耗伤元气所造成的一系列病证。急症瘥后调摄失宜,最易复发,要求护理人员对急性病瘥后诸证应重视恢复脏腑功能和调畅精神情志,指导患者调理饮食和生活起居,防止复发。

3. 中医康复护理目标 1981年我国的康复目标是:采取一切措施减轻残疾和残疾带来的后果,以使残疾人重新回到社会中去。中医康复护理的目标是尽可能取得全面康复而努力。但在康复护理中,要将局部康复与整体康复相结合,为使之尽量能恢复到最理想的状态,以重返生活,重返社会。由于中医康复目标还包括养生长寿,安家乐业,得享康福,因此有"民乃康平"的要求。

4. 中医康复评定 包括功能评定和疗效评定两方面。

(1) 功能评定:主要是通过对康复疾病的评定,了解患者的形神功能损伤的性质和程度,以及对各种能力的影响,从而为制订康复计划、确定康复目标、拟定康复措施、选择最佳康复方法提供依据。功能评定包括运动、感觉、认知、心理、社会适应性,以及日常生活功能(ADL)等。

(2) 疗效评定:主要是评定已执行康复计划的正确性,从而决定是否继续采用原定康复计划或改变计划,并采取新的康复方案和措施。

(二) 中医康复护理原则

1. **养生护理原则** 养生护理要遵循"神形兼养"的原则,在实施中,把调摄精神与因人、因地、因时制宜的护理原则相结合,制订出康复护理计划。"形神兼养"是以养神为主,特别是对于精神残疾的患者实用意义更大,中医养神采用养形调神,以动静结合、动中求静为原则,其实质是取动静结合来调和人体阴阳气血的运行,促进机体康复。

2. **综合护理原则** 主要是针对不同病证进行综合施护,适用于病情复杂、老弱痼疾者,用单一康复方法不易奏效,应遵循标本缓急的护理原则,根据病情的轻重、缓急、新病旧病等不同情况,制订出急则护标、缓则护本的康复护理计划。

3. **整体护理原则** 整体康复护理原则是以中医基础理论中的整体观念为基础,对康复对象进行身心全面的护理。包括以下三方面:

(1) 顺应四时气候变化护理:遵照人与自然界是统一的整体观点,康复护理必须顺应四时气候变化的自然规律,给予患者适当的护理。

(2) 适应社会环境护理:对康复对象的社会环境各方面因素应该有所了解,以便进行有的放矢的情志护理,使患者能够正确对待病情,克服内心的困扰,树立信心,适应社会。

(3) 注重身心全面护理:人体是一个有机的整体,在护理康复对象时不仅要细心观察患者的五官、形体、色脉等外在变化,以了解和判断内脏病变,而且要注意观察患者的情绪变化,从而拟定出相应的康复护理措施。

4. **因人、因证、因病程护理的原则**

(1) 因人施护:护理时要根据每个人的身体素质、行为习惯、病情轻重、残疾程度、文化水平、经济条件的不同,采取不同的康复护理措施。

(2) 因证施护:根据康复对象所患病证的不同,采取相应的护理措施。

(3) 因病程施护:主要是指康复对象在同一疾患的不同康复期,应采取不同的护理措施,以适应病程中不同阶段的护理要求。

(三) 中医传统康复护理内容及方法

传统康复护理的方法,除遵照住院患者的一般护理方法以外,还应在起居护理、饮食护理、心理护理,以及运动护理方面突出康复期护理特点。

1. **起居护理** 康复护理对象所居康复病房,包括住院病室、运动健身室、娱乐康复室等。患者大部分时间是在住院病室休息,护理人员应为患者创造良好的居室条件,要注意病室整洁、空气清新、环境安静、无噪声、光线适宜,同时应细心帮助患者搞好个人卫生,如每日早晚洗漱刷牙、梳头、洗澡,经常指导患者修剪指甲,教会患者更换床单、被罩、如何自理大小便,告知患者如何做好皮肤护理,预防压疮发生等。康复期的患者与其他住院患者的区别是指导患者以自我护理代替他人护理。

2. **饮食康复护理** 中医饮食康复护理重视以食代药、食药并重,以合理的饮食调养配合疾病的治疗,促进患者早日康复。

(1) 饮食调养与宜忌：在饮食调养方面，包括注意饮食适量，软硬冷热适宜，食物要清洁，五味不可偏嗜，对老弱、肠胃疾患康复期患者要求少食多餐，并且应注意饮食在康复期的宜忌。

(2) 康复食谱：康复食谱有其形神并重、养生保健和防治老弱虚残的特征，分为康复食疗与康复药膳食疗两大类食谱。

1) 康复食疗食谱：是根据辨证，因人、因时、因地选择粥谱、饮谱、食谱、菜谱。①粥谱：主要适宜于老残虚弱病证的瘥后诸证，以及慢性虚损痼疾；②饮谱：主要适宜于残疾诸证及老年、儿科诸证；③食谱：主要适宜于慢性虚弱性病证及残疾诸证，如虚损、痰饮、胃痛、阳痿、遗精、消渴、小儿疳积、风湿痿痹等；④食谱中食物虽常见，却是有康复意义的食物，如糯米可作为脾胃虚弱、消渴及慢性伤残病证的调养及老年人的养生饮食；⑤菜谱：主要适宜于肥胖、虚损、消瘦、便秘、消渴、头痛等病证，是根据日常食用蔬菜的性味组成的康复饮食。

2) 康复药膳食疗：药膳是中医用药物与食物相配合，经过烹调而形成的具有康复治疗作用的一种食疗方法。药膳食疗营养丰富、爽口美味，具有可以防治疾病、保健强身的特点，它充分发挥了药物与食物相配合的康复作用。根据康复护理的对象，分为老年病药膳谱、残疾药膳谱、精神病药膳谱、慢性病药膳谱四大类。①老年病药膳谱：具有平肝息风、行气止痛之功效。主治老年头痛、眩晕、四肢麻木等。②残疾药膳谱：具有祛风湿、透筋骨、定惊搐作用，适宜偏瘫或风湿瘫痪、骨节疼痛、四肢麻木不仁等症。③精神病药膳：有生津止渴、清热化痰功效，主治癫痫病。④慢性病药膳谱：具有大补元气的功效，适用于虚损体弱者。

3. 心理康复护理　心理康复，是中医心理学中通过"治神""调神""护神""医心"等治疗与护理手段，针对不同患者的心理状态进行的心理教育，以及心理训练的一种方法，用以调治及护理神情病变，减轻或消除"心病则神病，神病则形病"，使患者通过心理康复护理达到身心全面的康复，即"欲治其疾，先治其心"。

(1) 心理康复护理的特点：心理康复护理有两大特点，一是心理教育，二是心理康复训练。心理教育是针对其特定护理对象，以改变病态心理的教育，故能改变意志，克服恶习，变化气质，提高心智。心理康复训练，是以强调"自我调节"的一种训练，是通过语言进行分析、启发开导，使患者充分领悟而达到正常心理状态。所以《理虚元鉴》记有"五志七情之病，非药石所能治疗，亦非眷属所可解，必病者生死切心，自诊自克，自悟自解，然后医者得以尽其长，眷属得以尽其力也"。

(2) 心理康复护理方法：心理康复护理方法分为行为心理护理法和情欲心理护理法两大类。在康复护理工作中要根据患者不同的心理变化采取相应的护理措施。

1) 行为心理护理法：主要是针对老弱病残者因身体条件或周围环境的改变，心理不适应所出现的行为反常者而设。具体护理方法包括惩罚护理法、奖励护理法、语言教育法、移情护理法、满足护理法、环境变换法六种。

2) 情欲心理护理法：主要是通过调节患者的情性和欲望，以改变其病态心理活动，促进身心功能恢复，提高社会适应能力的一种康复治疗、护理教育和训练方法。具体护理方法包括残缺心理护理法、老人心理护理法、妇女心理护理法、小儿心理护理法、谈心护理法、暗示护理法、释疑护理法、习惯护理法与心理咨询答疑护理法等。

4. 运动康复护理　对康复患者的行走、活动的护理,应按照康复治疗的规程进行。要合理安排休息与运动,掌握动静结合的原则,并要做适当的运动健身。还要对康复功能训练进行指导与护理。

(1) 动静结合:中医护理强调动静结合,根据患者的病情轻重、体质强弱、个人的爱好适当安排休息和活动。一般体质虚弱、老年人、术后患者,在康复期应以休息为主,有助于保持体力,加快脏腑功能恢复,并适当参加一些活动,可以使经络通畅、气血流通、增强抵抗外邪的能力,也可适当做轻度娱乐性质的活动,如听音乐、唱歌、下棋、读书、观看文艺节目等。慢性病证康复患者,每日清晨应散步、打太极拳、做体操等。

(2) 运动的方法:发展肌力、增强耐力、改善关节活动度、本体促进法等。

(3) 运动的种类

1) 耐力训练项目:适用于健身,改善心、肺及机体代谢功能、恢复体能。如医疗步行、健身跑、骑自行车、游泳、划船、登山、跳绳、跑步平台、上下楼梯等属于周期性、节律性反复的运动及球类运动项目。

2) 力量性训练项目:适用于增强肌力、改善关节功能和消除局部积聚的脂肪,可选用各类专门的肌力训练设备进行。

3) 放松性训练项目:适用于放松精神和躯体,以消除疲劳和防治多种身心疾病。可选用散步、太极拳、放松体操、保健操、气功及按摩等。

4) 矫正治疗性项目:适用于治疗某些疾病和伤残的患者,有针对性的医疗体操及按摩。如呼吸体操,用于治疗哮喘、肺气肿;锻炼腹肌的体操用于治疗内脏下垂;脊柱矫正体操,用于脊柱侧弯的矫治等。

5) 改善关节活动度和灵活性的训练项目:适用于关节活动障碍和关节慢性疼痛及维持关节的灵活性。如关节的伸展运动体操、关节松动术、各种关节活动训练器训练等。

(4) 运动的时间:15~60分钟,一般为20~30分钟。

(5) 运动的频率:每周3~7次(隔3~4天运动效果可能消失)。

(6) 运动康复的护理

1) 密切观察,运动过程中如出现发热等应停止运动,恢复后重新修订新运动处方,老年人注意运动安全。

2) 运动后咨询患者有无疲劳感,或检测患者次日脉搏有否加快,如有上述情况应视为运动量过大,应建议康复医生修订处方。

3) 运动后休息20分钟后才能沐浴,老年人运动后做适当按摩。

5. 作业疗法护理　作业疗法(OT)是根据患者的残疾和功能受损情况,采用各种不同方式方法(如手艺、游戏),以及利用各种材料、工具、器械进行多种形式的操作来改进和辅助患者的功能,从而使他们在身体上、心理上和社会关系方面产生有效的适应能力。

(1) 作用:促进机体功能恢复,有助于改善精神状态、促进残余功能最大限度的发挥和职业能力的评定。

(2) 作业疗法的种类:木工、纺织、粘土、手艺、金工、园艺、书画、游戏、认知、电脑操作、日常生活活动等。

6. 物理疗法 包括电疗法、光疗法、超声波疗法、磁疗法、水疗法、传导热疗法、冷疗法等。

7. 语言训练 包括言语肌肉运动功能的训练、发音训练、命名训练、话语训练、阅读障碍的康复训练、书写障碍的康复训练、语文记忆的康复训练等。

8. 传统疗法 包括气功疗法、推拿疗法、针灸疗法。

9. 自然因子疗法

(1) 气候疗法：高山气候，用于慢性支气管炎、哮喘、慢性风湿性关节炎等；海滨或海洋气候，用于早期心血管疾病、大部分呼吸系统疾病等；沙漠气候，用于风湿、水肿、关节积液等；空气浴气候，用于大部分呼吸系统疾病、术后康复期或病后体弱者。

(2) 日光疗法：利用太阳辐射能量及光谱成分，进行机体锻炼、保健治疗、促进康复的方法称为日光疗法(亦名日光浴)。

(3) 矿泉水疗法：我国是应用矿泉治疗疾病的最早国家之一，可追溯到数千年以前。古文中就曾有"神农尝百草之滋味，水泉之甘苦，令民知所避就"的记载。我国又是矿泉蕴藏丰富的国家。现已发现有3 000多处矿泉。矿泉被称为温泉是不确切的。矿泉不一定属于温泉，而温泉也不都是矿泉。矿泉用途广泛，可用于医疗、灌溉、供暖、发电、育种、养殖、制革和饮料等。

医疗矿泉是从地下自然涌出或人工钻孔取得的地下水，每升含有1 g以上可溶性的固体成分，一定量的特殊气体成分与一定量的微量元素，或具有34℃以上的温度，可供医疗与卫生保健应用的泉水。

(4) 海水疗法：海水占地球表面面积70.78%，我国海域总面积达470余万平方公里，海岸线长达1.8万余公里。如此大量的资源，使海水疗法成为重要的自然疗养因子之一。我国在北戴河、兴城、大连、烟台、青岛、鼓浪屿、海南、广州及台湾等地兴建了不少海滨疗养院。

(5) 砂疗或泥疗：治疗泥疗法是采用治疗泥敷于人体一定部位，使其理化因子作用于机体，达到防治疾病、促进康复的方法，是自然疗养因子的重要疗法之一。

(6) 景观疗法：景观是指人们视觉所及的景色，是疗养因子的重要组成部分，是各种自然疗养因子与文化高层次的有机结合，也是一种综合性防治疾病、保健康复的有效方法。

二、中医养生护理

(一) 中医养生概述

养生，中国古代也叫摄生、卫生、厚生等，皆为保养保卫生命之意。它以个体为研究对象，因人施养、审因施养和辨证施养，最终以健康长寿为目的。因此，中医养生与现代医学群体群防、除害防病的保健概念不尽相同。

古代把人的精神和人的肉体看做一个整体，认为人是精、气、神三者的统一体。一个人的生命力的旺盛、免疫功能的增强，主要靠人体的精神平衡、内分泌平衡、营养平衡、阴阳平衡、气血平衡等来保证。养生应该从胚胎——零岁开始，直至寿终正寝为止。儿胎时，日月未满，阴阳未备，脏腑骨节未"全"，禀质未定，倘若孕妇衣食住行合乎卫生，饮食有节，起居有常，均适寒温，不妄作劳，动静合宜，调养有方，保证身心健康，胎儿就能"逐物变化",对胎儿的生长、发育、胎养、胎教就有着积极的作用。出生之后,婴幼儿的养生全靠父母调养,若调养有方,婴幼儿身心发育自能康泰。少壮时代,注重养生,常保终身健康,不服药物,可免药物之害。人到中年多事之秋,养生更应注意,这样可延长中年期,推迟衰老的到来。人到老年,保养为重要。老年人生理功能日趋老化,故应性情开朗,虚怀若谷,坚持运动,生活自理,老有所为,养成良好的生活习惯,使内外百病,皆悉不生,终身保养,享尽天年。

科学的养生观认为,一个人要想达到健康长寿的目的,必须进行全面的养生保健。并注意下列几点:第一,道德与涵养是养生的根本;第二,良好的精神状态是养生的关键;第三,思想意识对人体生命起主导作用;第四,科学的饮食和节欲是养生的保证;第五,运动是养生保健的有力措施。只有全面地科学地对身心进行自我保健,才能达到防病、祛病、健康长寿的目的。中医养生保健的护理,在社区护理中占有重要的地位。

(二)中医养生学的基本原则

1. 协调脏腑　五脏间的协调,即是通过相互依赖、相互制约、生克制化的关系来实现的。

有生有制,则可保持一种动态平衡,以保证生理活动的顺利进行。脏腑的生理,以"藏"、"泻"有序为其特点。五脏是以化生和贮藏精、神、气、血、津液为主要生理功能;六腑是以受盛和传化水谷、排泄糟粕为其生理功能。藏、泻得宜,机体才有充足的营养来源,以保证生命活动的正常进行。任何一个环节发生了故障,都会影响整体生命活动而发生疾病。

脏腑协同在生理上的重要意义决定了其在养生中的作用。从养生角度而言,协调脏腑是通过一系列养生手段和措施来实现的。协调的含义大致有两:一是强化脏腑的协同作用,增强机体新陈代谢的活力;二是纠偏,当脏腑间偶有失和,及时予以调整,以纠正其偏差。

2. 畅通经络　经络是气血运行的通道。只有经络通畅,气血才能川流不息地营运于全身。只有经络通畅,才能使脏腑相通、阴阳交贯、内外相通,从而养助腑、生气血、布津液、传糟粕、御精神,以确保生命活动顺利进行、新陈代谢旺盛。所以说,经络以通为用,经络通畅与生命活动息息相关。一旦经络阻滞,则影响脏腑协调,气血运行也受到阻碍。

3. 清静养神　在机体新陈代谢过程中,各种生理功能都需要神的调节。故神极易耗伤而受损。因而,养神就显得尤为重要。清静养神是以养神为目的,以清静为大法。只有清静,神气方可内守。清静养神原则的运用归纳起来,大要不外有三:一是以清静为本,无忧无虑,静神而不用,即所谓"恬淡虚无"之态,其气即可绵绵而生;二是少思少虑,用神而有度,不过分劳耗心神,使神不过用;三是常乐观,和喜怒,无邪念妄想,用神而不躁动,专一而不杂,可安神定气。

4. 节欲葆精　由于精在生命活动中起着十分重要的作用,所以,要想使身体健康而无病,保持旺盛的生命力,养精则是十分重要的内容。《类经》明确指出:"善养生者,必保其精,精盈则气盛,气盛则神全,神全则身健,身健则病少,神气坚强,老而益壮,皆本乎精也。"葆精的意义,于此可见。

葆精的另一方面含义,还在于保养肾精,也即狭义的"精"。男女生殖之精,是人体先天生命之源泉,不宜过分泄漏,如果纵情泄欲,会使精液枯竭,真气耗散而致未老先衰。《千金要方·养性》中指出:"精竭则身惫。故欲不节则精耗,精耗则气衰,气衰则病至,病至则身危。"告诫人们宜保养肾精,这是关系到机体健康和生命安危的大事。足以说明,精不可耗伤,养精方可强身益寿,作为养生的指导原则,其意义也正在于此。

5. 调息养气　养气主要从两方面入手:一是保养元气,一是调畅气机。元气充足,则生命有活力;气机通畅,则机体健康。

保养正气,首先是顺四时、慎起居,如果人体能顺应四时变化,则可使阳气得到保护,不致耗伤。保养正气,多以培补后天、固护先天为基点,饮食营养以培补后天脾胃,使水谷精微充盛,以供养气。而节欲固精、避免劳伤,则是固护先天元气的方法措施。先天、后天充足,则正气得养,这是保养正气的又一方面。

此外,调情志可以避免正气耗伤,省言语可使气不过散,都是保养正气的措施。

调畅气机,则多以调息为主。呼吸吐纳,可调理气息、畅通气机、宗气宣发、营卫周流,可促使气血流通。经脉通畅。故古有吐纳、胎息、气功诸法,重调息以养气。

6. 综合调养　人是一个统一的有机体,无论哪一个环节发生了障碍,都会影响整体生命活动的正常进行。所以,养生必须从整体全局着眼,注意到生命活动的各个环节,全面考虑,综合调养。

综合调养的内容,不外乎着眼于人与自然的关系,以及脏腑、经络、精神情志、气血等方面。具体说来,大致有:顺四时、慎起居、调饮食、戒色欲、调情志、动形体,以及针灸、推拿按摩、药物养生等诸方面内容。避风寒就是顺四时以养生,使机体内外功能协调;节劳逸就是指慎起居、防劳伤以养生,使脏腑协调;戒色欲、正思虑、薄滋味等,是指精、气、神的保养;动形体、针灸、推拿按摩,是调节经络、脏腑、气血,以使经络通畅、气血周流、脏腑协调;药物保健则是以药物为辅助作用,强壮身体、益寿延年。从上述各个不同方面,对机体进行全面调理保养,使机体内外协调,适应自然变化,增强抗病能力,避免出现失调、偏颇,达到人与自然、体内脏腑气血阴阳的平衡统一,便是综合调养。

7. 持之以恒　恒,就是持久、经常之意。养生保健不仅要方法合适,而且要经常坚持不懈地努力,才能不断改善体质。只有持之以恒地进行调摄,才能达到目的。其大要有以下三点:

(1) 养生贯穿一生:在人的一生中,各种因素都会影响最终寿限,因此,养生必须贯穿人生的自始至终。

(2) 练功贵在精专:中医养生保健的方法很多,要根据自己各方面的情况,合理选择。选定之后,就要专一、精练,切忌见异思迁、朝秦暮楚。因为每一种功法都有自身的规律,专一精练能强化生命运动的节律,提高生命运动的有序化程度。如果同时练几种功法,对每一种功法都学不深远,则起不到健身作用,而且各种功法的规律不完全相同,互有干扰,会影响生命活动的有序化,身体健康水平不可能提高。

(3) 养生重在生活化:提倡养生生活化,就是要积极主动地把养生方法融化在日常生活的各个方面。因为作、息、坐、卧、衣、食、住、行,等等,必须符合人体生理特点、自然和社会的规律,才能给我们的工作、学习和健康带来更多的益处。

(三) 中医养生的方法

1. 调摄精神情志　精神情志是在脏腑气血的基础上产生的为人体生理活动的表现

之一。人的心态保持清静、乐观、坚强、开朗,才能有益于健康与长寿。

(1) 思想清静:是指思想安静而无杂念的状态。古人在保持思想清静上,有下面两方面的措施:第一,排除私心杂念,正确对待个人的嗜欲得失;第二,及时果断地处理日常事务。

(2) 精神乐观:精神乐观是人体健康长寿的重要因素之一。如何保持精神乐观,总结前人的经验,主要有下面几方面:第一,陶冶性情,古人认为,吟诗作赋、交游览胜等活动能够陶冶人的性情,培养乐观的性格。第二,善于能解脱,即遇违乐之事,要善于自我解脱。第三,近喜远恶,即近所喜之物,远所恶之事。

(3) 意志坚强:意志,指为达到某种目的而产生的决断能力和一种心理状态,包括人的自控力、毅力等内容。

(4) 性格开朗:即胸怀宽广、气量豁达、保持心理平和、情绪稳定,这是精神心理活动所反映出来的一种良好状态,开朗的性格对人体的健康具有较大的促进作用。

(5) 调和情志:情志,泛指喜、怒、忧、思、悲、恐、惊七种情绪变化,简称"七情"或"五志"。它是人们对外界客观事物的反映。祖国医学有关这方面的记载内容详尽丰富。

(6) 调节生活:适当言语谈笑,以活跃生活气氛、调畅精神,这对增进健康、延长寿命是有益的。无论古代或现代的养生学的研究,正当的兴趣爱好有益于身心健康,能够却病延年。生活中有益的爱好有许多,如诗词歌赋、琴棋书画、花木鸟鱼、郊外漫游等。

2. 运动养生 "生命在于运动"。我国古代用"流水不腐、户枢不蠹"来比喻运动。常用运动保健方法有:散步、打太极拳、练气功、打门球、骑自行车、面壁蹲墙法、调身锻炼法、劳动锻炼法等。

(1) 劳动锻炼:这里指的劳动是指体力劳动,具有正常劳动能力的年轻人固然要劳动,老年人也应时常小劳,这才符合养生之道。

(2) 散步或跑步:散步与跑步是最简单易行的运动方法。现代养生学对跑步作了许多观察与研究,确认跑步对人体是一种正常的生理兴奋剂,是一种较好的防病治病方法。至于跑步以多快的速度最适宜,如何控制速度,研究者认为改善机体功能的跑步应根据情况进行,持续跑步3~4分钟后,安静时脉搏次数不应少于跑步时的一半。无论是散步或是跑步,都贵在坚持、适量,这才是达到养生效果的保证。

(3) 导引:导引是一种以肢体运动与呼吸运动相结合的古代健身方法。导引的内容比较丰富,它主要包括古导引式、华佗五禽戏、天竺国按摩法、波罗门导引十二法、易筋法、简化导引法、太极拳等方法。导引具有行气活血、流通营卫、舒筋健骨、健脾消食、耳聪目明、轻身强体等作用。

(4) 自我按摩保健:自我按摩是指在自己身体上的某些部位或穴位上运用一定的按摩手法进行按摩的一种方法。此法有简便易学、安全有效等优点,适于各层次的人群进行防病治病。具有消除疲劳、振奋精神、增强肌力、滑利关节,促进气血流畅、调节脾胃功能等作用,具体操作如下:

1) 操作前准备:先静坐3分钟,排除杂念,思想清静,全身放松,然后意气相随,与动作相结合,进行自然按摩。

2) 手法:①摩耳:两平掌按压耳孔,再骤然放开,连续做十几次后,用双手拇指、示指循耳廓自上而下按摩20次(拇指在耳廓后,示指在前)。再按摩耳垂30次,以耳部感觉发热为度。早晚各一次,可强身祛病,益寿延年。此法如能配合"鸣天鼓"运动更佳,即:用双手掌心紧紧地按住两耳孔,五指置于脑后,然后用两手中间三指轻轻叩击后脑部十数次,或将两手示指各压在中指上,用示指向下滑弹后脑部十数次。"鸣天鼓"时,自始至终要闭目养神,手法由轻至重,坚持下去,可收到强壮元气、醒脑强力、防治耳病等功效。②浴面:先将手搓热,然后两手掌由鼻翼迎香穴按摩至双眼睛明穴,再上擦至印堂穴,两额太阳穴,过两耳前下擦回到鼻翼。如此上下左右按摩,具有提神醒脑的作用。③揉太阳:以双拇指或示指分别吸定两侧太阳穴上,作小幅度的环旋转动,使着力部分带动该处的皮下组织,作反复不间断地、有节律的轻柔缓和的回旋揉动,具有醒脑作用,并可治疗感冒、眼疾。④摩腹:以单掌或叠掌摩脘腹,以中脘为中心,作顺时钟环形节律的抚摩,有健脾和胃的作用。⑤搓手脚:上肢内侧由上往下,外侧由下往上;下肢外侧由上往下,内侧由下往上,各3～5遍即可。有疏通经络、调和气血等保健作用。⑥擦风池:将双手搓热,后于颈项部风池、风府等处来回擦30次,有提神醒脑、治疗感冒、头痛及颈椎病的作用。⑦擦肾俞:两手掌紧按两侧腰部,由上而下擦至腰骶部,有温热感即可,有壮腰固肾的作用,可治疗腰痛、夜多小便等症。⑧擦涌泉:先将两手掌擦热,然后分别擦摩脚心涌泉穴。

3. 饮食养生

(1) 饮食宜清淡,多食素,不宜过咸,因"味过于咸,大骨气劳,短肌,心气抑"。饮食宜多样,五味戒杂乱,即要求人们科学地、合理地调和饮食。

(2) 饮食有节,病宜少食。饱食可损伤脾胃的血脉,导致肥胖而诱发多种疾病;病中脾胃运化功能减弱,宜少食养胃,以助元气的恢复,否则病久难愈。

(3) 饮食有时,进食时精神集中、细嚼慢咽、姿势端正,不食腐败变质之食物。

(4) 正确对待特殊嗜好,如烟、酒、茶。烟,自古以来都认为对人体有害而无益。因此应尽量少抽烟或不抽烟。酒,虽然可以治病和健身,但关键是适量为宜,为了健康长寿,饮酒应做到:饮酒戒多而醉;饮酒宜于食后,但忌过饱之后;酒宜陈量多年,以米酒为佳;患阳亢、血热等应忌饮酒。茶,自古以来对饮茶均有较多的研究和记载,饮茶虽有许多益处,但以适量为宜。几点饮茶宜忌:忌清晨和空腹饮茶;饮茶宜热宜少;饮茶应当适量;有失眠病者,忌睡前饮茶;患胃病者宜少饮茶;忌饮隔夜茶。

4. 生活起居与四季养生　环境与居处是人类赖以生存的要素。环境,包括了自然环境和社会环境;居处,包括人们所在地方环境及居室条件等内容。这些因素的好坏,直接影响着人体的寿命,但人人都要求在长寿地域生活是不可能的,至于选择好的居住环境、讲究居室卫生、顺应四时变化是可行有效的养生法。

5. 保养肾精　保养肾精最重要的方法是节制性欲,避免房劳太过及醉酒入房。

(张翠娣　王　娴　徐　俐)

第七章 中医护理操作

第一节 拔罐法

拔罐法,是一种以罐为工具,借助燃烧热力排除其中空气,造成负压,使之吸附于腧穴或应拔部位的体表,使局部皮肤充血、淤血,以达到防治疾病目的的方法。

一、作用

通经活络、行气活血、消肿止痛、祛风散寒。

二、适应证

适应范围广泛,一般多用于风湿痹痛、腰背肩臂腿痛、关节痛、软组织闪挫扭伤,以及伤风感冒、头痛、哮喘、胃脘痛、痛经等。

三、禁忌证

皮肤有过敏、溃疡、水肿、凝血机制障碍者,心脏及大血管分布部位、高热抽搐者和孕妇的腹部、腰骶部。

四、种类与方法

1. 种类　竹罐、陶罐、玻璃罐、抽气罐。
2. 吸附方法　火吸法(闪火法、投火法、滴酒法、铁棉法),水吸法,抽气吸法。
3. 拔罐方法　留罐法、走罐法、闪罐法、刺雪拔罐法、留针拔罐法。

五、评估

1. 患者病情、心理、认知合作程度。
2. 拔罐部位的皮肤、体位等情况。
3. 检查火罐的质量。
4. 环境因素。

六、用物准备

用物准备：治疗盘，95％乙醇（酒精）棉球，直止血钳，火罐，火柴，玻璃瓶，弯盘。必要时备毛毯、屏风、凡士林、垫枕、棉签。

七、操作要点

1. 洗手、自身准备、检查火罐质量，核对及相关解释。
2. 告知：①治疗过程中局部可能出现水疱；②由于罐内空气负压吸引作用，局部皮肤会出现与罐口相当大小的紫红色瘀斑，数日后自然消失。
3. 取合适体位，选择肌肉丰满平坦部位为拔罐区。
4. 选择拔罐部位，多为胸背及腰背部。
5. 选择火罐：根据所拔部位的面积大小而选择大小适宜的火罐，检查罐口是否平滑，有无缺损。
6. 点火及坐罐

（1）闪火法：操作者左手持火罐，罐口向下倾斜45°，右手持止血钳夹95％乙醇棉球点燃，伸入罐内中下端绕1～3周后迅速将火退出，左手迅速将火罐按扣在选定部位，附牢后松手。

（2）投火法：操作者左手持火罐，右手持止血钳夹95％乙醇棉球点燃投入罐内，左手迅速将火罐按扣在选定部位，火种熄灭，附牢后松手。

7. 留罐：一般留罐10分钟，随时检查火罐吸附及局部皮肤情况，以出现红紫的颜色为度。若在拔罐过程中患者感觉疼痛剧烈或有灼热感，应立即起罐。
8. 起罐：以右手持罐，左手拇指或示指按压罐口皮肤，使空气进入罐内，即可起罐。
9. 协助患者衣着，整理床单位。
10. 使用过的物品及器具按规范处理，并洗手，记录。

八、注意事项

1. 乙醇棉球进出罐口时，不要碰到罐口边缘，防止罐口发热，烫伤皮肤。
2. 留罐期间不可移动体位。
3. 取罐时，不可强行上提或旋转提拉，以防损伤皮肤。
4. 使用火罐时应避免烧烫伤。拔罐后皮肤若起泡，一般小的可自行吸收，不必另行处理；大水疱可用无菌注射器将泡内液体吸出，再敷以无菌凡士林纱布，以防感染。
5. 在多罐同时使用，罐与罐之间不宜排列过密，以免皮肤被罐子牵拉而产生疼痛，且罐与罐之间互相排挤，也很容易造成脱罐。

第二节　耳　针　法

耳针是采用针刺或其他物品（如菜籽等）刺激耳廓上的穴位或反应点，通过经络传导，达到防治疾病目的的一种操作方法。

一、作用

疏通经络、运行气血、调整脏腑。

二、适应证

适应范围广泛,多种疼痛性病症,如头痛、偏头痛、三叉神经痛;各种炎症性疾病,如大叶性肺炎;多种功能紊乱性病症,如高血压病、月经紊乱、面肌痉挛;过敏性与变态反应性疾病,如哮喘、荨麻疹、过敏性休克;内分泌代谢性疾病,如糖尿病;多种传染性疾病,如流行性感冒、菌痢。

三、禁忌证

外耳有明显炎症或病变,如冻疮破溃、感染等;有严重器质性疾病者或精神过度紧张者;妇女怀孕期间宜慎用耳针疗法。

四、评估

1. 当前主要症状、临床表现及既往史。
2. 耳刺部位的皮肤情况。
3. 女性患者的生育史,当前是否妊娠。
4. 心理状况,对疼痛的耐受程度。
5. 嘱排尿。

五、用物准备

治疗盘、无菌短毫针、安尔碘、75%乙醇棉球、无菌干棉球、棉签、镊子、胶布、探棒、弯盘等。

六、操作要点

1. 洗手、自身准备、核对及相关解释,取适当体位。
2. 告知:耳针局部有酸、麻、胀、痛感。
3. 遵照医嘱选择耳穴部位:术者左手拇示两指紧拉耳轮后上方,右手持探棒由上而下在选区内寻找敏感点,即为耳穴。
4. 消毒针刺部位皮肤,术者用消毒手指。
5. 选针后,术者左手固定耳廓,右手持0.5寸短毫针对准穴位刺入,其深度以刺入软骨而又不透过对侧皮肤为度,患者感到局部热、胀、麻、凉感或有感觉循经络放射传导为"得气",留针20~30分钟。
6. 起针后用干棉球按压针孔片刻,再次消毒,以防感染。
7. 协助患者衣着,舒适体位,整理床单位。
8. 使用过的物品及器具按规范处理,并洗手,记录。

(附:为使局部达到持续刺激,临床多采用菜籽、磁珠等物附在耳穴部位,以小方块胶布固定,俗称"埋豆"。留埋期间,嘱患者用手定时按压,进行压迫刺激,以加强疗效。)

七、注意事项

1. 患者在过于饥饿、疲劳、精神过度紧张时不宜立即进行针刺。
2. 在针刺中及留针期间,应密切观察有无晕针等不适情况。
3. 执行无菌操作,预防感染。起针后如针孔发红,应及时处理。
4. 使用耳针法治疗扭伤及肢体活动障碍者,埋针后待耳廓充血并具有发热感觉时,嘱患者适当活动患部,并配合患部按摩、艾条灸等,以提高疗效。

第三节 敷药法

敷药法是将药物敷布于患处或穴位的一种治疗方法。

一、作用

通经活络,清热解毒,活血化瘀,消肿止痛。

二、适应证

用于治疗、解除或缓解因各种疮疡、跌打损伤等病症引起的局部肿胀、疼痛及慢性咳喘、腹泻等疾病。

三、禁忌证

皮肤过敏者禁用。

四、评估

1. 主要临床表现、药物过敏史。
2. 体质、认知合作程度。
3. 敷药部位皮肤情况。

五、用物准备

治疗盘、药物、温水棉球、油膏刀、棉纸、绷带、胶布,必要时备消毒纱布、屏风。

六、操作要点

1. 洗手,备物,核对及解释说明。
2. 告知:①局部可能出现丘疹、水疱等;②油膏类或新鲜中草药捣烂敷之局部者,有污染衣物的可能。
3. 按病灶范围选择大小合适的棉纸,用油膏刀将所需药物均匀地平摊于棉纸上,厚薄适中。
4. 安置体位,暴露敷药部位,冬季注意保暖,必要时以屏风遮挡。
5. 用温水棉球清洁皮肤。

6. 将摊好药物的棉纸四周反折后敷于患处(若为肿疡,敷药面积应超过肿势范围),加盖辅料或棉垫,以胶布或绷带固定。

7. 操作完毕,协助患者穿好衣裤,整理床单位。

8. 整理物品,并洗手,记录。

七、注意事项

1. 夏天如以蜂蜜、饴糖作赋形剂时,应加少量苯甲酸钠防止变质,影响药效。

2. 敷药摊制的厚薄要均匀,固定松紧适宜。

3. 对初起有脓头或成脓阶段的肿疡,宜中间留空隙,围敷四周为宜。特殊部位如乳痈敷药时,可在敷料上剪孔或剪一缺口,使乳头露出,以免乳汁污染敷料。

4. 消散药不宜烘烤过久,以免药效降低。

5. 敷药面积应大于患处,且保持一定的湿度,如药物较干时,应用药汁、酒、醋、水等进行湿润。

6. 注意观察皮肤反应,若出现局部瘙痒,反应明显者,可除去药物,用乙醇涂擦,或以青黛散软膏外涂;出现皮肤鲜红,或起丘疹、水疱、瘙痒异常者,甚至湿烂等现象,应立即停用,并报告医生,及时处理。

第四节 刮 痧 法

刮痧法是采用边缘光滑的器具如铜钱、硬币、瓷器片、小汤匙等物,蘸上植物油或清水在患者体表部位从上到下、从内到外进行反复刮动,使局部有痧斑或痧痕,以促使全身气血流畅,邪气外透于表,从而达到治疗目的的一种方法。

一、作用

解表祛邪,行气止痛,开窍提神。

二、适应证

本法临床应用范围较广,外感性疾病中出现中暑发热、胸闷、呕吐、头昏、晕厥。夏秋季节的伤暑、伤湿、伤食等出现的呕吐、腹胀、腹泻。

三、禁忌证

1. 刮治部位的皮肤有溃烂、损伤、炎症等均不宜采用本法。

2. 体型过于消瘦、有出血倾向者。

四、评估

1. 患者病情、体质、心理、认知合作程度。

2. 刮痧部位皮肤、体位等情况。

3. 环境因素。

五、用物准备

1. 治疗盘、植物油或清水等润滑剂、刮痧工具(牛角刮板或瓷匙、硬币、小瓷酒盅、纽扣等)、消毒用75%乙醇、棉签、卫生纸,必要时备浴巾、屏风等。
2. 检查刮具边缘是否光滑、有无缺损,以免损伤皮肤。

六、操作要点

1. 洗手、自身准备、检查刮痧工具的质量,核对及做相关解释。
2. 告知:①刮痧部位出现红紫色痧点或瘀斑,数日后方可消失;②刮痧部位的皮肤有疼痛、灼热的感觉。
3. 取合适体位,暴露刮痧部位,注意保暖。
4. 刮痧的部位一般在头颈部(太阳穴、眉心、喉头左右两侧及颈项部),以及肩背部(脊椎正中线、脊椎两旁的"华佗夹脊穴"和两肩部)、胸部(沿肋间隙方向及锁骨中线、双腋下部)、四肢(双腋窝及双肘窝、双下肢屈侧面)等处。
5. 消毒刮痧部位皮肤。
6. 操作者右手持刮痧工具蘸清水或植物油,以45°倾斜角,平面朝下,从上至下、由内向外的刮动,长为2~5 cm,刮至有干涩感时,蘸润滑剂再刮。刮时要沿同一方向,力量要柔和均匀,应用腕力,一般每一部位刮10~20次,以出现紫斑点或斑块为度。
7. 一般要求先刮颈项部,再刮脊椎两侧部,然后再刮胸部及四肢部位。
8. 刮背部、胸部时注意沿肋间神经呈弧形刮动,小儿及皮肤细嫩者可用棉纱线、头发、麻团等进行刮痧,以防损伤皮肤。
9. 刮完后擦尽油渍或水渍,协助患者衣着,整理床单位。
10. 使用过的物品及器具按规范处理,并洗手,记录。

七、注意事项

1. 室内空气要流通,室温维持在20℃左右为宜。
2. 患者体位要根据病情而定,一般有仰卧、俯卧、仰靠、俯靠等,以患者舒适为度。
3. 操作过程中要随时观察病情,如出现胸闷不适、面色苍白、冷汗不止等症状时,应立即停止并报告医生,对症处理。
4. 刮痧后应避风并稍作休息,可让患者饮食一杯姜糖汤或热开水,促进其机体新陈代谢。
5. 刮痧后应忌食生冷、油腻、刺激之品,以免闭邪于里。
6. 第一次刮痧后,一般需间隔3~7天,待患者身上的痧痕清平无累块、无痛感,方可实施第二次刮痧术。

第五节 毫针刺法

针刺法是应用金属制成的针具,根据中医经络学说理论,刺激人体一定的穴位,以达到疏通经络、行气活血、扶正祛邪、调整阴阳作用的一种治疗方法。毫针法是临床上应用最广泛的一种针刺技术。

一、作用

疏通经络,调和阴阳,扶正祛邪。

二、适应证

临床应用广泛,适用于内、外、妇、儿、五官诸科多种病证,以及外科麻醉等,尤其对治疗各种痛证效果迅速而显著。

三、禁忌证

1. 孕妇的腹部、腰骶部腧穴,妇女行经时。
2. 小儿囟门未合时头顶部的腧穴。
3. 有自发性出血倾向。
4. 腧穴局部皮肤有瘢痕、感染、溃疡、肿瘤等患者。
5. 疲乏、饥饿或精神高度紧张时。

四、评估

1. 患者当前病情、体质的强弱及进食情况。
2. 针刺部位的皮肤、体位情况。
3. 对疼痛的耐受程度。
4. 患者心理、认知合作程度。
5. 环境因素。

五、用物准备

治疗盘、皮肤消毒液、镊子、毫针(各种型号毫针)、清洁弯盘、干棉球、垫枕,必要时备屏风、毛毯。

六、操作要点

1. 患者准备:核对床号、姓名、诊断,解释、排尿、松开衣着,保暖,按腧穴选体位,垫枕,保持平稳而持久的姿势,暴露针刺部位,注意保暖。
2. 告知:针刺过程中出现头晕、目眩、胸闷、欲呕等属于晕针现象,及时告知医护人员;针刺时出现疼痛、血肿、滞针、弯针等情况不必紧张,医护人员会妥善处理。
3. 定穴:先用拇指循经按压腧穴,询问患者感觉,以校对穴位。
4. 消毒皮肤:局部用皮肤消毒液消毒,直径>5 cm,术者消毒手指。
5. 选取毫针:按腧穴的深浅和患者胖瘦选用合适的毫针,检查针柄、体、尖有否松动、弯曲、带钩等情况。
6. 进针:左手拇指端切按在腧穴旁边,右手拇、示、中三指持针柄近针根处,对准腧穴快速刺入表皮后,缓慢捻转进针(直刺 90°,斜刺 45°,横刺 15°)。

7. 行针：通过提插有酸麻胀重感觉，即为"得气"，一般留针 10~20 分钟。

8. 观察：晕针、弯针、滞针、折针、血肿、气胸等。

9. 起针：左手拇指按住针孔周围皮肤，右手捻动针柄，将针退至皮下，迅速拔出，用干棉球轻压针孔片刻，防出血，清点针数，防遗漏。

10. 整理：合理安置患者，整理床单位；用具处理，物归原处。

11. 记录：穴位、方法、留针时间、反应情况、疗效等，并签名。

七、注意事项

1. 严格执行无菌技术操作。
2. 对身体瘦弱、气虚血亏的患者，进行针刺时手法不宜过强，并应尽量选用卧位。
3. 正确运用进针方法、进针角度和深度，勿将针身全部刺入，以防折针。
4. 对胸、腰、背脏腑所内居之处的腧穴，不宜直刺、深刺。肝、脾肿大，肺气肿患者更应注意。
5. 针刺眼区和项部的风府、哑门等穴以及，脊椎部的腧穴，要注意掌握一定的角度，更不宜大幅度的提插、捻转和长时间的留针。尿潴留等患者在针刺小腹部腧穴时，也应掌握适当的针刺方向、深度、角度等，以免伤及重要组织器官。
6. 针刺中密切观察患者的反应，发现病情变化，报告医生并配合处理。

八、针刺意外的护理与预防

1. 晕针

(1) 临床表现：针刺过程中患者出现头晕目眩、汗出肢冷、面色苍白、胸闷欲呕、晕厥的现象。

(2) 护理：报告医生，停止针刺，将针全部起出，予患者平卧，注意保暖。

(3) 预防：对初诊、精神过度紧张及体弱者，应先做解释，消除其对针刺的顾虑，选择舒适卧位，手法宜轻。随时注意患者的神色，以便早期发现晕针先兆。

2. 血肿

(1) 临床表现：针刺部位皮下出血并引起疼痛。

(2) 护理：微量皮下出血而致小块青紫时，一般不需处理，可自行消退。局部肿胀疼痛较剧、青紫面积较大时，冷敷止血。

(3) 预防：仔细检查针具，熟悉解剖部位，针刺时避开血管；起针时立即用消毒干棉球按压针刺部位。

3. 弯针

(1) 临床表现：进针后针身在体内弯曲现象。

(2) 护理：针身轻度弯曲，可将针缓缓退出；若针身弯曲度较大，应顺着弯曲方向将针退出；若由体位改变引起弯针者，应协助恢复体位，使局部肌肉放松，再行退针，切忌强行拔针。

(3) 预防：手法指力均匀，刺激不宜突然加强；体位舒适，勿随意更换体位；防止外物碰撞、压迫。

4. 滞针

(1) 临床表现：针刺后出现针下异常紧涩，不能提插或捻转的现象。

(2) 护理：对惧针者，应先与患者交谈，分散注意力；遵医嘱在滞针腧穴附近，进行循按、轻弹针柄后起针。

(3) 预防：对精神紧张者，应先做好解释，消除顾虑。操作时捻针幅度不宜过大，避免单向连续捻转。整理针具时，对不符合质量要求，应剔去。

5. 折针

(1) 临床表现：即断针，指在针刺过程中，针身折断在患者体内。

(2) 护理：发现折针，嘱患者不要移动体位，以防断针向深处陷入。

(3) 预防：针具严格检查，针刺时勿将针身全部刺入，应留部分在体表。

6. 气胸

(1) 临床表现：针刺时误伤肺脏，空气进入胸腔，出现胸闷、胸痛、呼吸困难。

(2) 护理：立即报告医生，绝对卧床休息，通常采用半坐位，避免咳嗽；重症者应及时配合医生行胸腔穿刺减压术、给氧、抗休克等抢救措施。

(3) 预防：凡对胸背部及锁骨附近部位的穴位进行针刺治疗时，应严格掌握进针角度。深度留针时间不宜过长。

第六节 换药法

换药法是对疮疡、跌打损伤、虫咬伤、烫伤、烧伤、痔漏等病症的伤面进行清洗、上药、包扎等。

一、作用

清热解毒、提脓祛腐、生肌收口、镇痛止痒。

二、适应证

疮疡、跌打损伤、虫咬伤、烫伤、烧伤、痔漏等。

三、评估

1. 当前主要症状、临床表现、既往史及药物过敏史。
2. 患者体质及换药部位皮肤情况。
3. 患者心理、认知合作程度。
4. 环境因素。

四、用物准备

治疗盘、换药碗、治疗巾、75%乙醇棉球、0.9%氯化钠溶液棉球、中药外用药、纱布、剪刀、胶布或绷带，必要时备屏风、引流条。

五、操作要点

1. 洗手，自身准备，备齐用物，核对及作相关解释。

2. 告知:局部可能出现敷布过敏(贴粘胶布过敏)现象;在去除伤口敷布时局部可出现疼痛、少量出血现象;遇有深部或疮面较大时,应增加心理承受能力。

3. 安置体位,暴露伤口,注意保暖,治疗巾垫于伤口下方。

4. 清洗伤口:揭去外层纱布,用镊子取下内层纱布并观察伤口,75%乙醇棉球消毒伤口周围皮肤,更换镊子夹,生理盐水棉球清洗伤口,去除脓腐。

5. 上药:掺药于伤口上,必要时盖上油膏纱布。

6. 包扎:盖上无菌纱布,胶布固定或绷带包扎。

7. 整理:撤去换药碗、治疗巾,协助患者衣着,整理床单位。

8. 使用过的物品及器具按规范处理,并洗手,记录。

六、注意事项

1. 遵守无菌技术操作,先处理无菌伤口,再处理感染伤口。
2. 遵守操作规程,疮面清洗干净,勿损伤新生肉芽组织。
3. 药粉需均匀撒在疮面或膏药上,散剂调敷应干湿适宜,敷布范围要大于病变部位,油纱布应在生理盐水纱布上,防止生理盐水过快的挥发。
4. 一般伤口定时换药,脓腐较多的伤口随时换药;特殊伤口根据医嘱使用药物。
5. 有感染的创面应先做细菌培养和药敏,再选用相应药物。
6. 包扎固定时注意松紧适度,固定关节时注意保持功能位置。

第七节 贴 药 法

贴药法是将药物贴附于患者体表或穴位上,利用它所含各种药物的作用,达到治疗作用。

一、作用

活血通络,软坚散结,祛风胜湿,提脓祛腐,生肌收口,避风护肉。

二、适应证

适用于治疗、解除,或缓解内、外、妇、儿、骨伤科等多种疾病,如喘证、胸痹、疮疡、皮肤病、腰腿痛等。

三、禁忌证

皮肤过敏者及孕妇的脐部、腹部、腰骶部禁用。

四、种类与方法

1. 厚型贴药:适用于病在里或肿疡,敷贴时间3～5天。
2. 薄型贴药:适用于病在浅表或溃疡,每日更换,如脓水多时,可日换数次。
3. 油膏:适用于肿疡、溃疡,尤以溃疡疮口溃烂较大者最为适宜。

五、评估

1. 评估病情、致病因素、药物过敏史。
2. 患者体质及贴药部位皮肤情况。
3. 心理、认知及合作程度。

六、用物准备

贴药、治疗盘、镊子、棉签、75%乙醇、胶布,必要时备酒精灯、火柴、剃刀、剪刀、消毒纱布、屏风。

七、操作要点

1. 洗手,备物,核对及解释说明。
2. 告知:局部贴药后可出现药物颜色、油渍等污染衣物;对于不同的药物可能出现皮肤过敏现象;不同药物的气味也将产生刺激。
3. 安置体位,暴露贴药部位,冬季注意保暖,必要时以屏风遮挡。
4. 清洁皮肤:揭去原来的贴药,用生理盐水或75%乙醇清洁皮肤,若污痕难以去除,可用松节油涂擦。
5. 膏药准备:根据病灶范围,选择大小合适的膏药,剪去膏药四角。需烊化膏药,应将膏药的背面在酒精灯上加热,使之烊化。
6. 贴药

（1）加热烊化之膏药应先用背面（布面或纸面）接触患者的皮肤,当患者感觉不烫时,再将膏药贴于患处,外缘以棉花围绕一周。

（2）需掺入药粉时,掺药后边加温边在膏药外面挤捏,使掺药与膏药均匀混合。

（3）疖肿将破或脓液较多的疮口应于膏药中心剪孔（将孔对准脓头或溃破处）,便于脓液流出。

7. 贴药完毕,外用胶布固定,防止滑动,协助患者穿好衣裤,整理床单位。
8. 整理物品,并洗手,记录。

八、注意事项

1. 凡是含有麝香、乳香、红花、没药、桃仁等活血化瘀成分的膏药,孕妇均应禁用。
2. 膏药加热烘烤时,不宜过热,以膏药变软不烫手为度,防止烫伤皮肤或药膏外溢。消散药不宜烘烤过久,以免药效降低。
3. 贴药的时间一般视病情而定。
4. 较密、较长的毛发应事先剃去,膏药不可去之过早,以防创面不慎受伤。
5. 注意观察皮肤反应,若出现局部瘙痒、反应明显者,可除去药膏,用乙醇涂擦,或以青黛散软膏外涂;出现皮肤鲜红,或起丘疹、水疱、瘙痒异常者,甚至湿烂等现象为膏药风,西医学称接触性皮炎,应立即停用,并报告医生,及时处理。

第八节　中药保留灌肠

中药保留灌肠法是将中药汤剂，自肛门灌入直肠至结肠，使药液保留在肠道内，通过肠黏膜吸收达到治疗多种疾病的目的。

一、作用

清热解毒、行气活血。

二、适应证

用于缓解或解除慢性结肠炎、慢性菌痢、慢性盆腔炎、盆腔包块、带下病等病证，以及高热持续不退者。

三、禁忌证

肛门、直肠、结肠等手术后患者，排便失禁者。

四、方法

直肠注入法和直肠滴注法。

五、评估

1. 患者的病情、病变部位，以便掌握灌肠时的卧位和肛管插入的深度。
2. 患者肛周部位皮肤情况及对相关知识的了解程度和配合程度。
3. 嘱排除大、小便。
4. 环境因素。

六、用物准备

1. 常规用物：中药灌肠汤剂、治疗盘、弯盘、肛管（14～16号）、纱布、石蜡油、血管钳、卫生纸、橡胶单、垫巾、水温计，必要时备屏风、毛毯、便盆。
2. 直肠注入法加温开水、量杯、50 ml 注射器；直肠滴注法加灌肠器、输液架输液器。

七、操作要点

1. 洗手，备物，核对解释说明。
2. 告知：肛管插入时应张口呼吸；药液灌入后尽可能忍耐，保留药液1小时以上。
3. 药物准备：取中药灌肠液约 200 ml（<500 ml），测药液温度 39～41℃，液面距肛门为 30～40 cm。
4. 安置体位：取左侧或右侧卧位，移近床缘，双膝屈曲，暴露臀部并抬高 10 cm 左右（可垫小枕抬高臀部），垫巾，注意保暖。
5. 插管与灌入药液：弯盘置于臀沿，润滑肛管前端，排气，夹紧血管钳，分开臀部，将肛管轻轻插入肛门 10～15 cm,稍停片刻,固定。

(1) 直肠注入法:将注射器与肛管连接,排气后轻轻插入肛管,松开止血钳,缓缓推注药液,药液注完后灌入温水 5～10 ml。

(2) 直肠滴注法:连接灌肠筒或输液管的接管并排气,嘱患者张口呼吸,轻轻插入肛管,松开止血钳,滴入药液通畅后,调节滴速为 60～80 滴/分,余少量液体后拔管。

6. 观察:患者反应,药液灌入情况。

7. 拔管:药液滴完,夹管,缓缓拔出肛管置于弯盘内,用卫生纸轻轻按揉肛门,嘱患者尽可能忍耐,保留药液 1 小时以上。

8. 协助患者平卧,抬高臀部,整理床单位,整理用物。

9. 洗手,记录:灌入液量、时间、患者反应等,签名。

八、注意事项

1. 准确控制药液温度,温度过低易导致肠蠕动加强,过高易引起肠黏膜烫伤使腹痛加剧,导致药液在肠道内停留的时间短、吸收少、效果差。

2. 为使药液在肠内多保留一段时间,对刺激敏感的患者可选用粗的导尿管代替肛管,药量一次不超过 200 ml,可在晚间睡觉前灌肠,以提高疗效。

3. 排便后,要注意观察泄下物的色、质、量及排便次数,便物若有特殊腥臭味或夹有脓液、血液等,应及时留取标本送验,并及时记录和报告。

第九节 中药熏洗法

熏洗法是利用药物煮沸后的汤汁来熏蒸、洗浴患处,使药力渗透到人体皮肤毛窍、经络乃至深层组织,以达到治疗作用。

一、作用

1. 药物的直接作用:温经通络,活血消肿,祛风除湿,疏风散寒,杀虫止痒。
2. 局部的刺激作用:活血祛瘀,消肿止痛,润肤悦颜。
3. 皮肤的吸收作用:内病外治。
4. 经络的输布作用:行气血,营阴阳,濡筋骨,利关节。
5. 脏腑的调衡作用:通过脏腑的调节、平衡,调整全身的功能。

二、适应证

熏洗疗法的应用范围很广,常用于风寒痹证、中风偏瘫、风寒感冒、跌仆损伤、痛经,以及各种皮肤病、水肿等病症。

三、禁忌证

严重心血管疾病,有出血倾向疾病,或脓已局限的病灶,恶性肿瘤,饱食或饥饿以及过度疲劳。

四、评估

1. 发病部位、症状、致病因素及药物过敏史。
2. 体质,以及熏洗部位局部情况。
3. 心理情况,认知及合作程度。
4. 环境和室温。

五、用物准备

熏洗药液、熏洗容器(根据熏洗部位的不同选择)、干毛巾、水温计,必要时备屏风、毛毯。

六、操作要点

1. 洗手,自身准备,备物(检查熏洗器具完好),核对与解释说明。
2. 告知:注意药液温度,防止烫伤;熏洗过程中出现头晕目眩、胸闷心慌等不适,应及时告知医护人员。
3. 操作前准备:检查熏洗装置是否完好,取熏洗药液放于容器内并测试水温。
4. 取适宜体位,包扎部位应揭去辅料,暴露熏洗部位,注意保暖。
5. 眼部熏洗时,将眼部对准碗口,并用纱布蘸药液频频淋洗;四肢熏洗时,患肢架于盆上,用浴巾围住患肢及盆,待药温至38～45℃时,将患肢置于药液中泡洗。
6. 熏洗可每日1次,熏洗药液一般为50～70℃,老年人、儿童反应较差者,药液温度不宜超过50℃,以35～40℃为宜,熏洗时间一般为20～30分钟。
7. 观察患者的面色、精神变化、局部皮肤情况、有无不良反应。定时测液温,温度适宜。
8. 熏洗结束后清洁局部皮肤,用干毛巾擦干,协助患者衣着,整理床单位。
9. 整理用物,洗手,记录床号、姓名、诊断、熏洗部位、药物、时间、药温、效果,并签名。

七、注意事项

1. 冬季注意保暖,暴露部位尽量加盖衣被。
2. 注意熏洗时间、温度等,防止烫伤,保证疗效。
3. 在伤口部位进行熏洗时按无菌技术操作进行;包扎部位熏洗时,应揭去敷料。
4. 颜面部熏洗者,需熏洗完毕半小时后才能外出,以防感冒。
5. 所用物品需清洁消毒,每人一份,避免交叉感染。

第十节 中药坐浴

一、作用原理

同中药熏洗法。

二、适应证

适用于肛门及会阴部疾患。

三、禁忌证

妇女妊娠期和月经期,阴道出血,产后10天内,盆腔器官有急性炎症者。

四、评估

1. 发病部位、症状、致病因素及药物过敏史、女性患者月经史。
2. 患者体质及坐浴部位的皮肤情况。
3. 心理、社会情况,认知及合作程度。
4. 指导排空二便。

五、用物准备

坐浴药液、坐浴架、坐浴盆、小毛巾、垫巾、温水,水温计,必要时备屏风及换药用物。

六、操作要点

1. 洗手,备物(检查坐浴器具完好),核对,解释说明。
2. 告知:注意药液温度,防止烫伤;坐浴过程中出现头晕目眩、胸闷心慌等不适应及时告知医护人员。
3. 揭去敷料,排空二便,注意保暖。
4. 药物准备:将准备好的药液倒入坐浴盆内,加温水3 000 ml,水温在50~70℃。
5. 固定:坐浴盆置于坐浴架内,坐浴架上垫巾。
6. 坐浴:使患者暴露臀部坐于木架上,进行熏蒸。待药液温度至40~45℃后去除木架,将肛门、会阴部及臀部浸于盆中泡洗。患部与盆底中间要有空隙,并以浪花对患部冲洗,一般15~20分钟。
7. 观察:注意坐浴时间和温度,防止烫伤。
8. 坐浴结束,擦干局部皮肤,协助穿好衣裤,安排换药。
9. 整理用物,洗手,记录药物名称、坐浴时间、治疗效果等,并签名。

七、注意事项

1. 有伤口的部位坐浴时所需用物必须无菌,坐浴前除去敷料,以乙醇棉球消毒伤口周围;坐浴后擦干臀部时慎勿接触伤口,并按换药法处理伤口。
2. 年老体弱的患者,在坐浴结束时要搀扶起身,以免晕倒。

(张翠娣 王 姗 徐 俐)

第八章 中医护理文件书写

第一节 概述

中医护理病历是中医护理工作中的一项重要内容,是在中医基础理论及现代护理观指导下,采用中西医结合的护理方法,对患者施行辨证施护全过程的完整记录,是病案的组成部分,是必要和重要的护理文件。它包括入院病历、住院病历和出院病历。

一、目的

运用中医基础理论,开展辨证施护;掌握专病专科中医护理常规,体现中医护理特色;提高中医医院护士运用辨证护理措施的能力,提高中医护理质量。

二、依据与标准

坚持中医方向,贯彻中西医结合的方针,尊重《上海市中医病证护理常规》、根据卫生部、国家中医药管理局(卫医[2010]11号)、(国中医药[2010]29号)文件的行业标准。各中医医院所制定的《中医护理文件书写制度》、《中医护理文件书写细则》、《中医护理文件书写样板册》。

三、中医护理文件书写基本要求

1. 病历书写应当客观、真实、准确、及时、完整。
2. 书写应当使用蓝黑墨水或碳素墨水,签名清晰。
3. 护理记录书写时间必须落实到分钟,采用24小时制,记录内容可靠、简明扼要、条理清晰。
4. 应用中西医专业术语确切,中医术语的使用依照有关标准、规范执行。通用的外文缩写或无正式中文译名的症状、体征、疾病名称等可以使用外文。
5. 病历书写应当文字工整,字迹清晰,表述准确,语句通顺,标点正确。书写过程中出现错字时,应当用双划线在错字上,不得采用刮、粘、涂等方法掩盖或去除原来的字迹。
6. 记录应当按照规定的内容书写,并由相应的护理人员签名。

(1) 实习护理人员、试用期护理人员书写的护理记录,应当经过本医疗机构合法执业的护理人员审阅、修改,并签名。

(2) 进修护理人员应由接受的医疗机构,根据其胜任本专业工作的实际情况认可后书写护理记录。

7. 因抢救急危患者未能及时书写护理记录,有关护理人员应在抢救结束后 6 小时内据实补记,并加以注明。

第二节 中医护理病历内容

一、入院病历

入院病历也称入院评估,主要包括以下内容:

(一) 眉栏

1. 一般情况　包括患者姓名、性别、年龄、民族、籍贯、文化程度、职业、单位或地址、婚姻状况、入院时间、入院方式、发病节气、联系人及电话等。

2. 入院诊断　中医诊断、中医证属,以及西医诊断。

(二) 主诉及简要病情

1. 主诉　是指促使患者就诊的主要症状(或体征)及持续时间。为首行,简明扼要地用一两句话叙述患者最主要的痛苦和持续时间,如:发热、恶寒、头痛一天。

2. 简要病情　是指患者本次疾病的发生、演变、诊疗等方面的详细情况,应当按时间顺序书写,并按中医问诊要求,记录目前情况。

(1) 本次发病的情况与时间,病因与诱因,如:饮食不节。

(2) 患者的主要症状特点及其发展变化情况、伴随症状、发病后诊疗经过与结果、睡眠和饮食的一般情况变化,以及实验室检查阳性指标,如:面色苍白、肢倦乏力、脘腹胀闷等。

(3) 描述患者主要病情时,对与护理关系密切的内容应相对详细,以利辨证分析及提出护理问题。

(三) 既往史

是指患者过去的健康和疾病情况,包括患者的病史、诊断、治疗经过、是否愈合等(中医诊断+时间+是否愈合),如:胃脘痛 10 年,时好时作。

(四) 过敏史

包括药物、食物,如青霉素过敏、海鲜过敏等。

(五) 四诊检查

运用望、闻、问、切四诊的方法,全面评估患者整体情况及与主症有关的情况,按照系统循序进行书写。各项内容,可选择打"√"形式选项,若无合适的选择,请在其他栏内描述清楚。

1. 望诊 包括精神、神志、面色、形态、形体、呼吸、情志、皮肤(色泽及完整性)、舌苔、舌质。

2. 闻诊 包括声音、气味。

3. 问诊 寒热、汗、口渴、感知、咳嗽/咳痰、睡眠、饮食、大/小便、月经／生育史、嗜好。

4. 切诊 各种脉象。

(六) 心理、社会方面

主要评估患者的家庭关系、对疾病的认知度、生活自理能力。

(七) 辨证分析

根据护理检查所获得的材料和信息,运用八纲辨证、脏腑辨证等辨证方法,对患者的病情进行分析、归纳、综合,从而辨明病因、病机、病性、施治原则,找出存在和潜在的健康问题,以利于辨证施护。

(八) 施护要点

施护要点:生活起居、情志护理、饮食调护、服药调护、病情观察、健康教育。

入院评估表样式列举(可在所列项目内打勾)

××××中医医院
入院评估表

科别_____病区_____床号_____姓名_____住院号_____性别_____年龄_____

职业_____文化程度_____民族_____籍贯_____婚否_____宗教信仰_____

入院日期_____入院方式_____发病节气_____工作单位_____

家庭地址_____联系电话_____

联系人_____与患者关系_____联系电话_____

入院诊断:中医诊断_____证型(_____)西医诊断_____

主诉:_____

主要病情:_____

既往史:_____过敏史:_____

二、护理检查与辨证施护

体温_____℃,脉搏_____次／分,呼吸_____次／分,血压_____mmHg,体重_____kg。

(一) 望诊

望神:有神 萎靡 倦怠 烦躁 昏迷 恍惚 谵妄 其他_____

面色:明润 少华 潮红 㿠白 萎黄 晦暗 发绀 其他_____

形态:步履自如 步履艰难 步履蹒跚 活动受限 其他_____

形体:正常 肥胖 消瘦 其他_____

呼吸:如常 喘息 气短 气息衰微 气粗声重 其他_____

情志:开朗　忧虑　易怒　恐惧　悲观　思虑　其他_____
皮肤:色泽(正常　黄染　红斑　发绀　潮红　干燥　其他_____)
　　　完整性(完整　丘疹　出血点　破溃　痈疖　水肿　其他_____)
压疮:_____度,部位与范围_____
舌苔:薄白　黄腻　白腻　黑苔　中剥　花剥少苔　其他_____
舌质:淡　淡红　红　红绛　紫　舌尖红　齿痕　裂纹　胖大　瘦小　其他_____

(二) 闻诊

声音:正常　声哑　失音　谵语　呃逆　呻吟　语音低微　喘息气粗
气味:正常　异味_____

(三) 问诊

寒热:正常　恶寒　发热　烦热　潮热　壮热　其他_____
汗:正常　有汗　自汗　盗汗　大汗　其他_____
感知:正常　疼痛　瘙痒　麻木　部位_____
口渴:不渴　口渴欲饮　渴不欲饮　其他_____
咳嗽:无　有(咳嗽痰多　咳嗽痰少　干咳无痰　咳嗽阵作　咳甚则喘　其他_____)
睡眠:正常　夜难入眠　夜梦纷纭　易醒　早醒　其他_____　辅助用药
饮食:正常　纳呆　饥不欲食　食后作胀　多食善饥　厌油腻　其他_____
大便:正常　溏薄　秘结　柏油便　便中带血　完谷不化　大便失禁　造瘘口
小便:正常　清长　短赤　浑浊　尿中带血　淋漓不尽　尿失禁　其他_____
月经:初潮_____岁　周期_____天　经期_____天　色_____　量_____
　　　产_____　胎_____　绝经_____
嗜好:无　烟　酒　辛辣　肥腻　甜　咸　其他_____

(四) 切诊

脉:正常　浮　沉　迟　数　弦　滑　涩　洪　细　结代　其他_____

(五) 其他

家庭关心:是　否　对疾病的认识:认识　不认识　自理能力:自理　协助　完全依赖

(六) 辨证分析

病因:外感六淫(风　寒　暑　湿　燥　火)
　　　内伤七情(喜　怒　忧　思　悲　恐　惊)
　　　饮食(不节　不洁)　劳倦　外伤　其他_____
病位:五脏(心　肝　脾　肺　肾)
　　　六腑(胆　胃　大肠　小肠　膀胱　三焦—上/中/下)
　　　奇恒之腑　筋骨　经络　皮毛　其他_____
病性:证型_____　施治原则_____

(七) 施护要点

生活起居:分级护理(Ⅰ　Ⅱ　Ⅲ)绝对卧床　外避风寒　适当活动　随季节增添
　　　　　衣服

饮食调护:普食 软食 流质 半流质 禁食 鼻饲 其他_____
情志调护:谈心 解释 释疑 开导 解释 移情 鼓励 暗示
服药调护:热服 温服 凉服 饭前 饭后 其他_____
病情观察:生命体征 神志 主要症状/ 心率/心律 疼痛 二便 汗出 皮肤 睡眠
健康教育:_____
记录时间_____ 护士签名_____ 护士长签名_____

三、护理记录

护理记录是指护士根据"医嘱和病情",对患者住院期间护理过程的客观记录。采取中医护理措施应当体现辨证施护。

(一) 记录内容

包括患者的姓名、科别、住院号、床号、页码、记录日期和时间、生命体征、出入液量,以及病情变化与观察、护理措施与效果、护士签名等。

(二) 记录要求

1. 记录内容要及时、准确、具体,运用中、西医医学术语描述。
2. 记录简单扼要、重点突出、有连贯性,能体现各科护理特点及病情的动态变化。
3. 通过记录反映患者的临床表现和生理需要,以及对患者辨证施护过程的真实护理效果和动态记录。
4. 记录时间、间隔次数,并根据患者病情变化而定。特殊病情变化应随时记录,记录时间应具体到分钟。

(三) 记录方法

1. 运用望、闻、问、切,收集病情资料,以四诊为依据,按中医辨证找出相关因素,为辨证施护提供依据。
2. 辨证是施护的依据,施护是辨证的目的,只有在正确辨证的基础上才能制订出准确的施护要点。
3. 护理问题可从疾病的原因、症状以及潜在的问题中寻找,并分清主次。
4. 施护要点的内容具体,切实可行,要体现"急则护标,缓则护本或标本兼护",以及"因时、因人、因地制宜"的护理原则,突出中医辨证施护的特点。
5. 针对患者的证候和属性进行辨证施护,按中医理论要求从患者的生活起居、情志、饮食、用药、病情观察、并发症护理和健康教育方面制订护理计划。

[范例1]辨证分析

发热患者:发热为主证,发热同时兼有恶寒、鼻塞、头痛等,为外感发热;若发热为热不寒或潮热,则属内伤发热。

[范例2]突出中医施护特点

外感发热患者的护理措施:①注意保暖,室温不宜过低;②中药宜温服,服药后加盖衣被取微汗;③汗出热退时及时用干毛巾擦拭,更换内衣,切忌汗出当风。

[范例3]体现"急则护其标、缓则护其本"的原则

肺心患者:在急性发作期(咳嗽、痰黄黏稠、喘息不得卧),应护其标,即保持呼吸道通畅,给予半卧位、帮助排痰、持续低流量吸氧等。待病情好转后再以护本为主,即增加饮食营养、避风寒、预防感冒、呼吸肌锻炼等,以防复发。

[范例4]体现病情变化,随证候的改变修改护理措施反映护理效果。

中风患者经治疗和护理后病情好转:患者神志已清,困倦思睡,头痛减轻,小便已能自控,大便未行,能进食少量流质,皮肤无压红,体温正常,血压140/90mmHg,舌红苔黄腻,脉弦滑。患者对半身不遂预后感到悲观,应加强心理护理,经常和患者谈心,鼓励患者树立战胜疾病的信心。

四、健康教育记录单

健康教育记录单是指责任护士对所负责的患者进行健康教育的记录。

(一) 内容

包括入院须知、病区环境、医护人员情况、所患疾病的病因及诱发因素、各种检查的目的、标本采集注意事项、特殊药物的作用和注意事项、手术患者的术前准备、术中配合、术后注意事项、饮食指导、康复锻炼、出院指导等。

一般以表格形式记录,可在所列项目内打勾,若无合适的选择,在其他栏内描述清楚。

(二) 要求

1. 入院后要及时宣教,内容要有针对性、科学性和可行性。
2. 反复多次进行健康教育,每次宣教后填写健康教育单。
3. 护士长或组长要定期询问患者掌握健康教育内容的情况,能否复述,作为考核护士宣教的效果。

五、出院小结和指导

(一) 内容

包括患者姓名、性别、年龄、科别、住院号、床号、健康指导和服药指导。

(二) 记录要求

遵循"三因相宜"的原则对住院患者出院前进行健康指导,且必须是针对患者疾病进行的个体化指导,从生活起居、情志调节、饮食调理、用药指导到特殊指导等方面提出简明扼要的指导内容。

[范例1]出院小结

该患儿因发热、咳嗽、惊厥收入院,经7天的疏风清热、开窍镇惊、宣肺化痰及抗炎对症治疗,护理上给予饮食、起居的调整,病情观察与对症护理,患儿现无发热惊厥、咳嗽等症,精神状态良好,护理措施得当,护理效果满意。

[范例2]出院指导

对患者指导:祝贺您痊愈出院,为了您的身体健康,希望您出院后注意以下几点:①做好自我心理调节,切忌发怒、过度激动;②动静结合,避免过劳,劳则伤气,不利健康;③饮食宜清淡、易消化、营养丰富的食品,多食新鲜蔬菜、水果等,忌辛辣之品;④起居有常,谨防着凉;⑤遵医嘱按时服药,定期来院复查。

第三节 中医护理文件书写评价

1. 评价标准:根据卫生部、国家中医药管理局(卫医[2010]11号)、(国中医药[2010]29号)文件、《上海市中医病证护理常规》、自定的《中医护理文件书写》制度、《中医护理文件书写细则》、《中医护理书写记录样板册》、自定专病专科中医护理常规。

2. 考核标准:根据以上评价标准所制定的考核评分细则。

3. 中医护理书写规范培训:《中医护理文件书写制度》,《中医护理文件书写细则》,《中医护理文件书写记录样板册》,自定专科专病中医护理常规。

4. 中医基础理论的继续教育:中医基础理论学习班、中医基础理论提高班、中医诊断等专项培训,共计100学时。

5. 进行中医理论业务学习和中医辨证施护查房,提高中医护理措施的运用能力。

6. 中医护理文件:应用书写质量控制网络。

7. 质量检查方式:运行病史及出院归档病史。

8. 质量检查分析汇总:提出改进措施,组织学习或现场指导。

(张翠娣 王 姆 徐 俐)

[附录] 中医护理操作流程及评分标准

一、拔火罐操作规范流程

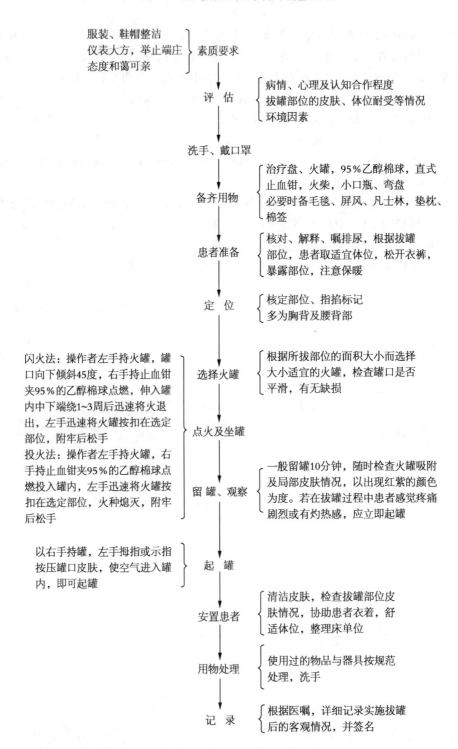

二、拔罐法评分标准

项目		总分	要　求	应得分	扣分	备注
素质要求		3	服装、鞋帽整洁 仪表大方，举止端庄 语言柔和恰当，态度和蔼可亲	1 1 1		
评估		3	全面无遗漏、客观公正	3		
操作前准备		13	洗手，戴口罩 备齐物品，放置合理 核对，解释，嘱患者排尿，松开衣裤，保暖，必要时遮挡 取舒适体位，暴露拔罐部位	2 4 5 2		
操作过程	定位	4	核对部位 检查罐口、罐身有无损坏	2 2		
	拔罐	22	选闪火法或投火法将罐吸附于选定部位	22		
	观察	8	随时检查罐口吸附等情况，局部皮肤以红紫为度 留罐10分钟，严密观察，及时听取患者主诉	4 4		
	起罐	6	起罐方法准确	6		
操作后		8	整理床单位，协助穿着衣裤，合理安置体位 整理物品，物归原处，火罐消毒方法正确 洗手 记录：部位、时间、方法、疗效、反应情况，并签名	2 2 2 2		
评价		3	全面、客观，有相应的改善措施	3		
熟练程度		10	操作时间<10分钟（拔2个火罐） 拔罐部位方法正确	5 5		
操作总分		80				
理论总分		20				
总得分		100				

三、耳针法操作规范流程

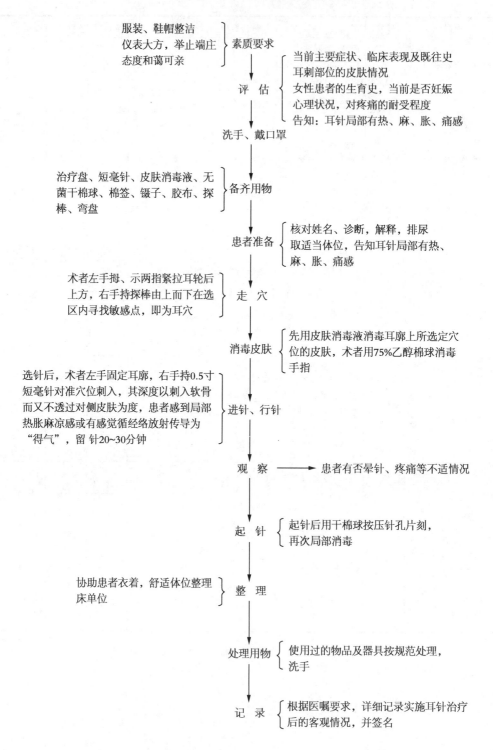

四、耳针法操作评分标准

项目		总分	要　求	应得分	扣分	说明
素质要求		3	服装、鞋帽整洁 仪表大方，举止端庄 语言温柔，态度和蔼	1 1 1		
评估		3	全面无遗漏，客观公正	3		
操作前准备	护士	17	洗手，戴口罩	2		
	物品		治疗盘、短毫针、皮肤消毒液、无菌干棉球、棉签、镊子、探棒、胶布、弯盘	2		
	患者	13	核对、解释 取适宜体位 告知：耳针局部有热、麻、胀、痛感	4 4 5		
操作过程	定穴	50	术者左手拇示两指紧拉耳轮后上方 右手持探棒由上而下在选区内找敏感点	5 5		
	皮肤消毒	5	核对穴位后，用安尔碘消毒所选穴位皮肤，术者消毒手指	5		
	进针行针	27	选针，左手固定患者耳廓 右手持短毫针，对准穴位刺入，深度合适 患者有得气感，并留针20~30分钟	6 13 8		
	观察	3	患者有否晕针、疼痛等不适情况	3		
	起针	5	符合起针要求，对留针处预防感染处理得当	5		
操作后	整理	7	协助患者衣着，为患者取合适体位，整理床单位 整理所用过的物品，归还原处 耳针处理符合要求	1 1 1		
	洗手	1	洗手	1		
	记录	2	穴位、方法、留针时间、疗效、签名	1 1		
技能熟练		10	针刺手法、选穴正确 动作稳重、轻巧，患者反映有"得气"感	5 5		
操作总分		90				
理论提问		10				
总分		100				

五、敷药法操作规范流程

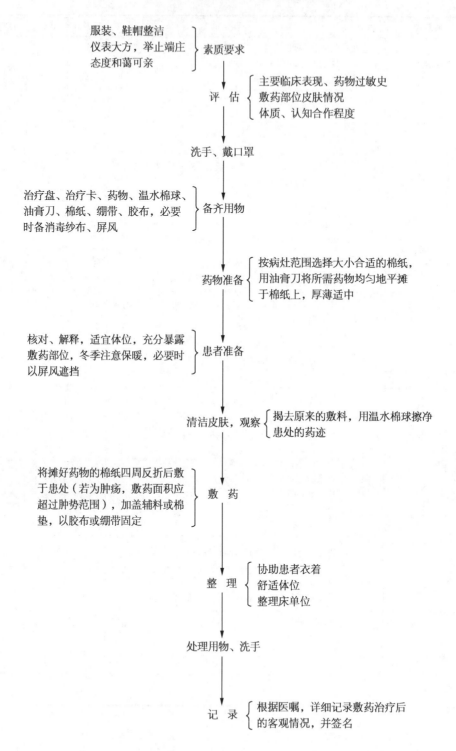

六、敷药法操作评分标准

项目		总分	要 求	应得分	扣分	说明
素质要求		3	服装、鞋帽整洁 仪表大方,举止端庄 语言温柔,态度和蔼	1 1 1		
评估		3	全面无遗漏,客观公正	3		
操作前准备	护士	2	洗手、戴口罩	2		
	物品	2	物品、药品准备齐全、完好	2		
	患者	8	解释、保暖,必要时遮挡 体位合适,能充分暴露患处	4 4		
操作过程	清洁皮肤	5	以温水棉球擦去原药迹	5		
	药物准备	15	按病灶范围选择大小合适的绵纸,用油膏刀将所需药物均匀地平摊于棉纸上,厚薄适中	15		
	敷药	35	敷药方法正确,厚薄均匀 不污染衣裤 包扎松紧适宜、美观	15 10 10		
操作后	整理	4	协助患者穿好衣裤,安排舒适体位 整理床单位 物品处理恰当	1 1 2		
	洗手	1	洗手	1		
	记录	2	记录所敷药物、疗效、反应等,签名	2		
技能熟练		10	操作速度正常,动作轻柔 操作程序规范,方法正确	5 5		
操作总分		90				
理论提问		10		10		
总分		100				

七、刮痧法操作规范流程

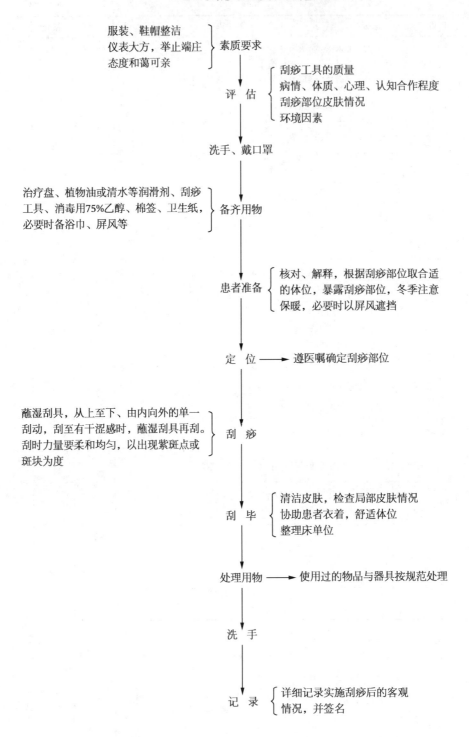

八、刮痧法操作评分标准

项目		总分	要　求	应得分	扣分	说明
素质要求		3	服装、鞋帽整洁 仪表大方，举止端庄 语言温柔，态度和蔼	1 1 1		
评估		3	全面无遗漏，客观公正	3		
操作前准备	护士	13	洗手，戴口罩	2		
	物品		物品、药品齐全适用，以应用顺序放置物品	3		
	患者		解释、保暖，必要时遮挡 体位合适，暴露刮痧部位	4 4		
操作过程	定位	54	刮痧的部位一般在头颈部（太阳穴、眉心、喉头左右两侧及颈项部） 肩背部（脊椎正中线、脊椎两旁的"华佗夹脊穴"及两肩部） 胸部（沿肋双间隙方向及锁骨中线、双腋下部） 四肢（腋窝及双肘窝、双下肢屈侧面）等处	5 5 5 5		
	消毒		正确消毒皮肤	5		
	刮痧		操作者右手持刮痧工具蘸清水或植物油 以45°倾斜角，平面朝下，从上至下、由内向外的刮动，顺序正确 每一部位刮10～20次，以出现紫斑点或斑块为度观察病情，及时听取患者主诉	2 15 7 5		
操作后	整理	7	清洁皮肤，患者卧位舒适，床单、衣裤整齐 刮痧用具处理正确，物归原处	2 2		
	洗手		洗手	1		
	记录		记录伤口及用药情况，签名	2		
技能熟练		10	操作速度正常，动作轻柔； 操作程序规范，方法正确	5 5		
操作总分		90				
理论提问		10		10		
总分		100				

九、毫针法操作规范流程

素质要求	服装、鞋帽整洁；仪表大方，举止端庄；态度和蔼可亲
评估	病情、体质的强弱与进食情况；心理、认知合作程度；取穴部位的皮肤、对疼痛耐受情况；环境、室温因素
洗手、戴口罩	
备齐用物	治疗盘、毫针（各种型号毫针）、皮肤消毒液、镊子、弯盘、干棉球、垫枕，必要时备屏风、毛毯
患者准备	核对床号、姓名、诊断，解释、排尿，松开衣着，保暖，按腧穴选体位，垫枕，保持平稳而持久的姿势，暴露针刺部位，注意保暖
定穴	遵医嘱取穴，先用拇指循经按压腧穴，询问患者感觉，以校对穴位
消毒皮肤	消毒局部（穴位）皮肤，术者消毒手指
选择毫针	按腧穴的深浅和患者体质选取毫针，检查针柄、体、尖有否松动、弯曲、带钩等情况
进针、行针	左手拇指端切按在腧穴旁边，右手拇、示、中三指持针柄近针根处，对准腧穴快速刺入表皮后，缓慢捻转进针（直刺90°，斜刺45°，横刺15°）
观察	晕针、弯针、滞针、折针、血肿、气胸等
起针	左手拇指按住针孔周围皮肤，右手捻动针柄，将针退至皮下，迅速拔出，用干棉球轻压针孔片刻，防止出血，清点针数，防遗漏
整理	协助患者衣着，舒适体位，整理床单位，清理物品
记录	详细记录实施毫针治疗后的客观情况，并签名

十、毫针刺法操作评分标准

项目		总分	要　求	应得分	扣分	备注
素质要求		3	服装、鞋帽整洁 仪表大方,举止端庄 语言柔和恰当,态度和蔼可亲	1 1 1		
评估		3	全面无遗漏、客观公正	3		
操作前准备		12	洗手,戴口罩 备齐物品,放置合理 核对,解释,嘱患者排尿,保暖 暴露针刺部位,取舒适体位,必要时遮挡	2 3 4 3		
操作过程	定穴	8	拇指循经压腧穴 询问患者感觉,以校准穴位	4 4		
	消毒	5	局部涂75%乙醇(由内向外直径>5 cm) 术者消毒手指	3 2		
	进针	16	正确选用毫针,检查针柄、体、尖的情况 左手拇指端切按在腧穴旁边,右手拇、示、中三指针身下端对准腧穴,快速刺入,缓慢捻进	4 12		
	行针	10	产生酸麻胀重感,并向远端扩散即"得气" 补泻手法调节针感,留针10~20分钟	6 4		
	观察	4	有无晕针、弯针、滞针、折针 有无血肿、气胸	2 2		
	起针	4	先以左手拇指按住针孔周围皮肤 右手持针退至皮下迅速拔出,用干棉球按压针孔片刻 核对针数	1 2 1		
操作后		10	整理床单位,协助穿着衣裤,合理安置体位 用物处理正确,物归原处 洗手 记录:穴位、方法、留针时间、疗效、反应情况等,并签名	4 2 1 3		
评价		5	全面、客观,有相应的改善措施	5		
熟练程度		10	操作时间<10分钟(2处穴位) 动作轻巧、稳重、准确、有效 持、进、运针方法正确,穴位正确	3 4 3		
操作总分		90				
理论总分		10				
总得分		100				

十一、中药换药法操作规范流程

```
服装、鞋帽整洁
仪表大方，举止端庄  } 素质要求
态度和蔼可亲
                │
                ▼
              评 估 { 主要临床表现，药物过敏史，既往史
                     体质、换药部位皮肤情况
                     心理及认知合作程度
                     环境因素
                │
                ▼
            洗手、戴口罩
                │
                ▼
            准备用物 { 治疗盘、换药包、治疗巾、75%乙醇棉球、
                     0.9%氯化钠溶液棉球、中药外用药、纱布、
                     油纱布、剪刀、胶布或绷带，必要时备屏风、
                     引流条
                │
                ▼
核对、解释，合理体位，暴露
伤口，注意保暖，治疗巾填于 } 患者准备
伤口下方，必要时遮挡
                │
                ▼
            清洗伤口 { 揭去外层纱布，用镊子取下内层纱布并观察
                     伤口，消毒伤口周围皮肤，更换镊子夹生理
                     盐水棉球清洗伤口，去除脓腐
                │
                ▼
掺药于伤口上，必
要时盖上油纱布    ← 上 药
                │
                ▼
盖上无菌纱布，胶
布固定或绷带包扎 ← 包 扎
                │
                ▼
              整 理 { 撤去换药碗、治疗巾
                     协助患者衣着，舒适体位
                     整理床单位
                │
                ▼
使用过的物品及器具 } 用物处理
按规范处理，洗手
                │
                ▼
              洗 手
                │
                ▼
              记 录 { 根据医嘱，详细记录实施换药治疗后
                     的客观情况，并签名
```

十二、换药法操作评分标准

项目		总分	要　求	应得分	扣分	说明
素质要求		3	服装、鞋帽整洁 仪表大方,举止端庄 语言温柔,态度和蔼	1 1 1		
评估		3	全面无遗漏,客观公正	3		
操作前准备	护士	14	洗手,戴口罩	2		
	物品		物品、药品齐全适用,以应用顺序放置无菌物品	4		
	患者		解释、保暖、遮挡 体位合适,暴露伤口稳底	4 4		
操作过程	清洗伤口	53	遵守无菌操作,取镊子、清洗方法正确 创口处理正确,无胶布痕迹 污物放置妥当	10 10 3		
	上药		选药合适,掺药撒布均匀 油膏纱布大小放置合适	10 10		
	包扎		包扎牢固不脱落,动作轻重适度 固定美观、平整	8 2		
操作后	整理	7	患者卧位舒适、衣裤整洁 床单整齐 物归原处 器械、换药碗处理方法正确	1 1 1 1		
	洗手		洗手	1		
	记录		记录伤口及用药情况,签名	2		
技能熟练		10	操作速度正常,动作轻柔 无菌技术操作程序规范,方法正确	5 5		
操作总分		90				
理论提问		10				
总得分		100				

十三、贴药法操作规范流程

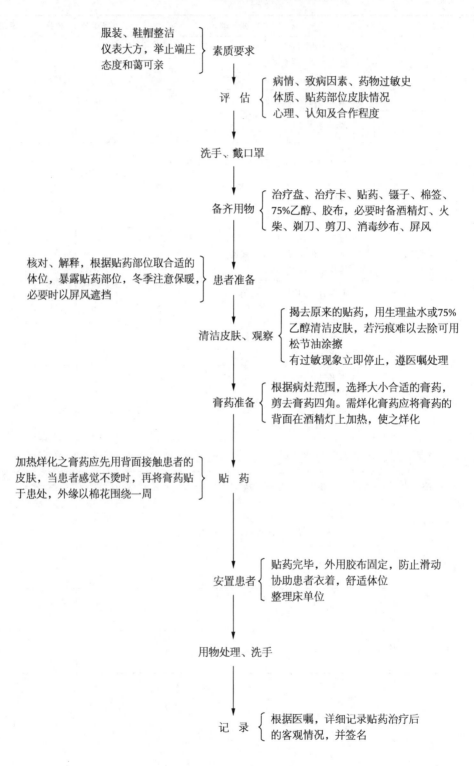

十四、贴药法操作评分标准

项目		总分	要　　求	应得分	扣分	说明
素质要求		3	服装、鞋帽整洁 仪表大方,举止端庄 语言温柔,态度和蔼	1 1 1		
评估		3	全面无遗漏,客观公正	3		
操作前准备	护士	13 / 2	洗手	2		
	物品	3	物品、药品准备齐全、适合	3		
	患者	8	解释,冬天注意保暖,遮挡 体位合适,充分暴露患处,剃去毛发	4 4		
操作过程	清洁皮肤	54 / 16	揭去原贴药方法正确,不增加患者痛苦 擦去原药迹 观察伤口情况	8 4 4		
	药物准备	16	剪去膏药四角,烘烤方法正确 加掺药方法正确	8 8		
	贴药	22	贴药部位准确,不污染衣裤 温度掌握恰当,勿烫伤患者 外缘以棉花围绕一周	8 8 6		
操作后	整理	7 / 4	协助患者穿好衣裤,安排舒适体位 整理床单位 物品处理正确	2 1 1		
	洗手	1	洗手	1		
	记录	2	记录所贴药物、时间、疗效、反应、签名	2		
技能熟练		10	操作速度正常,动作轻柔 操作程序规范,方法正确	5 5		
操作总分		90				
理论提问		10				
总得分		100				

十五、中药保留灌肠操作规范流程

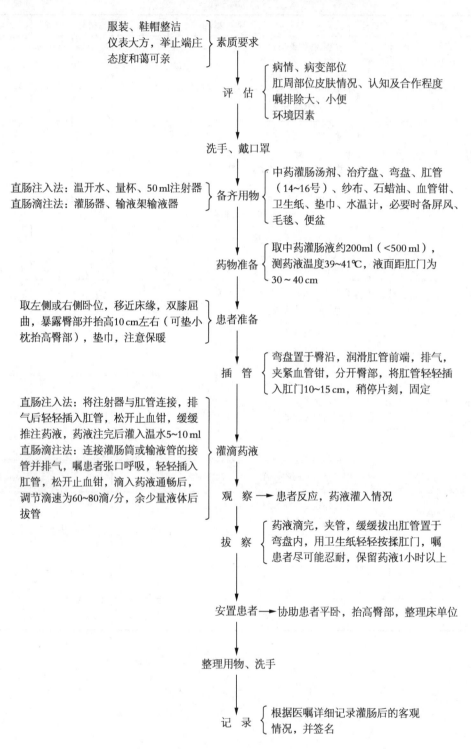

十六、中药保留灌肠评分标准

项目		总分	要　　求	应得分	扣分	备注
素质要求		3	服装、鞋帽整洁 仪表大方，举止端庄 语言柔和恰当，态度和蔼可亲	1 1 1		
评估		3	全面无遗漏、客观公正	3		
操作前准备		17	洗手、戴口罩 药液准备 备齐用物，放置合理 核对、解释，嘱患者排空二便，屏风遮挡 取左侧卧，屈膝抬高臀部，保暖 垫橡胶单、治疗巾	2 3 3 4 3 2		
操作过程	插管	10	置弯盘于臀部，润滑肛管前端 排气，夹紧血管钳，左手分开臀部 右手持肛管，插入 10～15 cm	2 3 5		
	罐（滴）药液	6	松血管钳，药液滴入通畅 调节滴速 60～80 滴/分	3 3		
	观察	10	询问患者对药液滴入反应 药液滴入的速度	5 5		
	拔罐	6	药液滴完后，夹紧血管钳，折叠肛管拔出 分离肛管，用卫生纸轻轻按揉肛门	3 3		
操作后		12	协助患者取平卧或右侧卧位，抬高臀部 保留药液 1～2 小时 整理床单位，清理用物 洗手 记录、签名	3 2 3 2 2		
评价		3	全面、客观，有相应的改善措施	3		
熟练程度		10	动作轻柔、操作熟练、手法正确 掌握药液温度、量，插管深度、压力等 药液停留时间符合要求 及时处理特殊情况，保持床单位清洁	3 3 2 2		
操作总分		80				
理论总分		20				
总得分		100				

十七、中药熏洗操作规范流程

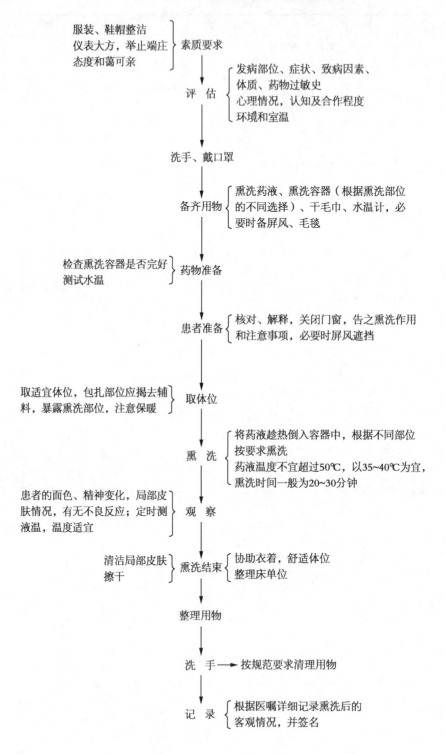

十八、中药熏洗评分标准

项目		总分	要　　求	应得分	扣分	备注
素质要求		3	服装、鞋帽整洁 仪表大方,举止端庄 语言柔和恰当,态度和蔼可亲	1 1 1		
评估		3	全面无遗漏,客观公正	3		
操作前准备		18	洗手、戴口罩 熏洗药物剂量准确(加适量水浸泡) 浸泡用具、时间符合要求,煮沸 备齐用物,检查完好及清洁情况 核对、解释、保暖,关门窗,必要时用屏风 取合适体位,暴露熏洗部位	2 2 4 5 3 2		
操作过程	熏洗	25	药液量适度 熏洗部位上方有支架遮盖,减少热气流失 按规定熏洗时间实施 药液未污染患者衣裤	10 8 4 3		
	观察	15	定时测药液温度 观察患者熏洗时有无不良反应 熏洗部位正确	5 5 5		
操作后		8	清洁局部皮肤,用干毛巾擦干 整理床单位,穿着衣裤,取合适体位 物品按要求浸泡、消毒、清洗,物归原处 洗手 记录:床号、姓名、诊断、熏洗部位、药物、时间、药温、效果、签名	1 1 2 1 3		
评价		3	全面、客观,有相应的改善措施	3		
熟练程度		5	动作轻柔、操作熟练、方法正确	5		
操作总分		80				
理论总分		20				
总得分		100				

十九、中药坐浴法操作规范流程

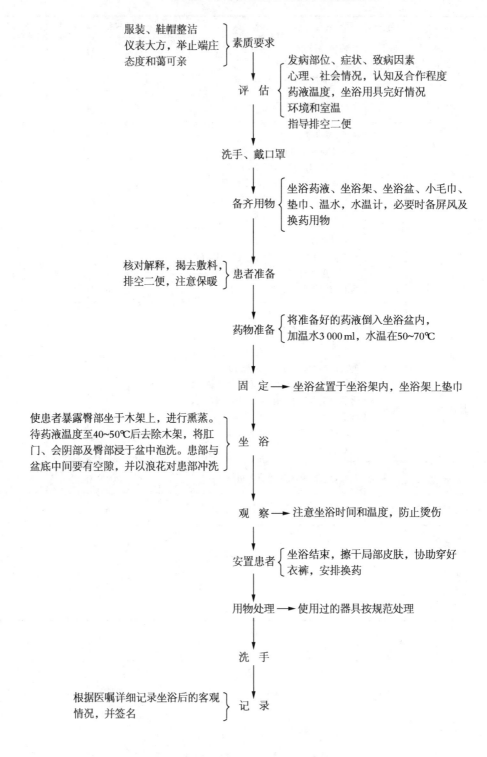

图书在版编目(CIP)数据

新编中医护理学/周文琴,张翠娣主编.—上海:复旦大学出版社,2011.12(2024.8 重印)
(复旦卓越·医学职业教育教材·护理.专业系列创新教材)
ISBN 978-7-309-08495-5

Ⅰ.①新… Ⅱ.①周… ②张… Ⅲ.①中医学:护理学-医学院校-教材 Ⅳ.①R248

中国版本图书馆 CIP 数据核字(2011)第 201104 号

新编中医护理学
周文琴 张翠娣 主编
责任编辑/肖 英

复旦大学出版社有限公司出版发行
上海市国权路 579 号 邮编:200433
网址:fupnet@fudanpress.com http://www.fudanpress.com
门市零售:86-21-65102580 团体订购:86-21-65104505
出版部电话:86-21-65642845
上海新艺印刷有限公司

开本 787 毫米×1092 毫米 1/16 印张 17.5 字数 394 千字
2024 年 8 月第 1 版第 2 次印刷

ISBN 978-7-309-08495-5/R·1232
定价:39.80 元

如有印装质量问题,请向复旦大学出版社有限公司出版部调换。
版权所有 侵权必究

二十、中药坐浴法评分标准

项目		总分	要 求	应得分	扣分	备注
素质要求		3	服装、鞋帽整洁 仪表大方,举止端庄 语言柔和恰当,态度和蔼可亲	1 1 1		
评估		3	全面无遗漏、客观公正	3		
操作前准备		12	洗手、戴口罩 备齐用物,放置合理 核对、解释、关门窗、保暖 嘱患者排空二便	2 3 4 3		
操作过程	药液	10	将药液倒入坐浴盆,加温水至所需量,置于坐浴架上	10		
	固定	4	垫上垫巾	4		
	药物使用	10	水温 40~50℃,手感适宜,坐浴盆置于浴架上	10		
	观察	18	水温适宜,坐浴后用小毛巾淋洗患部与药液充分接触,以浪花对患处冲击 坐浴时间 15~20 分钟,随时加入热水	13 5		
操作后		10	安置患者,协助穿着衣裤 整理、消毒用物,一次性物品焚毁 洗手 记录:药物、坐浴时间、效果、签名	2 4 2 2		
评价		3	全面、客观,有相应的改善措施	3		
熟练程度		7	操作时间按需要而定,方法正确	7		
操作总分		80				
理论总分		20				
总得分		100				

(张翠娣 王 娴 徐 俐)

参 考 文 献

1. 李莉.中医护理学基础.北京:人民卫生出版社,2006.
2. 刘虹.中医护理学基础.北京:中国中医药出版社,2005.
3. 印会河,张伯讷.中医基础理论.北京:人民卫生出版社,1989.
4. 吴敦序,中医基础理论(规划教材).上海:上海科学技术出版社,1995.
5. 童瑶.中医基础理论.北京:中国中医药出版社,1999.
6. 李德新.中医基础理论.北京:人民卫生出版社,2001.
7. 许济群.方剂学.上海:上海科学技术出版社,1985.
8. 凌一揆.中药学.上海:上海科学技术出版社,1984.
9. 朱文锋.中医诊断学(统编六版教材).上海:上海科学技术出版社,1995.
10. 朱文锋.中医诊断学(十五国家规划教材).北京:中国中医药出版社,2002.
11. 邓铁涛.中医诊断学.北京:人民卫生出版社,2006.
12. 上海市卫生局编.上海市中医病证护理常规.上海:上海中医药大学出版社,2004.
13. 吴霞,王灵台.实用中医护理指南.上海:上海中医药大学出版社,1994.
14. 上海市卫生局编.上海市中医病证诊疗常规.上海:上海中医药大学出版社,2003.
15. 吴霞.实用中医护理学.北京:中国中医药出版社,2004.
16. 刘革新.中医护理学.北京:人民卫生出版社,2006.
17. 袁秀英.中医护理学.北京:人民卫生出版社,2006.
18. 焦素英,冷方南,苏诚练.中医用药护理指南.北京:人民卫生出版社,1989.
19. 国家中医药管理局医政司编.中医护理常规技术操作规程.北京:中医古籍出版社,1999.
20. 李佃贵,易建平等.中医护理学.北京:人民军医出版社,2007.
21. 王珏.中西医护理学操作指导.上海:上海中医药大学出版社,2005.
22. 戴宝珍,余剑珍.临床护理教程.上海:复旦大学出版社,2003.
23. 沈小平,陈淑英等.临床护理实践.上海:复旦大学出版社,2007.

二十、中药坐浴法评分标准

项目		总分	要　求	应得分	扣分	备注
素质要求		3	服装、鞋帽整洁 仪表大方,举止端庄 语言柔和恰当,态度和蔼可亲	1 1 1		
评估		3	全面无遗漏、客观公正	3		
操作前准备		12	洗手、戴口罩 备齐用物,放置合理 核对、解释、关门窗、保暖 嘱患者排空二便	2 3 4 3		
操作过程	药液	10	将药液倒入坐浴盆,加温水至所需量,置于坐浴架上	10		
	固定	4	垫上垫巾	4		
	药物使用	10	水温40~50℃,手感适宜,坐浴盆置于浴架上	10		
	观察	18	水温适宜,坐浴后用小毛巾淋洗患部与药液充分接触,以浪花对患处冲击 坐浴时间15~20分钟,随时加入热水	13 5		
操作后		10	安置患者,协助穿着衣裤 整理、消毒用物,一次性物品焚毁 洗手 记录:药物、坐浴时间、效果、签名	2 4 2 2		
评价		3	全面、客观,有相应的改善措施	3		
熟练程度		7	操作时间按需要而定,方法正确	7		
操作总分		80				
理论总分		20				
总得分		100				

(张翠娣　王　烟　徐　例)

参 考 文 献

1. 李莉.中医护理学基础.北京:人民卫生出版社,2006.
2. 刘虹.中医护理学基础.北京:中国中医药出版社,2005.
3. 印会河,张伯讷.中医基础理论.北京:人民卫生出版社,1989.
4. 吴敦序,中医基础理论(规划教材).上海:上海科学技术出版社,1995.
5. 童瑶.中医基础理论.北京:中国中医药出版社,1999.
6. 李德新.中医基础理论.北京:人民卫生出版社,2001.
7. 许济群.方剂学.上海:上海科学技术出版社,1985.
8. 凌一揆.中药学.上海:上海科学技术出版社,1984.
9. 朱文锋.中医诊断学(统编六版教材).上海:上海科学技术出版社,1995.
10. 朱文锋.中医诊断学(十五国家规划教材).北京:中国中医药出版社,2002.
11. 邓铁涛.中医诊断学.北京:人民卫生出版社,2006.
12. 上海市卫生局编.上海市中医病证护理常规.上海:上海中医药大学出版社,2004.
13. 吴霞,王灵台.实用中医护理指南.上海:上海中医药大学出版社,1994.
14. 上海市卫生局编.上海市中医病证诊疗常规.上海:上海中医药大学出版社,2003.
15. 吴霞.实用中医护理学.北京:中国中医药出版社,2004.
16. 刘革新.中医护理学.北京:人民卫生出版社,2006.
17. 袁秀英.中医护理学.北京:人民卫生出版社,2006.
18. 焦素英,冷方南,苏诚练.中医用药护理指南.北京:人民卫生出版社,1989.
19. 国家中医药管理局医政司编.中医护理常规技术操作规程.北京:中医古籍出版社,1999.
20. 李佃贵,易建平等.中医护理学.北京:人民军医出版社,2007.
21. 王珏.中西医护理学操作指导.上海:上海中医药大学出版社,2005.
22. 戴宝珍,余剑珍.临床护理教程.上海:复旦大学出版社,2003.
23. 沈小平,陈淑英等.临床护理实践.上海:复旦大学出版社,2007.

图书在版编目(CIP)数据

新编中医护理学/周文琴,张翠娣主编.—上海:复旦大学出版社,2011.12(2024.8重印)
(复旦卓越·医学职业教育教材·护理.专业系列创新教材)
ISBN 978-7-309-08495-5

Ⅰ.①新… Ⅱ.①周… ②张… Ⅲ.①中医学:护理学-医学院校-教材 Ⅳ.①R248

中国版本图书馆 CIP 数据核字(2011)第 201104 号

新编中医护理学
周文琴　张翠娣　主编
责任编辑/肖　英

复旦大学出版社有限公司出版发行
上海市国权路 579 号　邮编:200433
网址:fupnet@fudanpress.com　http://www.fudanpress.com
门市零售:86-21-65102580　团体订购:86-21-65104505
出版部电话:86-21-65642845
上海新艺印刷有限公司

开本 787 毫米×1092 毫米　1/16　印张 17.5　字数 394 千字
2024 年 8 月第 1 版第 2 次印刷

ISBN 978-7-309-08495-5/R·1232
定价:39.80 元

如有印装质量问题,请向复旦大学出版社有限公司出版部调换。
版权所有　侵权必究